北京抗癌乐园抗癌丛书
新基医药信息咨询（上海）有限公司资助

医患结合共创抗癌辉煌

主　编：杨增和
副主编：桑雅华　吴素琴　杨明海

中央文献出版社

图书在版编目（CIP）数据

医患结合共创抗癌辉煌 / 杨增和主编. —北京 :中央文献出版社, 2015.9

ISBN 978-7-5073-4391-5

Ⅰ.①医… Ⅱ.①杨… Ⅲ.①癌—防治 Ⅳ.①R73

中国版本图书馆CIP数据核字（2015）第226379号

医患结合共创抗癌辉煌

主　　编： 杨增和
责任编辑： 李庆田
封面设计： 穆　丽
责任印制： 寇　炫　郑　刚

出版发行： 中央文献出版社
地　　址： 北京西四北大街前毛家湾1号
邮　　编： 100017
网　　址： www. zywxpress. com
销售热线： 中央文献　010-63097018、66183303
电子邮箱： 中央文献　zywx5073@126.com
排　　版： 北京中献唐人数字技术有限公司
印　　刷： 北京盛通印刷股份有限公司

680×960mm　16开　21印张　310千字
2015年10月第1版　2015年10月第1次印刷

ISBN 978-7-5073-4391-5　定价：35.00元

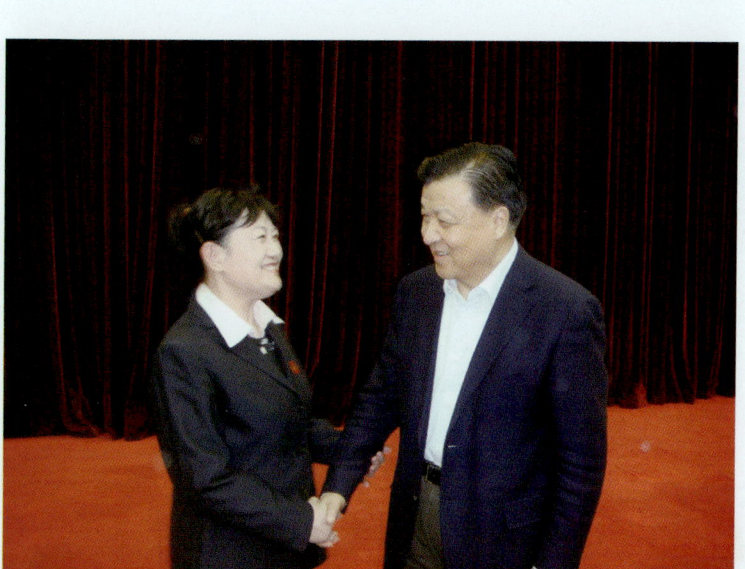

2013年4月，中共中央政治局常委刘云山接见北京抗癌乐园生命绿洲艺术团代表、首都最具奉献志愿者杜静。

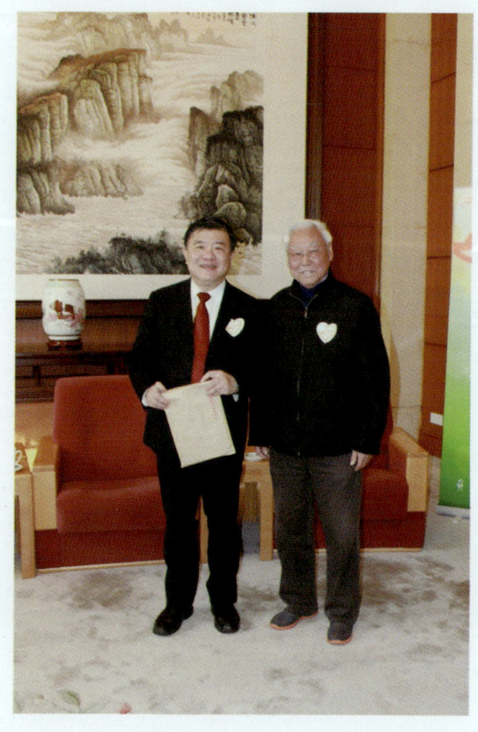

2013年10月，北京抗癌乐园法人代表、首都最杰出抗癌明星杨增和与全国人大常委会副委员长陈竺合影。

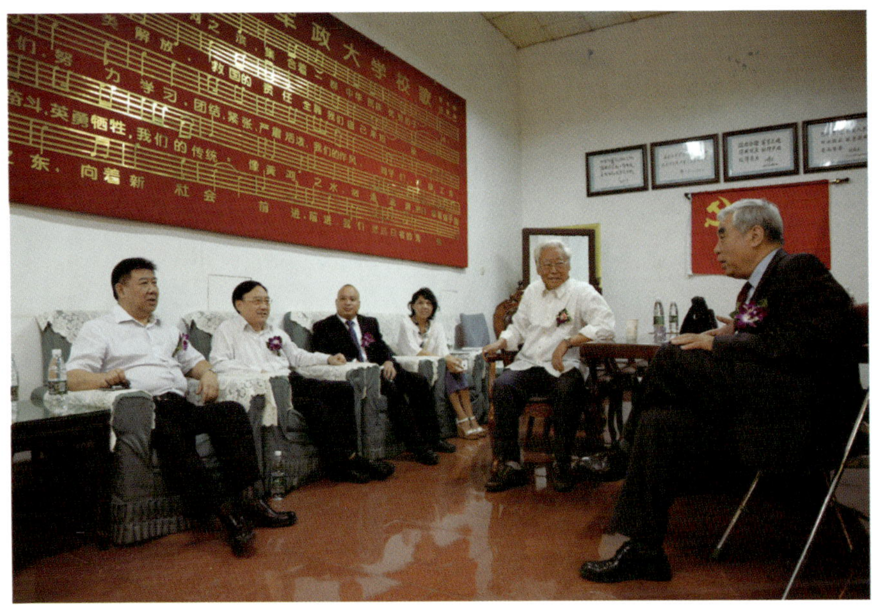

2014年9月，中共北京市委社会工委书记宋贵伦、市卫生局副局长郭积勇同北京抗癌乐园负责人杨增和、赵平在“五评”大会贵宾室亲切交谈。

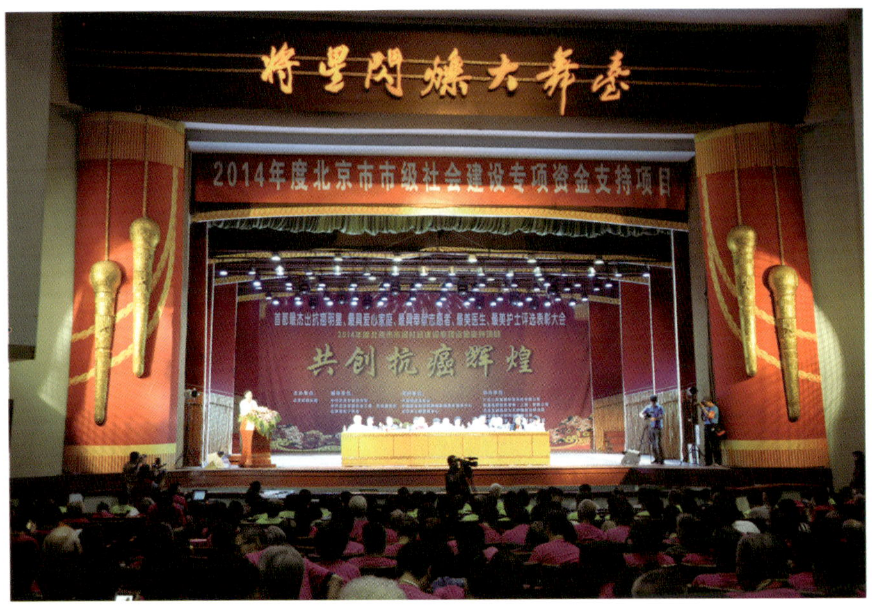

“五评”大会会场

首都最杰出抗癌明星、最具爱心家庭、最具奉献志愿者、最美医生、最美护士评选表彰大会
2014年度北京市市级社会建设专项资金支持项目

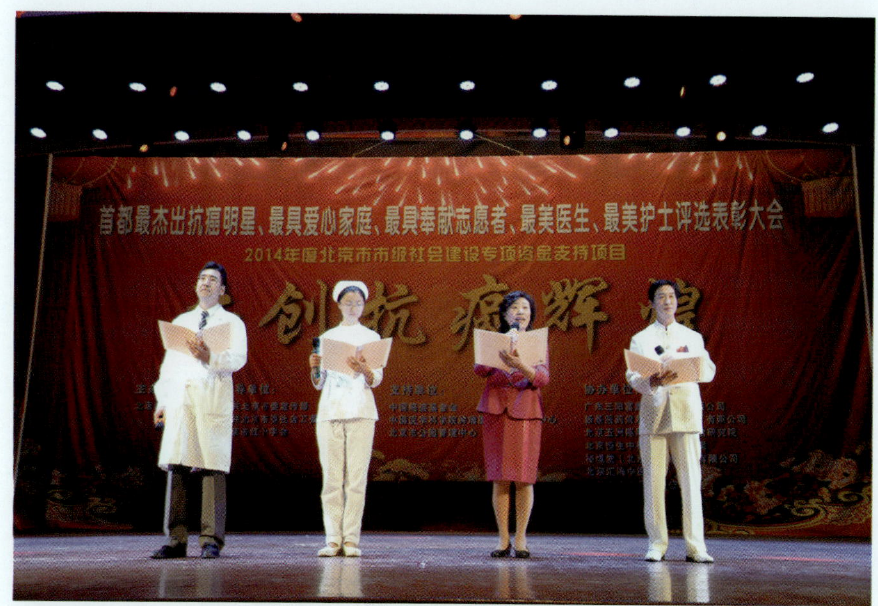

医患同台共颂抗癌诗篇

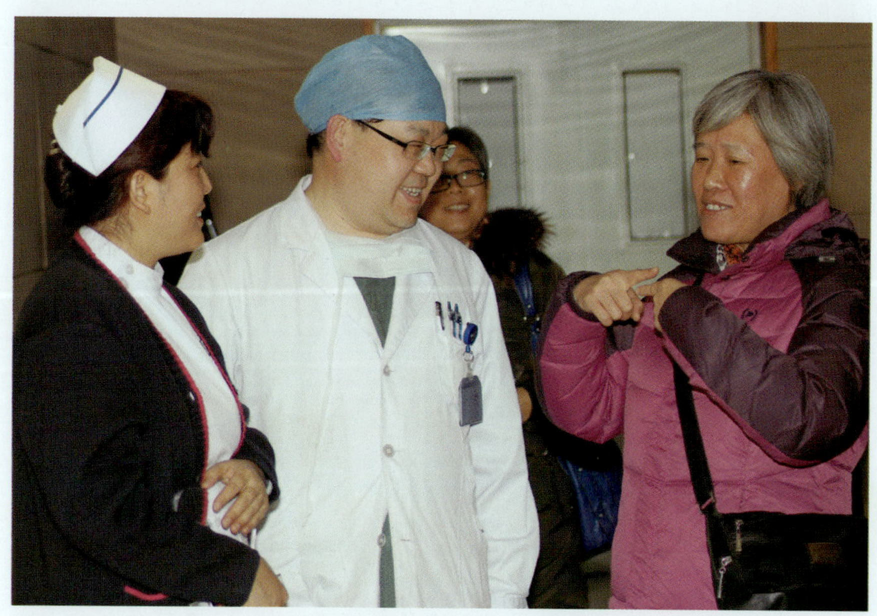

首都最美医生王翔视患者为亲人

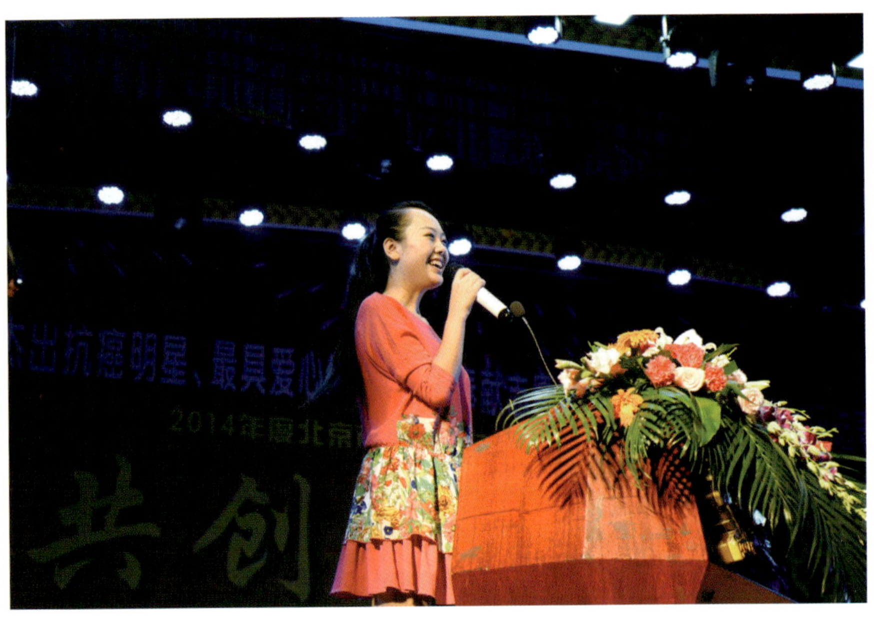

最美护士王威，在医生眼里是病人，在病人眼里是亲人。

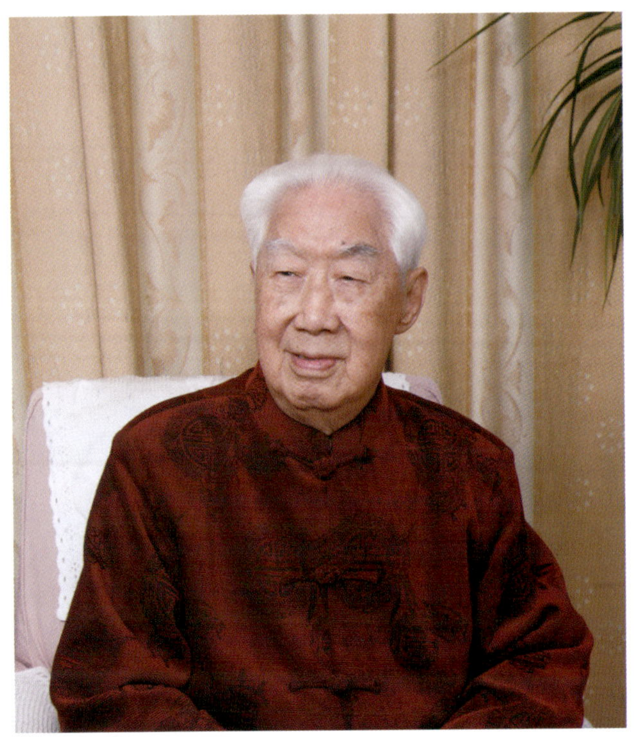

三战癌魔、人生辉煌、99岁高龄的首都最杰出抗癌明星陈春森。

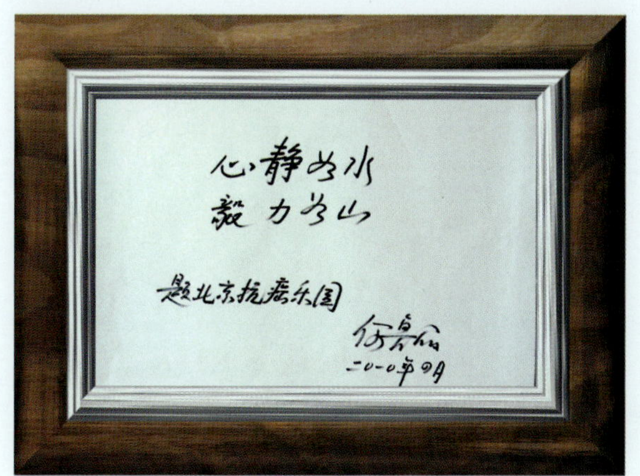

2010年4月，全国人大常委会原副委员长何鲁丽题词。

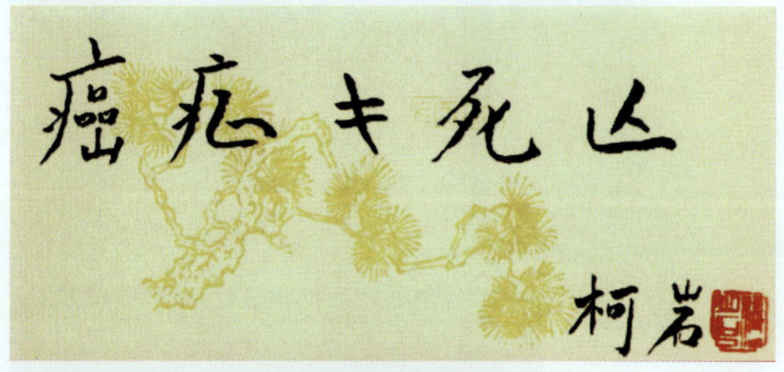

著名作家、诗人柯岩题词。

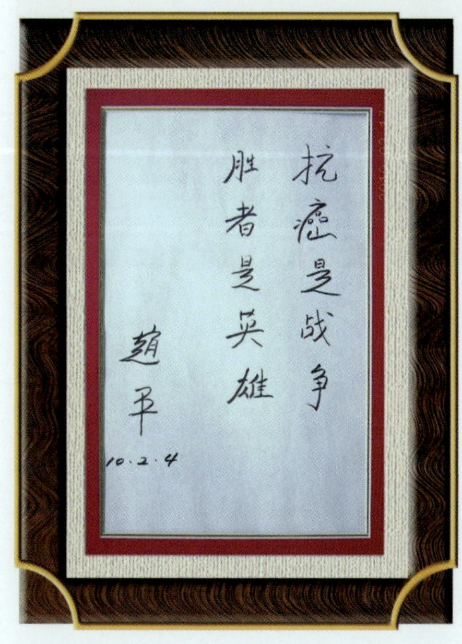

2010年2月，全国肿瘤防治研究办公室主任、中国医学科学院肿瘤医院院长赵平题词。

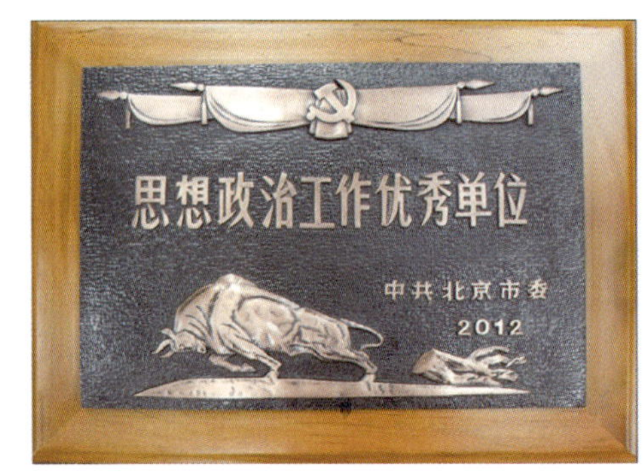

党的关怀

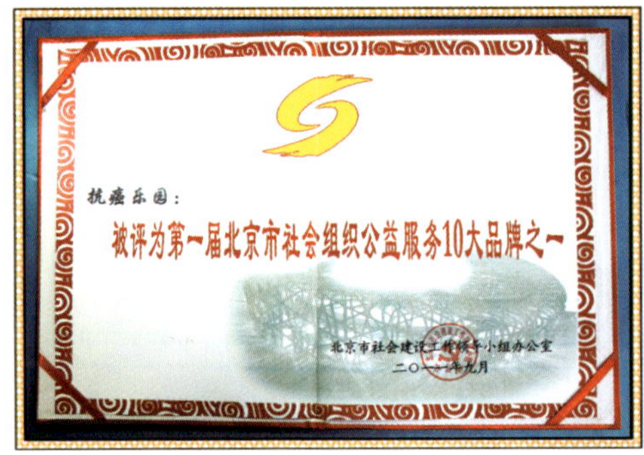
抗癌乐园：
被评为第一届北京市社会组织公益服务10大品牌之一
北京市社会建设工作领导小组办公室
二〇一一年九月

荣誉与自豪

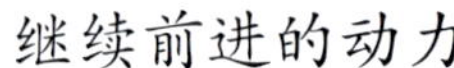
继续前进的动力

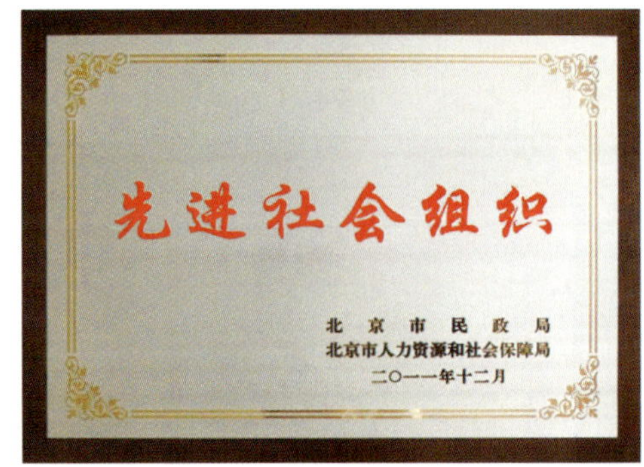

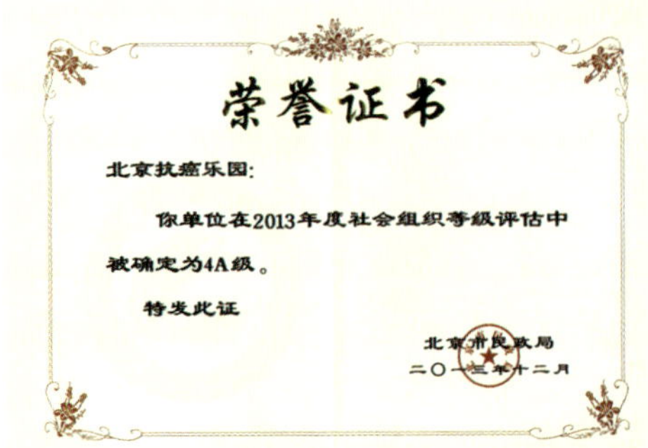
荣誉证书

北京抗癌乐园：

你单位在2013年度社会组织等级评估中被确定为4A级。

特发此证

北京市民政局
二〇一三年十二月

鼓励与鞭策

首都癌症患者“五评”人物

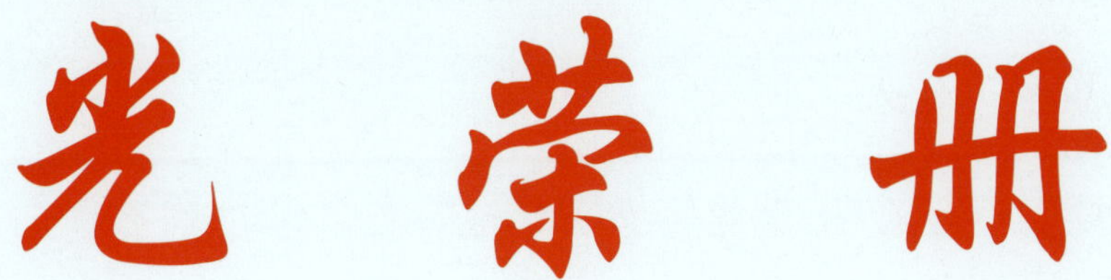

2014年北京市市级社会建设专项资金

支 持 项 目

主办单位：北京抗癌乐园

指导单位：中共北京市委宣传部

中共北京市委社会工委、社会建设办

北京市红十字会

支持单位：中国癌症基金会

北京市公园管理中心

中国医学科学院肿瘤医院患者服务中心

2014年9月

首都癌症患者“五评”人物光荣册

（以姓氏笔画排列）

最杰出抗癌明星

东城区：19 人

王志平（女）	王贵娟（女）	白立昆	田润浦
刘体鹏	孙桂华（女）	李　雪（女）	李秀贞（女）
李桂敏（女）	杨瑞英（女）	谷淑琴（女）	宋　洁（女）
张三力	张凤霞（女）	张幼琴（女）	袁秋芳（女）
柴玉珍（女）	高志兰（女）	彭明辉	

西城区：22 人

丁宝昆	马石峰	王广庆	王彦琨（女）
王钰缨（女）	白玲华（女）	孙月茹（女）	杜一力（女）
杜德本	李淑琴（女）	杨　华（女）	杨丽君（女）
杨增和	何淑玲（女）	张大宁（女）	张仲瑾（女）
张玲钦（女）	张素花（女）	陈春森	周世彬
高振甫	唐曼程		

朝阳区：58 人

于世桂（女）	门增恩（女）	马凤秋（女）	马新华
王　愚（女）	王玉兰（女）	王改风（女）	王英梅（女）
王国清	王晓霞（女）	王淑梅（女）	王富珍（女）
石　杰（女）	刘　英（女）	刘兆平（女）	刘志中
刘学燕（女）	刘贵长	刘秋环	刘桂英（女）
年燕华	池桂清（女）	李丽茵（女）	李秀芳（女）
李建新	李绍仪（女）	李思忠	李福芳（女）
杨文辉	邴学臣	吴立军（女）	沈兰萍（女）
宋素蔚（女）	张云素（女）	张丽新（女）	张佩凤（女）
张绍富	张素芳（女）	陈曼倩（女）	邵志平（女）
林增升	金婉芬（女）	孟大祥	孟繁明
赵文英（女）	胡　波（女）	姜金生	姚裕明
袁秀英（女）	郭秀荣（女）	郭宝才	符蓉珍（女）
康会华（女）	韩　毅（女）	韩丽娟（女）	韩淑来（女）
詹清岩（女）	霍小平（女）		

海淀区：43 人

马桂芳（女） 马缘生（女） 王玉观（女） 王所亭

石增军 叶筠楣（女） 田生春（女） 田毓起（女）

包海燕（女） 冯永彬 兰　源 刘　军（女）

刘忠正 闫宇红（女） 关颖熙（女） 孙万芳（女）

朱世俊 李传华（女） 李灵瑞 李峪兰（女）

杨淑兰（女） 吴彦华（女） 何源礼 何德华

冷洪彪 张　波（女） 张义全 张秀荷（女）

卓承勇 易静俞（女） 周立贞（女） 房申丽（女）

孟　华（女） 孟庆珍（女） 赵成信（女） 胡玲芝（女）

姜寅生 秦仲义 莫国红（女） 贾桂芝（女）

徐世钧 栾云生（女） 韩　旭（女）

丰台区：37 人

王　钢（女） 王凤萍（女） 王全英（女） 王雅利（女）

牛志凤（女） 叶素琴（女） 朱幼麟 刘月芬（女）

许会英（女） 李秀芳（女） 李宝贞（女） 李绍华（女）

李洪霞（女） 李雅琴（女） 杨华民（女） 杨秀婷（女）

杨俊芬（女） 杨振萍（女） 杨焕华（女） 吴玉华（女）

吴宁尔（女） 张一路（女） 张太兰（女） 张宝财

张桂馨（女） 陈风琴（女） 陈志芬（女） 陈金芝（女）

赵郁林（女） 胡惠英（女） 顾振兰（女） 浦连发

焦秀兰（女） 童芷玲（女） 雷要军（女） 管景博（女）

潘福华（女）

石景山区：3 人

王太京 李玉梅（女） 姚桂芳（女）

通州区：3 人

李荣魁 金衡琪（女） 胡美凤（女）

房山区：3 人

田亚兰（女） 陈秀连（女） 贾淑宁（女）

昌平区：3 人

王富林 陈莉华（女） 秦文艺（女）

大兴区：2 人

刘秀燕（女） 陈连石

最具爱心家庭

东城区：8 人

丁美大（女） 苏二玲（女） 李冬玲（女） 李秀英（女）

杨和平（女） 侯凤英（女） 费玲珍（女） 王世明

西城区：3 人

王雅平（女） 李春荣（女） 范晓春（女）

朝阳区：8 人

王惠兰（女） 白丽娜（女） 刘 冰（女） 刘 莉（女）

李存香（女） 岳平伏 郑翠娥（女） 龚建玺

海淀区：8 人

王桂珍（女） 王彩霞（女） 王瑞兰（女） 余超能

张 岩（女） 张秀芳（女） 郭忠秀（女） 袁秀华

丰台区：7 人

王桂花（女） 王常丽（女） 龙云飞 田素珍（女）

刘巧玲（女） 张秀芬（女） 洪振玲（女）

石景山区：1 人

王凤璋（女）

房山区：1人

张瑞云（女）

大兴区：1人

胡仲雍（女）

最具奉献志愿者

东城区：12 人

万柔柔（女） 方国权 付凤环（女） 李艾青（女）
林永萍（女） 杨明海 郑文玲（女） 赵玉璞（女）
高翠巧（女） 桑雅华（女） 黄庆桂（女） 滕 毅

西城区：18 人

王瑞君（女） 尹世华 祁国琴（女） 苏秀军（女）
杜 静（女） 李 嘉（女） 李家熙（女） 杨淑华（女）
张双才 张立峰 张洪艳（女） 张素英（女）
陈玉琴（女） 罗冀兰（女） 祝总骧 曹世玲（女）
续 梅（女） 戴月明（女）

朝阳区：37 人

马 晏（女） 马宏梅（女） 王永新 王治敏（女）
王爱君（女） 王朝东 毛燕莉（女） 叶存智（女）
吕 红（女） 刘 琦 刘玉芝（女） 刘卓丽（女）
孙玉茹（女） 孙桂兰（女） 苏秀英（女） 李玉民（女）
李秀华（女） 李浩胤（女） 李淑燕（女） 李景梅（女）

杨亚翠（女） 沈淑玲（女） 张　靖（女） 张小颖（女）
武文斌 武跃进（女） 郑卫东（女） 赵燕平（女）
侯书英（女） 姜松亭 贾国华（女） 郭维良
梁雪菊（女） 韩凤英（女） 黑　屹（女） 窦淑英（女）
熊玉萍（女）

海淀区：18 人

马淑慧（女） 王　枫（女） 王玉玲（女） 王玉萍（女）
王明珍（女） 王宝敏（女） 石秀生（女） 杜霜灵（女）
李庆存 李陵玲（女） 余瑶琴（女） 杨德保
吴素琴（女） 何其明（女） 张虹立（女） 孟淑芳（女）
高湘琴（女） 盛平湘（女）

丰台区：19 人

巨小淑（女） 玉淑英（女） 史振华（女） 伍洪群（女）
孙　谨（女） 孙桂荣（女） 李玉玲（女） 李胜叶
张树涛（女） 陈爱云（女） 赵清河 闻毛南
贺　莉（女） 倪淑华（女） 徐子秀（女） 康淑珍（女）
梁小虹 舒晓云（女） 鲍明艳（女）

石景山区：20 人

马惠景　王　红（女）　田素珍（女）　田满丽（女）

宁丽娟（女）　朱玉华（女）　朱玉珍（女）　李兰兴（女）

李兰敏（女）　李宝玲（女）　李美玲（女）　何淑玉（女）

张　恺（女）　张东兰（女）　张淑玲（女）　武秀娟（女）

郝文璇（女）　侯凤芝（女）　贾景山　曹福山

昌平区：1 人

茶世凯

最美医生

中国医学科学院肿瘤医院：7人

王　翔　　边志民　　李骏岭　　吴健雄

赵　平　　韩　玥　　赫　捷

北京大学第一医院：5人

于晶琳（女）　方　红（女）何志嵩　　林　健

高献书

中国中医科学院广安门医院：4人

张亚强　　张宗岐　　陈长怀　　董海涛

卫计委直属中日友好医院：2人

万冬桂（女）　李佩文

首都医科大学附属北京中医医院：3人

杨国旺　　徐咏梅（女）　唐武军

北京大学首钢医院：2人

王德林　　莫雪莉（女）

中国中医科学院西苑医院：2人

许　云　　杨宇飞（女）

北京大学肿瘤医院：2 人

张晓东　　章新奇（女）

中国人民解放军总医院：1 人

薛毅珑（女）

北京军区总医院：1 人

戚晓东

首都医科大学附属北京朝阳医院：1 人

张建军

武警北京市总队第二医院：1 人

郭跃生

最美护士

中国医学科学院肿瘤医院：3 人

朱　珍（女）　张小艳（女）　曹少木（女）

北京大学第一医院：1 人

姚秀斌（女）

首都医科大学附属北京中医医院：1 人

关　丽（女）

北京军区总医院：1 人

阎　婕（女）

煤炭总医院：1 人

王　威（女）

武警北京市总队第二医院：1 人

董会华（女）

中国中医科学院西苑医院：1 人

廖　婕（女）

北京大学首钢医院：1人

胡　蕾（女）

目 录

前　言

为歌颂癌症患者顽强拼搏乐观向上的抗癌精神，弘扬中华民族救死扶伤、崇尚奉献的优良传统；增强癌症患者战胜癌魔的勇气，推进全社会防癌抗癌事业的蓬勃发展，由北京抗癌乐园主办，中共北京市委宣传部、市委社会工委、市红十字会指导，由中国癌症基金会、中国医学科学院肿瘤医院患者服务中心、北京市公园管理中心支持，以医患结合、共创抗癌辉煌为主题的首都癌症患者评选“最杰出抗癌明星、最具爱心家庭、最具奉献志愿者、最美医生、最美护士”的五评表彰活动（文中简称“五评”）圆满完成。本次评选活动从 2014 年 3 月份开始到 9 月份结束，历时半年多。评选范围及对象包括全市范围内所有癌症患者、癌症患者家庭、为癌症事业做出贡献的广大医生、护士、志愿者。评选秉承公开、公平、公正和群众公认，贡献最显著的人评选出来。本次活动一共评出 396 位“五评”代表人物。

千百年来癌症一直是吞噬人类身体健康的恶魔，当今社会，随着食品安全、环境污染的进一步恶化，呈愈演愈烈之势。顽强的抗癌人没有坐以待毙，他们拿起以中医、西医、郭林自然医学疗法等“三把剑”为特色的群体抗癌的武器对癌魔发起了强有力反击，涌现出许多惊天地泣鬼神的抗癌勇士；他们钢铁般的意志，逆境中锤炼出的高尚品格，不但激励广大癌症患者组织起来顽强拼搏共同抗击癌症，同时也是社会正能量在人类道德山巅最顶峰的一种体现。

此次评选的获奖明星癌龄都很长，少则 5 年，多则 58 年，甚至有 76 年的韩芝祥，可能已打破世界吉尼斯纪录。年龄最小 8 岁患甲状腺癌并转移淋巴和肺，癌龄 19 年 27 岁的王威。年龄最大的有 90 岁，患膀胱癌 17 年，天天还到北海公园白塔山上吸吸呼练郭林气功的田润浦；有 99 岁，先后患直肠癌、腮腺癌、皮肤癌已 27 年，还在晋察冀日报史研究会主持编写出版了 13 本书的部级抗日老战士陈春森。

获奖明星的癌种很多，几乎涵盖了世界上的各种癌症。有：唇癌、胰腺癌、脂肪肉瘤、黑色素瘤、十二指肠癌、喉癌、脑垂体瘤、脑胶质瘤、喷门癌、胆管癌、白血病、鼻咽癌、输卵管癌、宫颈癌、甲状腺癌、前列腺癌、食道癌、膀胱癌、霍奇金淋巴瘤、非霍奇金淋巴瘤、子宫内膜癌、肾癌、肝癌、结肠癌、卵巢癌、胃癌、肺癌、直肠癌、乳腺癌、腹壁纤维肉瘤、视网膜母细胞瘤、骨癌、子宫体癌、皮肤癌、腮腺癌等。患一种癌的人很多，患几种癌多处复发转移的人也不少，早期发现的人不多，中晚期的人很多，医生宣布只能活几个月，现在 10 年、20 年过去了仍然健在的也有。

获奖明星中普通老百姓很多，名人也不少。如中共中央党史研究室副主任肺癌 10 年患者李传华，铁道部政治部副主任、文联主席直肠癌、腮腺癌、皮肤癌 27 年患者陈春森，如周恩来总理卫士、中央警卫局副局长、膀胱癌 9 年患者高振甫将军，解放军 301 医院放疗科副主任膀胱癌 6 年、享受军级待遇的王所亭，毛泽东主席警卫战士分队长结肠癌 11 年患者林增升；享受国务院特殊津贴的专家、农业科学院肺癌、直肠癌 27 年患者田毓起和直肠癌 33 年患者马缘生，患癌后成为北京市三八红旗手的子宫体腺癌 28 年患者张梅英，患癌后成为航天战线女英豪的鼻咽癌晚期淋巴、腹部转移和骨瘤 37 年患者胡仲雍，还有参加过起草《政府工作报告》和《关于建国以来党的若干历史问题的决议》的理论界专家学者杨增和。

获奖的抗癌明星中有很多都是北京抗癌乐园的领航人、首都癌症患者的爱心使者，是当今社会最可爱的人。他们自救救人，关心他人比关心自己为重，整天奔波在群体抗癌的第一线，甚至到全国各地，到世界上许许多多的国家去传授自然医学郭林抗癌健身疗法，去传播群体抗癌的新理念，帮助千千万万癌症患者找回欢乐，找回健康。

获奖的医生个个都是癌症患者最信赖最喜爱的人，他们用真知救人，用真情关心人，真正是癌症患者的救命恩人。获奖的护士都是抗癌战线上视患者如父母、兄妹的白衣天使。获奖的志愿者中无论是普通癌症患者还是社会知名人士，他们都是人道公益的先锋，积善成德的模范。

“五评”意义非凡，“五评”可以鼓励癌症患者更有信心和勇气与癌魔抗争，提高患者生存率和生存质量；“五评”可以增强社会各界防癌抗癌决心和意识，更加关注弱势群体；“五评”可以密切医患关系，更好地携手抗癌。

本书从“五评”事迹材料中精选出 92 篇作品，是首都当今战斗在抗癌最前沿的医生、护士、患者及亲友们的最典型感人事迹。抗癌人鼓起非凡的勇气向癌魔吹响了冲锋的号角，再次向世人宣告“癌症≠死亡”。以“三把剑”为特色群体抗癌的树苗，在党和政府以及全社会的呵护和浇灌下，必将长成枝叶繁茂的苍天大树。

敬请全社会都来关注癌症患者的抗癌革命与辉煌人生

——首都癌症患者的呼唤

癌症，是人类的凶恶杀手。它是一只食人的魔鬼，可以使一个完整的家庭顿时支离破碎；同时，它也是一只食人的怪兽，可以使一个富庶的家庭顷刻一贫如洗。癌症等于死亡，癌症患者命运悲惨，这是几千年来人类社会不争的事实！并且，随着现代化社会的发展，环境的污染，人口的老龄化等等，癌魔更加猖獗，癌症发展的形势更加严峻！

据统计，在20世纪70年代，我国每年死于癌症的患者为70万，到90年代为117万，到本世纪初的2003年达到150万，30年增加一倍多，十分惊人。然而，更为可怕的是到2012年《中国肿瘤登记年报》发布称："我国恶性肿瘤的发病及死亡仍呈上升趋势，每年新发癌症病例约350万，因癌症死亡约250万。"短短10年，每年死亡人数就增加100万！

面对人类的凶恶杀手，怎么办？在20世纪70年代发生了两件事，受到全世界的关注。

一是在美国，1971年尼克松总统宣布施行两大工程：一为升天，二为征服癌症。结果，人上了天，但癌症并未攻克，宣告失败。

二是在中国，也是1971年，在周恩来总理关怀下进入中国画院的画家、癌症患者林殊妹女士，把她创编的自然医学疗法郭林新气功推向社会，产生了惊人的疗效。到现在，全世界已有 200 多万癌症患者和慢性疑难病人习练，个个受益。有许多被医生宣判只能活几个月的患者，也活过了几年几十年，创造了一个个生命的奇迹。

1990 年 1 月，郭林新气功创始人的学生和战友，海军政治部文化部副部长晚期肺癌患者高文彬，直肠癌患者总政歌舞团党委委员于大元，把习练郭林抗癌健身新气功疗法的癌症患者组织起来群体抗癌，创建了北京抗癌乐园，很快又推广到全国各地和世界上许多国家。

北京抗癌乐园等群体抗癌组织，大力提倡“自强不息、自娱自乐、自救互助”的抗癌精神和中华民族的传统美德；大力推行“以健康的精神为统帅，以相互心理调节为先导，首选西医，结合中医，坚持郭林新气功疗法锻炼，讲究饮食疗法，注意生活调理”的科学的抗癌理念和抗癌模式，创立了心疗、医疗、体疗、食疗等四位一体的系统的抗癌工程，并且开展了很多欢乐抗癌、科学抗癌和互助抗癌等卓有成效的抗癌活动，从而大大改善了癌症患者的生活质量，大大提高了生存率。

据统计，在习练郭林新气功疗法的群体抗癌组织中的癌症患者，存活率都很惊人。台湾三年存活率为 95%，桂林、福州、滁州、太原和北京抗癌乐园的五年存活率为 80%，武汉十年存活率为 77.7%。这不仅高于我国五年存活率不足 20% 的数字，而且也是当今世界任何国家单靠医疗所难以达到的。

也正是因为这样，2008 年北京抗癌乐园《敬请国务院和有关部门关心扶持我国的群体抗癌事业》，总书记、总理和全国政协主席都作出肯定和支持的批示。2009 年，卫生部长在北京抗癌乐园的报告上批示说：“发挥群体组织优势，确可促进抗肿瘤事业。”2010 年，卫生部部长和党组书记又致函北京抗癌乐园指出:“群体抗癌，已经成为医院治疗的继续和补充。”与此同时，全国肿瘤防治研究办公室主任也指出：“群体抗癌是医学模式转变的一种必然，是走向康复的非常正确值得推广的一条道路。”

郭林新气功疗法和癌症患者组织起来的群体抗癌，是中国癌症患者的伟大创举，是人类社会一场意义非凡、意义深远的抗癌革命，从此，癌症不再等于死亡；从此，开启了癌症患者的人生辉煌。

朋友,您可曾知道,患了癌症还可以活得很长很长。活 10 年、20 年的很多，活 30 年、40 年的也不少，活过 58 年，活到 76 年的也有。北京抗癌乐园每年秋季庆癌龄“五整生日”，都有几百人戴大红花，上千人齐唱“祝你生日快乐”，多自豪、多高兴、多鼓舞人心啊!

朋友,您可曾知道,患了癌症还可以干一番事业。回归社会，重返工作岗位后，有人享受政府特殊津贴，成为国务院有特殊贡献的专家；有人成为北京市“三八红旗手”，成为航天战线上的女英豪，成为奥运冠军；也还有人当上了将军，当上了中央国家部委的部长，继续为人民谋福祉。

朋友,您可曾知道,患了癌症还能成为当今社会最可爱的人。他们自救救人，关心他人比关心自己为重，整天奔波在群体抗癌的第一线，到全国各地，甚至到世界上许许多多的国家去传授新气功疗法，去传播群体抗癌的新理念，帮助千千万万癌症患者找回欢乐，找回健康。

朋友，您可曾知道，患了癌症还招人喜爱，还能过上幸福的家庭生活。患肉瘤断肢的姑娘,也有小伙子追逐热恋,生了个女儿，高考还成为北京市文科状元，多令人羡慕的美满家庭啊！患了霍杰金氏淋巴瘤的姑娘，不仅恋人不离不弃，而且恋人的爸妈也赶来拿出户口本说："你们俩现在就去登记，你就是我们的儿媳了。"老人真诚的笑了，姑娘却哭了。这是多么感人至深的大爱啊！

朋友，您可曾知道，癌症患者还可以活得欢乐，活出精彩。艺术团、艺术队飒爽英姿的癌友们，不仅在医院、在社区、在公园留下了可爱的身影，而且还一次又一次在中央电视台、北京电视台和许多省市电视台上展示风采。北京抗癌乐园生命绿洲艺术团不仅成为北京市"党在百姓心中"十佳团队，还受到中央政治局常委刘云山同志的接见。多光荣呀！

是啊！癌症患者许多人本来就是社会的强者，因为长期超负荷的运作，免疫力降低，被癌魔找上门来，成为生理上的弱势群体，但他们在心理上仍然是强者，仍然在书写着不平凡的人生，仍然在为社会为癌症患者奉献余热！对于这样一个阳光向上的群体，全社会没有理由不关注，没有理由不伸出援助之手！

我们期望政府，更加扶持癌症患者的群体抗癌组织，更多地救助特困的癌症患者。我们愿为政府分忧，为癌症患者解难。如果北京抗癌乐园20个分园的抗癌健身活动园地，都能拥有一个百平米大小的、能遮风避雨的房子，那就可使首都每年四万多身体虚弱的新患者天天到户外康复锻炼时，免受严寒酷暑的伤害，对他们千家万户的家庭也是一个福祉；如果每个分园每年都能够有十万、八万元的活动经费，那就可以开展很多欢乐抗癌、科学抗癌和互助抗癌等卓有成效的抗癌活动，每个分园都会使成百上千癌症患者更好地找回欢乐、找回健康，更好地发挥医院治疗的继续和补充的作用。实际上，一个分园就是一个康复教育的大学校，一个康复治疗的新型医院，政府出点资、社会给点扶持很值，很有意义。

我们期望医院的医生们，用真知、真情与病人携手相伴，以精湛的医术，高尚的医德使病人重获新生。我们需要最美的医生、最美的护士，期望他们指引患者出医院进公园，参加群体抗癌，拿起中医、西医、自然医学“三把剑”战胜癌症。

我们期望新闻媒体，多宣传、多报道癌症患者的正能量，为病人的康复擂鼓助威。一群群癌症患者的志愿者，正在为首都的精神文明建设做出特殊的贡献。

我们期望文艺界的朋友们，以癌症患者的辉煌人生为素材，多创作、多演出反映癌症患者抗癌生活的文艺精品。我们个个都想成为最杰出的抗癌明星。

我们期望一部分先富起来的人，多行善积德，多一份爱心，多救助一些贫困病人。只要人人都献出一点爱，世界将变成美好的人间。如果一个人肯于做公益，把一些钱用到癌症患者身上，那就可以救很多很多条人命啊！北京抗癌乐园欢迎你们都能够进到中华民族传统美德的大门里来。

我们知道，癌症患者的成功，离不开家庭的温暖，离不开亲人的相依相伴和关心照顾，我们期望涌现出更多的爱心家庭。

朋友们，首都癌症患者正在开展的评选最杰出抗癌明星、最具爱心家庭、最具奉献志愿者、最美医生、最美护士的活动，将更加显示医患结合、群体抗癌的无比威力，显示癌症患者抗癌革命的伟大成果，展示癌症患者的辉煌人生，为人类的抗癌事业更加增光添彩！

各位领导、各位朋友：中华大地正在兴起一场抗击癌症的人民战争，大家可以相信，人类征服癌症的希望和梦想，也许就在东方、就在中国。让我们携起手来，为共创人类抗癌的辉煌而奋斗吧！

把25年心血都奉献癌症患者

最杰出抗癌明星、唇癌转移颈部淋巴结及前列腺癌26年患者、北京抗癌乐园法人代表

◎杨增和

我叫杨增和，今年82岁，建国前15岁参加革命，离休局长，原中共中央文献研究室周恩来研究组组长、理论界专家学者。

曾参加起草五届人大二次会议《政府工作报告》，起草十一届三中全会《关于把全党工作重心转移到经济建设上来》和《关于建国以来党的若干历史问题的决议》等重要文献，到中南海受到中共中央总书记的接见。

由于长期以来工作过度劳累、抽烟过多、嘴唇受损，游海水泳刺激溃疡发展为唇癌并转移颈部淋巴结，从此改变人生轨迹，成为中国癌症患者组织起来群体抗癌的开拓者，北京抗癌乐园的园长、法人代表和党支部书记，整天为首都为全国乃至全世界癌症患者的群体抗癌事业奔走呼唤，呕心沥血、费尽心血，先后被评为“北京市抗癌明星”、“全球抗癌大师”、“和谐中国·2010年度十大功勋人物”等。

我之所以能够成为北京抗癌乐园的领导人，把全部心血奉献群体抗癌事业，首先是因为群体抗癌使我摆脱了对癌的恐惧，救了我的命。

1989年，当我患癌症时，我的家族中已有九位亲人因患癌

失去生命。人常说:“十个癌症九个埋,剩下一个不是癌”。那么,今天我也是癌会不会也被埋呢?!心中很恐惧。后来到玉渊潭公园八一湖畔，见一大群人正围着于大元老师哈哈大笑，一打听才知道这些人都是癌症患者，有各种各样的癌，并且活了很多很多年。于是，眼睛一亮，心想他们能活，我也能活，树立了能活下去的信心。再一打听，这些人都在中西医治疗的同时坚持习练郭林新气功疗法，从此，我也天天练、已 26 年，成为最大的受益者,年愈八旬还精神焕发,指挥千军万马的抗癌大军,贡献不比上班当局长小!

郭林新气功疗法同中医、西医一样，也是一种医学疗法，能治病、能救命。同样，群体抗癌也能救命，已经成为医院治疗的继续和补充。

因为群体抗癌组织经常请中西医专家讲抗癌知识，使我知道了癌也称嵒，早期不疼很硬。1991 年 9 月 30 日在我听抗癌明星做抗癌报告时，有点困想打盹，手一托腮摸到个不疼很硬的肿块有杏核大，知道转移了，急忙请医生做手术。医生还叫打青霉素针看是不是炎症,结果打针也不管用,肿块长到桃核大,这时医生才下决心做了大清扫术和放疗，救我一命。没有群体抗癌，我今天也许就没有机会和大家见面了！我们的家族也就不会出现我这个九死一生的奇迹。

群体抗癌、习练抗癌健身新气功疗法，能救命，能救千千万万人的命；医患结合威力无比，能够创造抗癌的辉煌。所以，我对医生，对群体抗癌组织无比热爱，愿为癌症患者、愿为群体抗癌事业奉献全部心血。

1997 年,我主动向于大元园长请缨上阵,愿为群体抗癌“和泥补台”。从此担任《抗癌乐园》杂志主编，至今已 17 年多，出70期，有300多万字，字字句句凝结着我的心血。为了帮助首都和全国的癌症患者树立战胜癌症的信心，找到战胜癌症的办法，我主编了《再现生命的光彩——66位战胜癌症的人》和《癌症患者康复实录》两本抗癌丛书，成为癌症患者少走弯路不走错路顺利康复的指南。

我知道，群体抗癌是党的十一届三中全会解放思想、开拓创新的产物，是癌症患者的创举和抗癌的革命，只有在党和政府的关心扶持下才能进一步创造癌症患者的生命辉煌！根据周恩来总理"争取领导"的指示，十几年来，我奋笔疾书，向北京市委、市政府和各有关部门，向党中央国务院和有关部委书写报告有数十篇，二三十万字，得到恳切的批示和支持。是今天的中央政治局常委当年的北京市政府市长王岐山，批示同意首都癌症患者进公园可以购买优惠年票；是今天的政府总理当年主管医疗卫生事业的副总理李克强，批示支持召开"中国群体抗癌与癌症康复研讨交流暨世界华人百名抗癌明星表彰大会"；隆重的"首都癌症患者首届抗癌健身文化节"得到了郭金龙书记、王安顺市长和方方面面领导的关心和称赞。

因为北京抗癌乐园前后数万名癌症患者都能够遵纪守法，听党和政府的话，在自救拼搏的同时，还能做首都每年4万全国每年350万新患者的领航人和爱心使者。

因为北京抗癌乐园前后数千位志愿者和领军人物，能关心他人比关心自己为重，整天奔波在抗癌第一线，成为当今社会最可爱的人。他们坚定不移地同党和政府保持一致，为政府分忧、为癌症患者解难，既改善了癌症患者的生活质量，又提高了生存率，五年成活率已经超过80%。

也正是因为这样，北京抗癌乐园的代表受到了中央政治局常委刘云山的接见；北京抗癌乐园被中共北京市委授为“思想政治工作优秀单位”；被市委社会工委授为“创先争优 100 个先进基层党组织”；被市社会建设办授为北京市社会组织公益服务“十大品牌”，被民政局和社会保障局授为“先进社会组织”等。

人常说：“老骥伏枥，志在千里”。我是离休 20 多年还马不歇蹄。中国癌症患者的抗癌革命，每年 350 万人患癌，250 万人失去生命，时时呼唤于耳，震撼于心，催我奋进，催我创新，我的生命已经与千千万万癌症患者的命运融为一体。为癌症患者服务，为人民服务，已经成为我毕生的宗旨！

纪念郭林老师逝世三十周年
“科学防治·群体抗癌”
敬聘

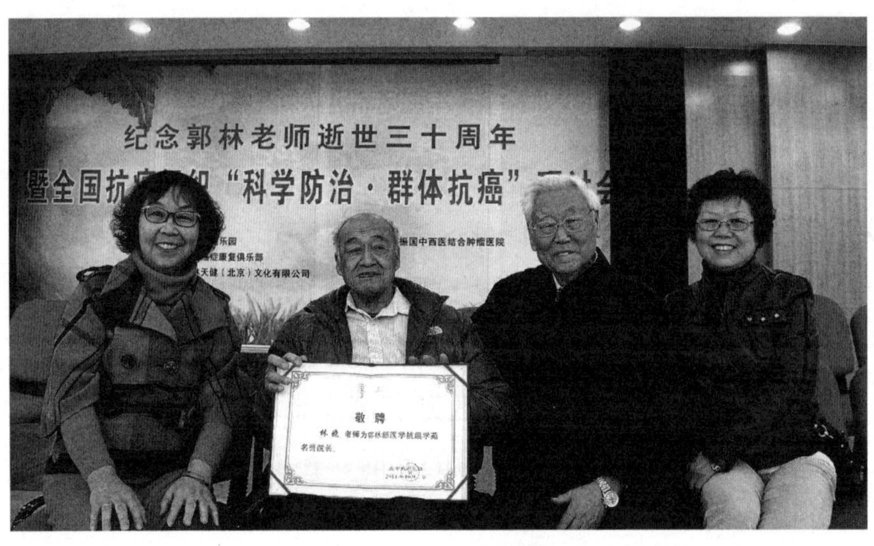

北京抗癌乐园抗癌学苑院长杨增和与名誉院长郭林老师的先生林晓（左二）以及抗癌乐园负责人合影

抗癌健身久久为功

首都最杰出抗癌明星、肺癌晚期10年患者、原中共中央党史研究室副主任

◎李传华

我2005年6月被查出肺癌，随即进行手术，并作病理检查，确认已到三期。术后的艰难与痛苦同常人一样，不言而喻。在重症监护室我度过了漫长的半个月，预定6个疗程的化疗因心脏疾患不能承受，只做了两个便不得不放弃，改而试用靶向治疗。在医生为我实施治疗、缓解病痛的过程中，我也在不断拷问自己的意志、信念和心理承受能力。

一场大难，可以把人击倒，也可以让人顿悟，重新理解生命的意义，燃起对健康和美好生活的希望。灾难使我坚强，教我平和，坦然面对生老病死，从恐惧与烦恼中走出来，相信积极、乐观的心态是抗癌的一剂良药。这样就多了些平静和理性，既对可能的转移、复发和其他病变作必要的应对准备，又力求"快乐每一天"，尽量把眼前的每一天过得轻松、充实一些。这10年抗癌路并不平顺，先后经历了原病灶多点复发，恶性胸腔积液，喉部可疑新生物，胰腺和肝部不规则占位等或大或小的"危机"。我自认尚能临事不乱，泰然处之，或遵医嘱配合对症治疗，或在再度检查、多次观察后得以排除。10年来，对肺部的例行复查做了不下30次，CT报告上几乎都写着同一个关键词："未

见明显变化”，这成了我最感亲切、对我也是最为给力的一句话。

我这 10 年平安走过，远远超过当年判定的半年生存预期。这除了应感谢医院、医生的关怀和正确、及时、有效的治疗以外，特别要为我在北京抗癌乐园学到的郭林气功及其日益显现的抗癌健身作用大书一笔。我是术后半年到玉渊潭“生命绿洲”学功的，先后学习、旁听、观摩了三期方初得功法要领，同时从各位老师的讲解、示范，尤其是作为癌患过来人的现身说法中，从同众多功友的交流、切磋和“同病相勉（改‘怜’为‘勉’，一字之差，意境大异）”的互动中，我更得到许多直面灾难、锻造意志、重塑人生的有益启示。从此，天天习练，久久为功，日渐成为常态，在我晚年生活中几乎不可一日无之。根据病情和体力，我每天着重练好自然行走、点步、中快行走三个功，在户外慢节奏活动两三个小时。练功时，做到凝神静气，心无旁骛，既要到位、不懈怠，也要适度、不过累，以轻快、畅快、自然、自在为最佳状态。

练功让我走出家门，不再囿于四壁六面的狭窄空间，环境大为开阔，心情也逐渐开朗，不再成天盯着病灶，为病情的变化起伏悻悻然、戚戚然，这对于比较心重的我实在是一个转折性的自我解脱。练功让我亲近自然，行走在玉渊潭公园的湖边、堤上、古松前、柳荫下，寄情于蓝天碧水、绿树花草，伴随丰沛的负氧离子有节奏地“吸吸呼”，这不止是被动的“功课”，也是很有兴味的享受。在公园练功途中，满眼是歌者、舞者、健身者、休闲者多姿多彩、自娱自乐的身影，我也不时地被他人的快乐所感染；特别是与功友相遇时，每每都有尽在不言中的沟通，有时一个眼神、一个手势都能相互鼓舞。我体会，练功既是一种抗癌健身的方法，更是一种自我与群体相互作用的心理治疗和心灵抚慰。它教人乐观、让人平和，引人进到一个开朗、豁达的境界，而这对于抗癌来说是必备的、上好的免疫力。

10 年抗癌、练功，我收获了平安与健康，特别是拥有较好的生活质量。我能吃、能睡、能走、能看，还能自助部分家务。除了天天“三功”不懈，还有“三看”（看报纸、看书刊、看电视）如常。每天四五份报纸、两三万字的阅读量虽比过去减少，但以阅读为乐事的习惯未改；近年又尝试新媒体，从网上、微信里获取信息、知识，并做出比较和判断，“指”上功夫亦有小进步。我特别感到安慰的是，我仍一如既往地保持着对国事、世事的关切和思考，对新闻前沿事件、媒体焦点话题有及时深入的了解，这让我在远离工作“一线”，身处“边缘”之后仍有比较开阔的视野，思维不停，脑力不衰。我至今坚持每天写 500 – 1000 字的日记，并力求在“流水”中多少带出点“火花”，也是练笔兼练脑，聊以自励、自赏罢了。近几年，我多次在北京最冷、雾霾最重的冬天赴美探亲、过冬，亲友们都惊异我对十二三个小时长途飞行的耐受力；我曾两次到加拿大和欧洲旅游，两次乘邮轮畅游墨西哥西海岸和加勒比海，还带着老伴和外孙乘直升飞机下到大峡谷谷底，在科罗拉多河上观光，导游和团友们同样惊异我如此高龄还如此兴致勃勃。我满 80 岁时，亲友和邻居戏称我为“80 后”，我接受这份鼓励，对未来满怀希望，一定努力续写好抗癌健身新篇章。

天使之梦

首都最美护士、煤炭总医院护士

◎王　威

我叫王威，是煤炭总医院心脏中心的一名护士。

今天能站在这里，我可真是幸运啊！因为就在7年前我还是一个生命将要走到尽头的癌症晚期患者。是什么，创造了这生命的奇迹？又是什么，延续了我生活的梦想呢？我想是爱！

8岁时，我被确诊患上“甲状腺癌”。父亲拿到诊断书，扑通就晕坐在地上，他拽着医生的手，哀求着：“大夫啊！救救我女儿！”

那一刻父母的天塌了，我的人生暗了！

从此，我只能躺在病床上，大把大把地吃药。一次次地打针化疗，头发掉光了，再长！父母带着我四处求医，但病情却急剧恶化，脖子上迅速增大的肿瘤压迫了气管，我呼吸困难，就连睡觉都得坐着。

2008年的春节，我接到病危通知，医生说我活不过六个月了。我一个人躲在卫生间里大口地吐着血，胸膛里如火烧灼般难受。难道，我的生命、我的梦想才刚刚开始，就这样结束了吗？我多想，多想再看看这世界，再听听鸟儿的叫声……然而，在生命的最后时刻我还能再做点什么呢？

提起笔我写信给中央电视台《星光大道》栏目组，说了我在离开这个世界前的梦想。感谢中央电视台让我如愿登上了这个圆梦的舞台，栏目组帮我完成最后的心愿——我要捐献遗体，把生的希望留给需要的人！也许，我捐献的角膜能让人重见光明；也许，我的器官可以用于医学研究，能帮助更多的人，让他们替我好好活下去！

想不到的是，节目播出后，一场爱心救助行动迅速在全国展开。我接到了一位特殊观众打来的电话，他就是煤炭总医院王明晓院长，王院长说："王威，你在生命的最后时刻还想着帮助他人，如果，你就这么离开了，作为医生我很不甘心。哪怕只有一线希望，我们也要尽全力挽救你！"

我住进煤炭总医院，经各科专家会诊，检查结果是：甲状腺癌晚期，双肺弥漫性转移、淋巴转移、骨转移。手术风险非常大，我很可能就下不来手术台，永远的离开了。手术还做吗？妈妈握着医生的手，说："手术您们尽管做！我把孩子交给你们了。"

手术进行了六个半小时，医生小心地剥离开与肿瘤纠缠在一起十几年的血管和神经，从我的脖子上整整取出了10个肿瘤，最大的比我的拳头还要大。手术成功了！睁开眼睛的那一刻，我傻笑着连泪水都觉得是甜的。是白衣天使精湛的医术给了我新的生命，是人间无私的大爱，如春晖般照进了我的生活！

出院前，王院长来看望我，说："孩子，以后有什么打算？"我说："是您们给了我第二次生命，我也要像您们一样，救死扶伤，帮助更多需要帮助的人！"王院长说："你做过病人也理解病人，你一定会成为一名优秀的护士。"在王院长的推荐帮助下，我到黑龙江鹤岗卫校学习临床护理专业。

都言寸草报春晖，2012 年毕业后，我回到煤炭总医院。过去我是病人被照顾，现在，我做护士照顾人。

怀揣着心中感恩的梦，我细心地为病人输液、换药、剪指甲，耐心地为大小便失禁的患者一次次更换床单，我懂得他们的痛苦，我用心护理他们。

其中，就有这样一位患者姐姐，我发现她总不吃饭，就主动和她聊天。她一边紧紧抓着我的手，一边流着泪告诉我：爱人为了给她治病，拼了命地去赚钱，老父亲守在病床前照顾她在一天天地憔悴，她不知道这样的日子什么时候才是个头，她真的不想活了！我安慰她说："姐，你看看我脖子上这道疤，我曾是一个被诊断活不过六个月的癌症病人，但通过手术以及核放射治疗，肿瘤标志物没有了，现在好好地活着！只有活着，才有机会回报那些爱我们的人，关怀更多的人，你说是吗？"她看着我笑了说："看到你我就看到了希望！"

是啊！

让每一个被病痛折磨的人看到康复的希望；

让每一个家庭能够幸福美满；

让每一个即将结束的梦想能够再一次启程！

这，就是我追逐的梦，一个天使的梦，一颗感恩的心中最朴素的中国梦。

抗癌路上让爱做主

首都最具爱心家庭、霍奇金淋巴瘤6年患者

◎白丽娜

我叫白丽娜，是一位生长在东北的汉族女孩，在申办奥运成功的那一年我只身来到了首都北京，开始了我新的人生之旅。2008年的12月底，我被确诊为恶性霍奇金淋巴瘤，结节硬化型，二期。

当时正29岁的我，有着一份自己喜欢的工作，打拼着一块属于自己的天地，更让家人感到欣慰的是，我遇到了一位诚实善良可以托付终身的人。

当我沉浸在幸福的爱河中时，我被确诊为恶性淋巴肿瘤，我明白，这是一种很难治愈的癌症。即便治好也很容易复发，那就是一个无底洞啊！而且也不可能再要孩子了。

我不得不放弃我热爱的工作，也深知不可能继续与恋人交往，因为我不能太自私，我不能连累他，他是家里的独生子不能不要孩子，我的家人也是这样告知我。于是，我提出了分手。

癌症让我从美好的生活中瞬间跌入了万丈深渊，我的大脑一片空白，我不知道怎么办，难道生命就这样结束了吗？我茫然，恐惧，痛苦，更是绝望！我真的不知道接下来的路还有多长……

当我徘徊在人生的十字路口时，我的恋人高峰又一次出现在我面前，我再次和他说："我们结束了，不要再来找我了……"

我的语音还未落，高峰迫不及待地说："如果我得了癌症，你就离开我吗？"一句话，简短有力，我真的无言以对，泪水不停地滑落，我们相拥而泣……

这时候我未来的公公婆婆，得知我的消息，匆忙的从燕山赶了过来，他们对我说："丽娜，你不要多想，不要有任何心理负担，你只要积极配合治疗，我们全家全力以赴，你一定会好起来的，只要你好了，你和高峰你们俩个好就好，现在很多年轻人都不要孩子，你放心，我们都是想得开的老人，只要你们幸福就行了！"随后，婆婆从包里拿出了户口本递给我说："你们俩现在就去登记，你就是我们的儿媳了。"老人真诚的笑了，我却哭了……就这样高峰带着我去办理了登记，我真的没有想到，包括我的家人。

有了高峰的鼓励和婆婆无微不至的照顾，我在2009年做了14次大剂量化疗。这些治疗好比刑罚，呕吐、出血、感染等等，我都独自承受，我的头发大把大把的脱落真心不愿意看到自己的样子，丈夫在身边鼓励我说："吐了再吃才有力气和癌细胞战斗，只要多吃一定能胜利！头发掉了以后还可以长出来，你永远是我眼中最美丽的新娘。"

由于治疗的副作用，我的唾液腺严重受损，无法分泌唾液，口腔内几乎全部溃烂，还需要不停地喝水。婆婆为了给我保持体能，想尽了各种办法来调理我的饮食。由于血色素很低，婆婆听病友说多吃大枣好，她又怕大枣皮划破嗓子，就一点点的把大枣皮全部剥离压成泥给我服下，每次我吞咽一下就无比的疼痛，婆婆好像比我更疼，眼里泛着泪花。

无论酷暑严寒婆婆都在家做好精致的饭菜送到医院。有时候难受的一口都不想吃，我真的吃不下，婆婆鼓励我说："就吃一口，吃一口也行啊！”老人就想让我能多吃一点，还有比这更小的要求吗？吃了，又吐了，再接着吃……就这样婆婆每天奔波着，菜市场，厨房、车站、医院、病房，看着她日渐消瘦的背影，头上的青丝，我偷偷的流泪了。她送来的不仅是饭菜，更是一种鼓励，一种心情。

我的病情很复杂，选用了各种治疗方案，总还是控制不住肿瘤的蔓延，直至达到骨转移。有无数次想要放弃，真心不想再治疗了，也不想再遭罪了，更不想让家人替我着急上火了。婆婆对我说：“你一定要坚持，我们都在你身边，咱一起和癌细胞抗争。等你好了彻底康复了，我还等着你给我养老呢。”一句话多么朴实的鼓励。对，我不是一个人在奋斗，我的努力是给她们最大的安慰。我一次次的将痛苦抛弃，一次次的迎来希望。

我不断与死神抗争着，勇敢地应对病魔的挑战。我于 2013 年 1 月份自体干细胞移植，很成功，23 天顺利出仓，经过半年的恢复，医生建议我进行二次干细胞移植。这一次我 18 天出仓，已经打破纪录了。医护人员都很吃惊，没想到我弱小的身体，血象上升的如此之快。其实，只有我心里清楚，都是家人一步步的陪伴，与我并肩走出了黑暗，迎来了曙光！

在这七年里，我深深地在丈夫身上体会到了爱的含义，爱之深，“责”之切！更深深的感受着公公婆婆为我倾注的心血和疼爱。如果没有家人对我这般无私的爱，我想真的没有机会还能在这世界上体会人情冷暖，更没有机会享受生活的快乐与幸福！在抗癌路上他们的力量让我的生命无限延长。

亲爱的病友们，我想说：“癌症不等于死亡，也不是被判死刑，为了爱你的人好好活着，抗癌明星就是你自己！”

有爱的世界充满阳光

首都最具奉献志愿者、乳腺癌 21 年患者

◎张　靖

1993年6月20日的夜是那么漫长，我一夜未能合眼，迷糊中，门慢慢的开了，爸爸那高大的身影出现在病房的门口，他微笑着问：“闺女，昨晚睡得怎么样？”我眼睛湿润了。“您怎么六点就来了，不多睡一会。”爸爸疼爱的说：“你今天手术，爸爸给你点力量！”这句话我永生不忘！这是亲人的爱！

手术做到下午两点多才结束，是侵润性导管癌，腋下 2/2 淋巴转移，属中晚期。

在第一次化疗中，我肝功出现严重问题，肠胃出血，体重降至 100 斤，这时我决定中断一切治疗，回到家中等死。

当电视播出八一湖抗癌乐园在北京人民医院搞抗癌咨询活动时，爱人耐心的说服我去参加。到医院大厅第一眼看见的是于大元园长、孙云彩秘书长和乳腺癌明星齐凤云阿姨。齐阿姨询问了我的病情后说：“姑娘，咱不怕，我乳腺癌骨转移，要给我锯腿，我没有锯，吃中药，练郭林气功，你看我现在不是活得很好吗？！”是爱的暖流给了我重生的希望，第二天，她带我找到了治癌专家张仁济教授。教授说：“咱们身体不能化疗，就吃中药吧，我能给你治好！”他握着我的手说：“闺女，有我活着就有你！”我又一次感动了，他是医生，把我看成他的亲人，

这是多么崇高的爱啊！

因是私人诊所，药费不能报销，机关党委开会，大家一致同意用奖金给我报销药费。这是党对我的爱，我从那时起，决心要好好的活着，把这种爱传递下去，我最爱唱的歌是《党啊，亲爱的妈妈》，我最大的希望是把党给我的爱传递给那些需要爱的人。

别人都说，张靖和你在一起就快乐。是啊，有爱的人就永远快乐，每天我睁开眼时就庆幸：我一生谁对我都好，我总是遇到贵人。20年前，有病的时候遇到了两位好医生，一位是张仁济，一位是人民医院乳腺中心主任杨德起。杨主任医术高明，爱心施善，在他的关爱下健康生活了20多年。但是因为他几十年劳累成疾，免疫力低下患了晚期肺癌。我听后，立刻赶到医院病房给他送去五千元钱，还亲手做了乌鸡汤。手术那天，我7点就到了他的病房，他高兴并惊讶的说：“张靖，您怎么来这么早啊！”我便给他讲了我父亲送我去手术那天的故事，是要“给你点力量”，他感动了。他给了我们生命的爱，我们也要让他感到被爱的幸福……

我担任八一湖分园的副园长在抗癌乐园的20多年里，兄弟姐妹感情真挚，视如亲人。八一湖分园老园长，一次病倒床上，腰动弹不得，我和乐园的姐妹给他买了午饭去看望，我建议他到丰盛医院去看病。他说：“女儿发高烧，儿子半身不遂，老伴腰直不起来，家里没人啊。”我第二天起大早，到丰盛医院给他挂了专家号，当看完病把他送到家的时候已经是下午一点多。他病后没人做饭，我中午马上赶回去给他做了一盆五花炖肉（听乐园的人说他爱吃肉）送到家中，老园长感动的说“谢谢”！我累得虽然没有吃上中午饭，但是我心里很踏实，这不就是人与人之间的爱吗?

抗癌乐园是我们的家，生命绿洲是癌症患者的抗癌健身的园地。那一天大雪过后，生命绿洲园地的丰碑依然耸立，八点多钟乐园的姐妹们把园地的雪在树下堆成了一座小山。气功站来自全国各地的新学员们在冷风中习练着郭林新气功。我想：今天是腊月初八，他们多渴望喝到家乡的腊八粥啊！我五点多钟起床，用电压锅放上红枣、花生、栗子、红豆、莲子、葡萄干、米等熬了一大锅腊八粥，用两个暖瓶，送到了生命绿洲小木屋，当大家看到一杯杯热乎乎的腊八粥时，小木屋广场沸腾了。人人一小碗粥，热乎乎的，喝在嘴里，暖在心里，大家有离家的辛酸、有喜悦的泪水、有甜蜜的笑容、有幸福的欢笑，大家举杯恭祝，让我们的友谊长存，让我们的幸福和爱常在。

一天早晨，一个急促的电话响起："婧姐，我几天几夜没睡觉了，我想自杀…"我惊呆了，急忙说："别！千万别呀！我马上带你去医院找专家。"我带她到广安门医院，找到了中医肿瘤专家董海涛主任。董主任安排她住院后，病情逐步好转。我到医院看望她时，她含着眼泪说："婧姐，谢谢您！你给了我活下去的勇气，等我病好了，我比你小那么多，等你老的时候，我来侍候你吧！"

人生让我得到了大爱，我给予他人的爱是应该的，我愿做群体抗癌事业志愿者，我愿意用我后半生的热血凝聚更多爱的雨滴，给予需要爱的人们。人生路上雨雪风霜，是爱托起了受伤的翅膀，那份关爱，凝刻在血液里，给了无数人力量。带上爱飞翔，有爱的世界充满阳光！

用真知、真情与患者携手抗癌

首都最美医生、中国医学科学院肿瘤医院副主任医师

◎韩　玥

我叫韩玥，中国医学科学院肿瘤医院射频消融室副主任医师。

我知道，真知是拯救病人战胜癌魔的利刃，奉献是医生的天职

1997年，我就读于西安交通大学医学院肝胆外科专业，2004年获得博士学位。当年的师长和同事，至今仍谈论我对专业的迷恋、对病人的热忱。为了抢救一位急性坏死性胰腺炎病人，我来不及与慈父临终见最后一面。

毕业分配到中国医学科学院肿瘤医院工作后，医院筹措开展一项新技术——肝脏恶性肿瘤的射频消融，由腹部外科蔡建强教授牵头。院领导安排我来负责具体工作。面对新的挑战和信任，我不断学习的脚步更加坚定。经过充分的实地调研，并参考国内外最新资料，我设计、监督完成了射频消融室的建造工作。终于，肿瘤医院首例超声引导下经皮肝脏肿瘤射频消融治疗获得成功，填补了医院在该领域的技术空白。

一个新技术的开展往往会需要付出大量的精力，起步阶段面对疑难病例，我查阅文献、复习相关知识、经常加班加点工作，有时晚上就睡在医院的病床上。熟悉我的人都说，我是个“工

作狂”。为了确保病人获得最佳疗效，我在疗前总是反复超声定位、设计最佳消融方案。

2010年清明节前夕，一位河北省唐山市的直肠癌术后巨大肝转移患者慕名找我求治。患者年龄大，心肺功能欠佳，无法耐受常规手术切除。而巨大的肝转移瘤又临近结肠，经皮射频消融时极易损伤结肠发生严重的并发症，在多家医院求治都遭到了拒绝。我很心痛患者，亲自为患者做了多次肝脏B超，精确定位，通过与腹部外科蔡建强教授、超声室郝玉芝教授的多次会诊，设计了安全有效的治疗方案，成功的为患者实施了肝转移瘤射频消融术。术后第三天患者出现腹痛，这往往是发生结肠穿孔的症状。我经过认真的检查，迅速而冷静的判断出这是消融后局部肠管热损伤所致，并不需要手术治疗，并立即为患者制定了禁食、抗炎、支持的保守治疗方案。为此，我放弃了回乡为父亲扫墓的计划，每天在病房密切观察患者的病情变化，经过精心的治疗和护理，患者在术后8天痊愈出院了。就是靠这样严谨的工作作风和不断的总结提高，迄今为止我创造了连续800例消融治疗而无严重并发症的好成绩，许多高龄、高危的患者从此获得了新生。

2011年5月，一个身患原发性肝癌的东北病人又慕名找到了我。病人肝顶部肿瘤紧贴第二肝门，与下腔静脉、肝内静脉、心包相邻，由于肝硬化多年，还合并有门静脉高压症、脾功能亢进，血小板不足5万。辗转了沈阳和北京的多家医院，得到的回答都是：病期太晚，无法手术切除术，病人可能活不过3个月了。带着最后的一线希望，病人的女儿含泪向我求助。我详细地询问了病情并认真阅读了CT片，为病人定制了先介入治疗再行射频消融的综合治疗方案，并向病人女儿承诺：放心，我会治好你的父亲。我安排老人住院接受介入治疗，并在介入治疗后 1 个月，为老人实施了辅助人工胸水的肝癌射频消融术。现在，这位老人依然在世，还经常和朋友出去旅游。他说：我本来被“判了死刑”，是韩教授让我无罪释放了。病人女儿的话更能代表广大病患家属的心声，她说：从韩教授的办公室出来，感觉天都亮了。

5 年来，由于我开展了特殊部位肝脏肿瘤的消融治疗，征服了超声引导下肝癌射频消融的禁区；开展了 CT 引导下肺癌、肾癌的消融治疗，给了更多患者生的希望。从而成为北京医学会肿瘤消融治疗评审专家；荣获“首都市民学习之星”称号。

我知道，用真情扶助癌症病人走得更好走得更远，才是德艺双馨的好医生。

我很热爱自己的工作，工作 10 年来，只休过 14 天年假；24 小时值班后，我也从不补休；我总是“宅”在医院里。我仔细钻研肿瘤病人的生理疾患，病人的心病也纳入了我的工作职责和学习范畴。我用心探索和学习医学心理学领域的知识，在医院率先开展了肿瘤患者心理学讲座和培训。

心理工作的开展，使我不仅是病人可以信赖的医生，更是可以交心的朋友！我到哪里，哪里的病人就感觉到心里踏实，病痛就减轻了许多。为了方便患者的咨询和沟通，还专门开通了一个手机号作为“患者专线”，无论多晚，都会接听患者的来电，耐心的回复短信。我常常对病人说，“没事，你放心吧，只要我们大家齐心协力，病痛一定会克服的。”为了方便身居外地的病人复诊，我都会在病人复诊前夕进行电话随访，确定病人的复诊时间，并提前为他们预约 CT、MRI 等检查。这样，不仅为病人省去了预约等待的时间，也减少了在京的食宿花销。因为对病人的耐心和细致，对职业的热爱，使我连续十年做到无医疗差错、无医疗投诉。每逢节日，我都会收到几百条来自全国各地的病人真心的感谢和祝福短信。有一位病人家属，用一首诗来表现自己对我的感激之情：您是春风，吹进患者的心窗；您是春雨，滋润患者的心田；您是春晖，温暖患者的心房。

当我每次看到曾被断言生存期不超过3个月的病人，在消融治疗后1年、2年还在找我复诊的时候，我感到：自己是世界上最幸福的人！

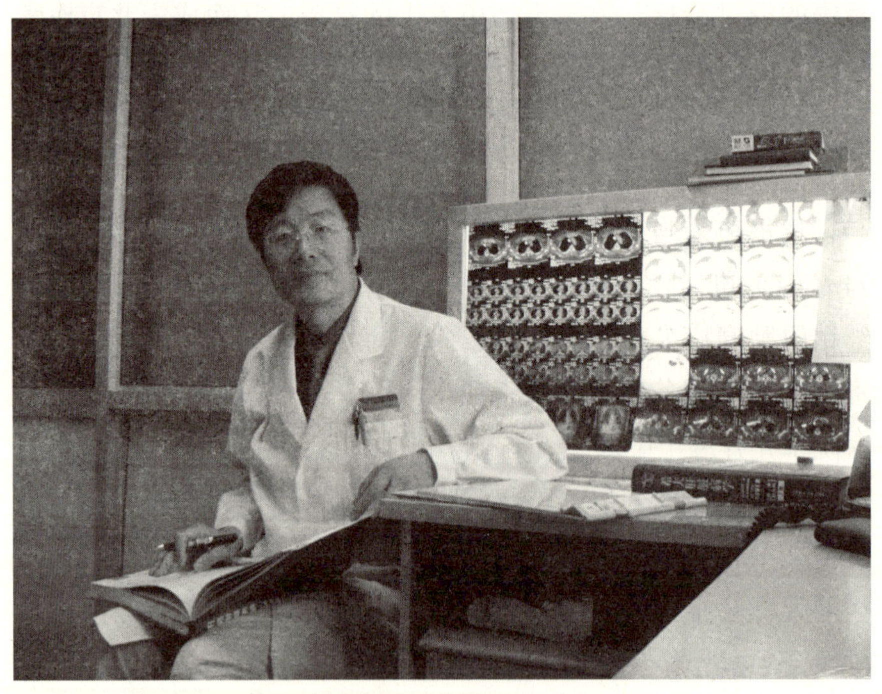

穿圣洁衣 治百姓病

受到中央常委接见生命绿洲艺术团代表

首都最具奉献志愿者、乳腺癌15年患者

◎杜　静

我叫杜静，来自北京抗癌乐园生命绿洲艺术团。今年58岁。可我常自豪地对人说："我今年15岁"，这是我的癌龄，也是我重生的年龄。

我患癌症15年了，如今我最大的梦想就是再多活几年，为社会多做点事，多看看未来的好日子。

别看我现在开开心心的，可15年前刚查出乳腺癌的时候。我觉得就像被宣判了死刑，常常一个人偷偷地掉眼泪。我不能忘记含泪写下遗书的情景，但是我又怎么也割舍不下还在上小学的美丽可爱的女儿、挚爱我的丈夫和年迈的父母。是亲情和责任使我痛下决心，为了家人，我一定要坚强地活下去。

我庆幸自己参加了北京抗癌乐园"生命绿洲艺术团"这支特殊的文艺志愿者团队。这里的每一个团员都是癌症患者，可是我听到的不是唉声叹气，看到的不是愁眉苦脸，而是一个个乐观向上的、生龙活虎的一群人。在北京抗癌乐园这个大家庭里，大家把癌龄变成爱龄，每年都要一起庆祝"五整生日"，就是给癌龄5年、10年、15年、20年的人戴大红花，发奖杯，演节目，看谁跟癌症斗争的时间最长！在他们的感染下，我的梦想被重新点燃了："我也要像他们那样活的坚强乐观，还要帮助更多的

人去追求梦想”。

作为特殊的文艺志愿者，生命绿洲艺术团常年坚持公益演出，足迹遍布医院、农村、社区、打工子弟学校和敬老院等等。一次，我们到少教所演出，表演的是原创舞蹈《命运》。有的人扮演病魔，有的人演癌症患者。病人拼命地往外爬，“病魔”就使劲把他往死神那里拉。冲出来一次，被拉回去一次；再冲出来，又被拉回去；当《命运交响曲》响起的时候，病人攒足了全身的力气冲了出来，我们终于打败了病魔！

这时我往台下一看，那些失足的孩子哭成一片。演出结束后，我们拍拍这个抱抱那个，并真诚地对他们说：“你们要像我们癌症病人战胜生理疾病那样，去战胜心理上的疾病。”我们还跟他们约定，我们要活出健康，你们要重获新生。事后教导员高兴地告诉我们：“你们的演出对孩子们改过自新、重新做人起到了很好的作用。”现在我们八一湖分园还和市拘留所结成了帮教对子。在那里我含泪进行“宣讲”，激情地演出节目，用生命的力量去感化他们，让他们顿悟生命的可贵。如今我还是人民医院乳腺中心的志愿者，我们经常深入病房与新病友亲切交谈，现身说法用我们的乐观与坚强去感染他们，给他们增添活下去的力量。

可命运有时并不是自己完全能够左右的，我的乳腺癌二次复发了，当时正赶上我们团要参加比赛，一位团友因急病住院，没有人顶替。我毅然地做出了一个决定，一边化疗一边排练。虽然化疗是异常痛苦的，但我坚信顽强与乐观必将战胜病痛，最后我终于得到了双赢。

我们的舞蹈既荣获了舞蹈大赛的奖项，我也战胜了病魔。更让人们从我们的演出中找到了活着的力量！

2012 年，我又以一个特殊文艺志愿者的身份参加了“北京市百姓宣讲团”，一百多场的激情宣讲，数万名听众被我们感动。

在一次宣讲中，一位女观众特别激动一直在擦眼泪。会后她告诉我，她是一名青光眼患者，一只眼睛几乎失明。自打患病后，原本要强的她一度情绪低落。她说：“你今天讲的太感人了，我特别感同身受。你两次患癌，还能活得这么快乐精彩，我也要像你那样，投身社区工作用残疾的身体为传播正能量发挥特殊的作用。”打那以后，她又几次追着去听我们的宣讲，她说是我的“粉丝”。而且今年她也加入了百姓宣讲的队伍。而我们的文化志愿者宣讲团则获得了“北京市十佳百姓宣讲团”的称号，我还作为百姓代表受到了中央领导人刘云山的亲切接见。

我感到肩上的担子更重了。作为特殊的文艺志愿者，我要用我的余生和我的团队一起，在追求中国梦的征途上，继续谱写生命的赞歌。

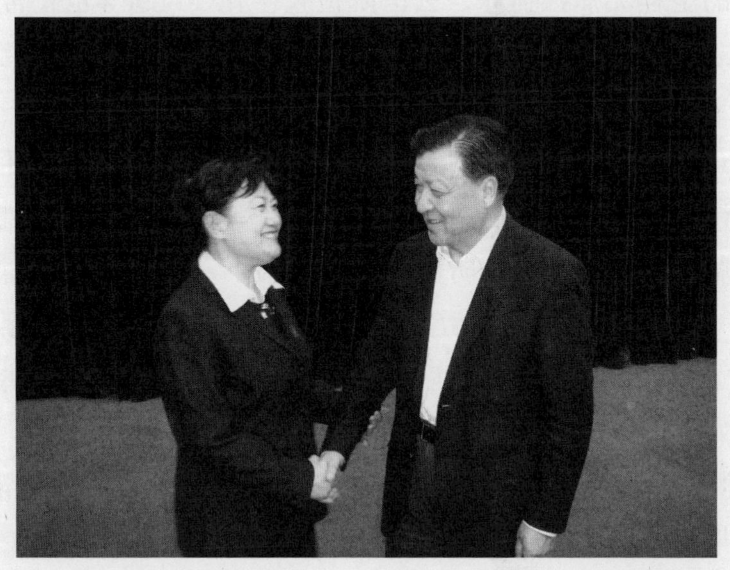

2013 年 4 月，杜静受到中央政治局常委刘云山同志亲切接见。

我有幸参加北京抗癌乐园

首都最杰出抗癌明星、肾盂癌 11 年患者

◎陈曼倩

当人一生下来就有了自己的生日，每到生日那天就会祝贺一番，而我还有一个年龄即癌龄，癌龄满 5 年的生日那就是“五整生日”，这是专门为癌症患者过的，很不寻常，我要过双五整生日了更是不寻常。

我是肾盂癌患者，动过两次大手术，2004 年的 9 月，单位刚组织体检一切基本正常，但随后的几天里，我发现连续好几天的全程无痛性血尿，去医院检查生化、B 超等也正常，肿瘤标志物也正常，为何有全程无痛性血尿（浑浊的咖啡色，真吓人）？经肾盂造影检查，发现在肾盂肾盏的上盏上有一肿瘤《1.6*0.6cm》,大夫立即要求住院,我问大夫,这是好的还是坏的?大夫说坏的多，住院吧。回家我查看了一些资料：有一本 1991 年出版的《老年肾脏病防治》一书中第十六章“肾脏肿瘤”共有 17 页，我仔细的阅读后基本可以确诊是恶性要是再有疼痛那就惨了，立即住院。住院后又进行了 ct、增强 ct、核磁共振等一系列的检查，于 12 月 1 日进行手术，切除了肾盂上盏，经病理检测结果是移行细胞癌，进行了几周的干扰素、白介素治疗、并定期检查，但在 2006 年复发，又有血尿，经 ct 检查在肾盂的中盏上又长了一个肿瘤，再次住院于 2 月 21 日行泌尿系统全

切术（即患病一侧的肾脏、输尿管及部分膀胱）是个很大的手术。我于2月21日进手术室至23日才回病房，我什么也不知道，醒来只看到脚上挂着输血瓶，共输了近3000cc血，头颈上挂了各种输液瓶，两手臂，手背全是青紫色的，我一闭上眼就见到红的、绿的、黑的像瀑布一样掉入深渊，我也随之掉下去很恐怖，就像人们说的阎王路一样。原来我手术后一直渗血不止，昏迷不醒，血压只有40多，输血找不到血管，经抢救我才死里逃生。此时是逃过了死神的召唤，躺在病床上起不来、动不了，饭也吃不下，身体极度虚弱，我也没有精力去想癌症的事，只想什么时候能坐起来，能自己吃饭。经过两个多星期的治疗，慢慢恢复，可以坐起来自己吃饭了，各种管子也慢慢拔了，下一步就是如何与癌魔抗争了，能不能战胜它？不知道，谁也不知道。据了解肾上长癌，没有针对性的药物可治疗，肾盂癌还不同于肾癌，它容易在泌尿系统种植，按常规应进行膀胱灌注以防止癌细胞在泌尿系统种植，但我的身体太虚弱，刚从死神那儿回来医生也就免了灌注，只能定期检查，随时跟踪。中医药调理以提高自身免疫功能来抑制癌细胞的复发或转移，我已复发了一次，阎王爷那儿已转了一圈回来了，我得面对现实，想办法与癌症抗争，寻找抗癌康复之路。我表面上没什么，但心里还是惶惶不安，家人、亲戚、朋友也是愁云满目。我得癌症至今已有11年了，回首我走过的抗癌康复之路很有感受。

战胜癌魔，话好说，但心里没有底，癌症，千百年来都被视为不治之症，究竟如何进行？我想，当然首先要保持良好平静的心态，面对现实去了解癌症，我多方面寻找和学习有关癌症方面的资料，通过学习和病友的治疗经历才知道癌症究竟是怎样形成的目前还没有彻底搞清。有人认为由正常细胞分化异常和发育障碍形成的有较长的潜伏期，是以局部表现的全身性疾病，往往临床治愈后仍存在复发转移的风险，可见癌症的治疗是长期的；有认为是环境污染、不良饮食习惯、过度劳累等造成的。

2006 年 5 月，出院一个多月，听说除玉渊潭公园外，地坛公园也有抗癌乐园练“郭林抗癌健身疗法”，对抗癌有辅助康复作用，那时我刚能轻微活动，在家人陪同下打的士前往地坛，参加了北京抗癌乐园学练“郭林抗癌健身疗法”，但我身体太虚弱、尿液中红、白细胞增高、血中白细胞低、免疫功能低下，我想，这下完了可能又要复发了，去医院复查，大夫说现在还查不出来．跟踪观察吧！我想我不能消极等待，等你发现了，我也差不多了，祖国日新月异的发展，生活越来越美好，我得活着，必须在战略上藐视，在战术上重视，向抗癌乐园的明星学习。当时我看了柯岩老师写的《癌症≠死亡》一书很受鼓舞，只有通过积极苦练郭林抗癌健身疗法，树立积极乐观和必胜的信心，坚持下去，持之以恒，密切配合中医药调理，改变饮食习惯，以获得最好疗效，战胜癌魔。经过一段时间的练功和服用中西药后，我的血尿基本没有了，但镜下血尿依然存在，心里七上八下提心吊胆。我知道，恶性肿瘤是世界性的难题，一是难发现，二是难治疗，出院后有一半人在一年左右出现复发转移，有近 90% 的人在 5 年内复发转移而丧生，5 年存活率不到 20%。目前还没有彻底的根治方法，谁得了癌症都会心惊胆战，家人也不安，尤其是肾癌、肾盂癌，没有放化疗药物，病人只有采取“既来之则安之”的态度，配合大夫积极治疗，积极习练抗癌健身疗法，与癌共存，快快乐乐过每一天，癌细胞就会向你低头。我通过第二次手术后的复生，发现在肾盂肾盏上长癌决不可以姑息治疗，必须采取根治疗法以减少复发的可能而延长生命。

我从2006年开始，通过在“北京抗癌乐园地坛分园”习练“郭林抗癌健身疗法”，9年来我的体质有了很大改善，到目前为止各项指标基本正常，饮食、睡眠也不错，病友们在乐园里互相关爱、互相鼓励、互相开导、一起话疗、一起娱乐，增强了战胜癌魔的信心和勇气，还有老师们孜孜不倦的教练功法，不厌其烦的讲解功理功法，使癌友更加增强了“癌症≠死亡”的信念。得癌不可怕，可怕的是精神脆弱，失去自信，只有自强不息，乐观拼搏，自救互助，综合治疗才是战胜癌症的成功法宝。坚持就是不放弃，放弃最后一线希望，生命就会失去光彩，放弃希望，就是绝望。北京抗癌乐园的群体抗癌、科学抗癌的理念，引导我们用积极乐观的精神来抑制癌细胞生长，达到改善生活质量，提高身体免疫力，延长生存期的目的。我从得病至今已有11年了，今年77岁，北京抗癌乐园组织的活动，只要我能参加的都参加，例如听课、春游、秋游。我还参加了“2011年第13届北京希望马拉松——为癌症患者募捐义跑”活动，我还参加中科组织的防癌抗癌讲座，我的健康完全得益于练郭林抗癌健身疗法和“群体抗癌”的力量。

我深知，一个人得了病，尤其是得了癌症，不但需要钱，更需要关爱。一个甜甜的微笑，一句温暖的话语，一次关切的看望，都会点燃起患者心中的生命之火，唤起患者求生的欲望，增强战胜癌魔的信心和勇气。

我还要说一点有关群体抗癌、习练“郭林抗癌健身疗法”的事。癌症的死亡率是很高的，视为“不治之症”，如果患者消极被动接受医生的治疗，人单力薄，坐以待毙，很多患者没有逃脱“十个癌九个埋，剩下一个不是癌”的厄运。我有幸参加了北京抗癌乐园，他们把大家组织起来，走出家门，到树多、水多、负氧离子多的地方天天习练“郭林抗癌健身疗法”进行有氧运动（癌细胞是厌氧的），疏通经络，调和气血，消除百病，一步吸吸，一步呼，通过大量吸氧，消灭癌细胞，防止转移复发。实验发现癌细胞遇到比平时多 8 倍的氧，生长就会减慢。每天进行 2 小时的有氧运动的癌症患者，生存率可以从 32% 提高到 88%。吸吸呼比自然呼吸多吸入许多倍的氧，增强了身体免疫力。群体抗癌采取综合治疗，把医疗、心疗、体疗、食疗有机结合起来，显示出了巨大的抗癌威力，习练“郭林抗癌健身疗法”，改变癌症患者精神面貌，形成一条有中国特色的抗癌之路，这是中国抗癌患者的创造。有不少被医院判了只能活半年、3 个月、2 个月的晚期癌症患者，他们活过了很长时间。他们中有肺癌、肺癌脑转移、胰腺癌、乳腺癌转移肺癌骨癌的等等，他们至今还活着，有 5 年、8 年、有 10 多年的甚至更长的，真是奇迹。教我们练功的老师本人就是多年的癌症患者，是习练“郭林抗癌健身疗法”的受益者，他们是我的榜样。我要坚持习练“郭林抗癌健身疗法”，发挥群体抗癌的作用。

通过几年的抗癌经历，我深深体会到了抗癌是场战争，但得了癌症不可怕，只是看你如何面对。首先要有战胜癌症的顽强意志和积极的心态；其次我们还要有良好的医疗条件和就医保障；再有就是坚持中西医治疗的科学方法，并坚持习练抗癌健身法，癌症就会向你低头，你就可以从癌症的魔掌中走出来，去享受生活的快乐。我衷心感谢社会的关爱，乐园的关爱，病友们的关爱。

燃烧自己照亮别人

首都最具奉献志愿者、乳腺癌 19 年患者戴月明

2014 年 4 月 16 日晚，在王振国肿瘤医院举办的“第四届全国彩丝带先进志愿者表彰暨防止肿瘤复发转移新成果报告会”的联欢晚会上，由北京抗癌乐园天坛分园小合唱队表演的献给白衣天使的歌《康乃馨的爱》，以及由戴月明主演的京剧《我是中国人》博得了在场医患人员一阵阵热烈的掌声和喝彩声。大家沉浸在共庆演出获得成功的喜悦中。可有谁知道就在上午彩排的现场，合唱队的教练，我们的戴月明老师看到总园领导林永萍对这次演出排练伸出拇指给予认可和肯定时，终于控制不住自己的眼泪喜极而泣。这只有陪她走过日日夜夜的队员们知道，戴老师流的是幸福的泪，是欣慰的泪，同时也是饱含艰辛的泪。俗话说“台上一分钟，台下十年功”，更别说我们这个节目从接到任务到演出仅用了半个月的时间。这训练的刻苦与艰辛只有老师和队员们心里知道。

戴月明老师今年62岁了。1995年12月22日，在她家庭和睦、事业正辉煌的时候，只有 43 岁的她被查出患乳腺癌二期。医生给她做了乳腺切除根治术。当时她想：“我不能死，也死不起，因为孩子还小，老妈没有工作，都需要我来照顾。我要做红梅和青松，风吹雨打都不怕；我要做小草，给点阳光就灿烂”。大剂量的化疗，使她吃不下饭睡不着觉，吃了吐，吐了吃，一天不知反复几次。妈妈心疼地劝她先别吃了，她坚定说：“把饭给

我，看它厉害还是我厉害。我一定要战胜病魔”。

1997年，她学练了郭林气功。无论寒冬酷暑，每天都坚持到公园锻炼身体，再加上选择中西医结合治疗的方法，她的身体逐渐的恢复起来。

为了让自己更充实，她开始学京剧、评剧、声乐，并争取样样精通，有时还唱折子戏，作为票友多次到长安大戏院登台演出，获得很多奖项，生活丰富了，精神状态也更加饱满了。

2000年，她参加了北京抗癌乐园生命绿洲艺术团，担任合唱队队长。并组建了京剧队，每次演出从筹备到定制服装，从选曲目到找伴奏，实地排练，样样工作都抢着干，努力为团里做贡献，为他人和团友提供帮助。在活动中她体会到了自己的生命价值，心里感到无比的愉悦和快乐！

2009年，她又组织了天坛小合唱队，把一些喜欢唱歌的姐妹组织起来，排练演出。戴老师甘愿通过自己的努力付出，在这张白纸上画出最真最美的图画。但面对一群在歌唱领域一片空白的学生，这又是何等的艰难与不易啊！这些姐妹患病退休之后，除了买菜做饭，没有一个懂得乐理知识与唱歌技巧，更别提舞台演出经验了。戴老师为了培养这些学员，就像哺育一个襁褓中的婴儿，一切从零开始，从最基础的乐理知识学起，一天天一遍遍不厌其烦地教练发声，学演唱技巧。戴老师常说“凡事都须下定决心刻苦学习，艰苦训练。没有一个人能够轻松随便就获得成功”。大家不识谱，她就一句一句反复教唱，不管严冬酷暑，一站就是3个多小时。戴老师为了督促大家，掌握学习进度，经常给学员家里打电话，随时抽查学习情况，以免学员抓得不紧或有半点懈怠。为了达到尽快登台演出的水平，戴老师想尽了办法操碎了心。她不仅自己，还让爱人、儿子帮忙把歌下载到 U 盘，每次活动她都手举录放机给大家边放边唱边表演动作，还自己花钱买了 ipad 给大家在排练时录像，使每人清楚地看到自己的不足，以尽快地掌握动作要领。戴老师不但技艺高超，而且在教学上认真负责一丝不苟。为防有人滥竽充数，她经常对学员进行单独考核。并逐一单兵教练，对唱得不熟练表演不到位的学员会不留半点情面地给予严肃批评和纠正。

在寒冷的严冬，戴老师总是把有阳光的一面让给学生，她自己则迎着凛冽的寒风打着节拍，双手指挥着；在酷热难耐的盛夏，她又头顶骄阳顾不得擦一把汗。

为了使大家能有个室内活动场所，戴老师走进社区，身兼数职。不知疲倦地辗转于长青园社区、牛街敬老院及东花市社区之间，不计报酬地做着许多辅导铺垫工作，不图回报地做着无私的奉献与忘我的牺牲 — 戴老师教他们唱歌，他们给团队提供活动地，互帮互学互惠互利。

不仅如此，为了使她的团队尽快成熟起来，戴老师还主动给她的团队极力争取和联系演出的场地，通过更多地增加演出机会，锻炼和提高大家的表演能力和舞台经验。俗话说“只要功夫深，铁杵磨成针”。她高标准严要求，认真负责，优胜劣汰，经过不懈的努力，使大家从一个咿呀学语的孩子，终于摇摇晃晃地迈出了第一步，时不时地登上了演出的舞台。在东城都世馨园社区、长青园社区、东花市社区、牛街敬老院、玉蜓桥文化广场、房山东湖港、北戴河疗养院、天坛乐园年庆联欢会以及春游秋游的晚会上，不断出现姐妹们演出的身影，受到了天坛乐园领导的肯定和总园领导的表扬。2010 年以后又几次参加了总园“五整生日”的大型演出，从草根一步一个脚印的走向新的起点。2013年戴月明又组织了天坛乐园和航天乐园60人的大合唱。戴老师负责指挥和歌曲的二度创作，而这些都是无伴奏的。由于不是科班出身，创作难度很大，但她执着努力，在教大家前做好充分的准备工作，付出了很多自己的时间和心血。在家做饭甚至坐车走路每时每刻都在琢磨，坐过了站走过了路是常有的事。有时会问同车的人“我坐的是几路车？”别人都在笑她“痴”。去年她的团队又参加了振国集团彩丝带活动，到振国医院、北京世纪坛医院等做公益演出。通过演员的动情表演，增进了医患之间的纯洁友谊；通过演员的精神风貌，给患者带来生活的信心和希望。

戴月明家现住在郊区琉璃河，离北京100多里，来往很不方便。她要求学员不论家住多远也要早八点前必须赶到天坛双环亭排练。她自己身先士卒，每次教歌她都披星戴月很早的从琉璃河往城里赶汽车以防迟到。因为晚一点就会赶上堵车不能按时到达天坛。但她无怨无悔。现在姐妹们不但歌唱的好了，而且形体也美了，也知道打扮自己，一个个越活越精神越活越年轻，既锻炼了身体，又陶冶了情操。是戴老师的辛勤汗水把我们引上了这绚丽的歌唱舞台，让我们的人生从此与众不同。

戴月明不仅热心于小合唱队和京剧队工作，她还最大限度地发挥余热，多年来一直坚持每周到伟达医院做彩丝带志愿者值班宣传，用自己的爱心热情为癌友服务，将自己19年来的抗癌防癌经历及康复经验现身说法传达给癌友们，希望能给新病友一些启示，告诉他们癌症并不可怕，增加他们战胜病魔的信心和勇气。同时用自己乐观向上的心态、服务社会的事例感染着身边的每一个人，从精神上帮助他们走出困境，走向康复。

激励癌友对新生活更加渴望和珍惜。不仅要活得精彩、活得愉快，更要热爱生活，回报社会。

通过这两年的教与学，不但增加了团队的凝聚力，大家也和戴老师结下了深厚的友谊。谈起戴老师，大家就会赞不绝口。梁淑芳说："她是我见过所有老师里最负责任的一位老师。冬天，我们两手插兜里都怕冷，戴老师手里拿着录音机教我们唱歌练声，常常冷得手冰凉，好像她不怕冷似的。其实已经冻僵了。她那认真的样子已顾不得冷了。夏天常常汗顺着脸往下流也顾不上擦，认真的教我们。好像她这个人不知道累、不知道热不知道苦似的。真是一个坚强的女人"。周改兰说"她不仅经常废寝忘食加班加点的教课，有时为了一个动作、一件小事还亲自往学员家打电话教授。经常一谈就一两个小时。不说费了自己多少电话费，而是放弃了自己多少休息时间啊！她使我们懂得珍惜自我与尊重他人，感悟到赠人玫瑰，手留余香"。张红艳说"戴老师不愧是我们的好老师，更是我们眼中的好大姐。她不仅每次都严格要求我们对每首歌充分理解，以情和爱来唱每一首歌，而且从她的一言一行中，反映出她对生活的热爱，对声乐的热爱。她还经常关心队里的每个人的思想状态，每位检查身体后她都会打电话，询问检查结果，增强我们战胜癌症的意志和积极的心态。还告诉姐妹们很多日常生活保健的养生知识，让我们学会运用运动、针灸、食疗、药疗，乐观的去笑对每一天。使自己会更加珍惜自己现在的光阴，并尽力去笑，去拼、去回报、去感激、去愉快地生活"。童芷玲说："戴老师的最高愿望是要把我们打造成为一支最棒的合唱队，独一无二的。每一次大型活动，她都投入了自己的全部。不仅精心编导，并且对每一支歌曲都能添加自己的创意和动作。最后的演出效果都非常精彩。

她家住虽远，有时身体不舒服还坚持参加每一次的活动。她的这种无私忘我的精神是我们学习的榜样。”王桂花深有体会的说：“戴老师毫无保留的教学与传授，使每个与她接触的人受益匪浅。她是用自己的生命在谱写着一曲大爱无疆的歌。‘燃烧自己，照亮别人’是对戴月明老师最真实的写照”。为社会贡献出自己微薄的力量，戴老师心里无比快乐。因为她的辛苦初见成效，并已结下累累硕果！正可谓：宝剑锋从磨砺出，梅花香自苦寒来！

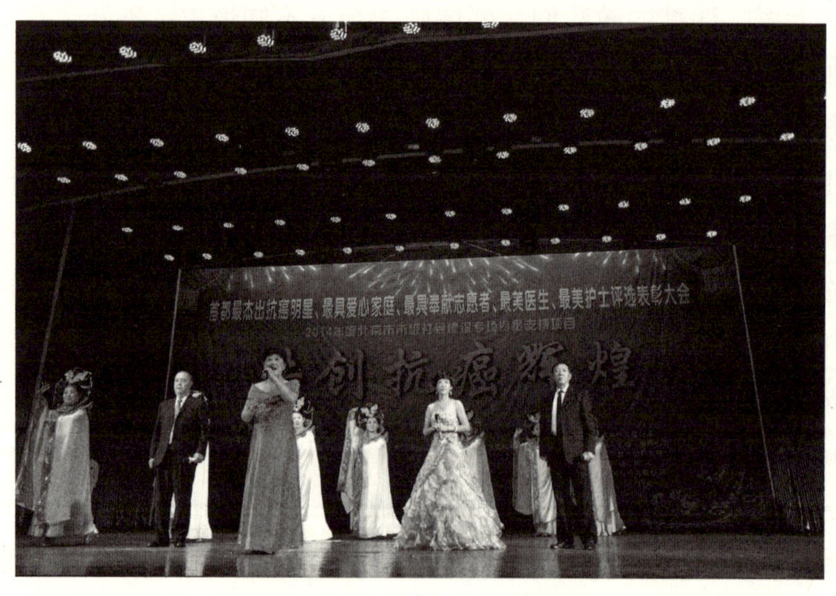

戴月明（前）纵声高唱“我是抗癌人”

夫妻抗癌执子之手与子携老

首都最具爱心家庭、航天一院分园理事

◎丁美大、盛纪清

人的一生，既短暂又漫长，或平步青云顺风顺水，或曲折坎坷、磨难重重。正如托尔斯泰说的:“幸福的家庭都是相似的，不幸的家庭各有各的不幸”。

我和爱人都是1960年大学毕业后被分配到北京，1996年正式退休，1997年我俩第一次去美国探亲。2000年因女儿生小孩又去住了一年。回国后体检大便发现了潜血,从而又做了肠镜。后去北京肿瘤医院做了切除手术。病理确诊 :“溃疡型中分化腺癌，肿物已被部分切除，剩余大小4×2CM浸至浆膜，未见脉管癌栓。肠周淋巴结未见癌转移（0／8），肠周脂肪组织内可见癌浸润”。

接着做了半年6次化疗。不善言语的爱人起早贪黑来回奔波于医院，在行动上默默地为我忙前忙后调理身体。后来他为了让我减少奔波的劳苦，天天骑电动车送我去练功、去开会、去参加各种活动……。在我爱人的精心照顾和陪伴下，我闯过了5年、10年……。

2009年4月我爱人检查身体时发现CEA高了一点多，大夫建议做胃镜，女儿暑假也特意赶回说服父亲，经过半年多3次胃镜，最后在北京肿瘤医院确诊。2010年1月12日切除2／3，

重建食管胃吻合术。无腹腔灌注化疗。管状腺癌，中分化，近端远端未见癌细胞。

爱人得病对我来讲正是“雪上加霜”。在我家我和爱人的分工是他主内我主外，自他得病后，家里的一切担子都落在了我的肩上。他走路不便，我就每月乘公共汽车到北京肿瘤医院为他取一个月的药；他身体虚弱，我就包揽了家里的一切大小事宜，子女很忙而且孩子正赶上中考，又逢年节。在这关键的时刻是一些老朋友、更是抗癌群体的新朋友向我们伸出了友情的手，支撑住了我们老俩口，增强了我们战胜癌魔的信心和勇气。

这些年来，我们向身边许多初患癌症的朋友伸出了援助之手，我们组织了春秋游、唱歌、跳舞、联欢会、交流会，帮他们克服心理上的恐惧；和那些抗癌成功的朋友相互勉励、彼此帮助；主动探望病情严重的住院病人，为他们带去鼓励和温暖。身为航天一院分园的一名理事，以上所做都是我分内之职，身为一名癌症患者，以上所做是我将爱心的传递。在我们需要帮助的时候，癌友们陪伴在我们周围，这份恩情更使我们毫无保留地奉献自己的力量。

另外还有一条也是我的经验之谈，“郭林抗癌健身疗法”是我 14 年来生活的主旋律，无论我在那里，无论三九寒天，还是炎热暑天，我都会持之以恒地习练。当然还有食疗、话疗等等。

今后的路更长，我们一定以实际行动更好回报社会。

22 年笔耕不怠传播正能量

首都最具奉献志愿者、乳腺癌 23 年患者

◎高湘琴

时间过得真快！我今年癌龄 23 年了。青春年华的好时光，涵盖在艰辛，痛苦，绝望，漫长的岁月里。

我于 1992 年确诊为单纯型乳腺癌，当时 40 岁。经历了上山下乡，建设三线去山沟，千辛万苦回到北京，又得了绝症，老天要灭我呀！

委屈痛苦一古脑涌上心头，望着才八九岁的儿子，我心中默念：孩子呀，妈妈不能看你长大成人，我们母子缘分就到此啦！看着丈夫那疲惫身影想着就要诀别的画面。

手术化疗后心情一直不好，家里人很着急，怎样劝我就是走不出阴影。有一天妹妹告诉我，玉渊潭公园八一湖畔有一批癌症病人活得很快乐，就带我去那里看看，果然，看到了一群脸上洋溢着自信幸福的癌症病人，他们患癌 5 年、8 年甚至更长，我惊呆了，第一次知道，患癌不是马上就死，还可以活这么多年呀！他们告诉我振作精神，参加郭林气功锻炼。1992 年底，在化疗期间就参加了郭林气功学习班，学习郭林气功。很幸运，教功老师是北京抗癌乐园秘书长、创始人之一孙云彩老师。她教我们气功，也在精神上鼓励我们如何战胜自己，潇洒生活，她讲课有激情，把我们一颗颗冰冷绝望的心捂热了，激

活了。她看我情绪不好，要我走出来，还要我去看她冬泳，才知道她双乳切除。看着她在冰天雪地里畅游的身影，我悟出了很多，从此下决心要像她一样勇敢面对疾病，快乐生活。

学习班结束，每个人都要写学习心得，我很动情地写了自己的感受。孙老师看了以后说："写得不错，以后就做一个宣传员吧"。从此，我就开始了我的笔耕生活。1994 北京市第一次组织评选抗癌明星活动中，孙老师推荐我去评选办公室工作，在那里看到了很多抗癌老前辈，抗癌的感人事迹，深深感动了我，激励了我，我一定要把病友的事迹，心声传播出去，帮助更多的癌友战胜疾病！

那时候的北京抗癌乐园杂志很薄，没有插图，封面就是白绿两色，很简单。当时，看到这本杂志觉得很珍贵，这是我们癌症病人自己的刊物太珍贵了，每期都要认真阅读。之后，我就把发生在身边的事，癌友的故事写出来，采访过于大元等病友，有的人不会写，就让他们口述，我来写稿，把他们的故事写出来，登在了有关书籍上，杂志上。在康复会杂志、军公报、航天报都登了一些小文章。这期间，我一直在上班，周六日到乐园活动，把看到的听到的，利用上班间隙写出来，稿子及时交给园里。

2000 年，八一湖分园新领导班子成立，我被选为副园长，负责宣传工作，责任更重了。我为自己定了一个标准，杂志每年四期，争取每期都有八一湖的稿件，多投稿，让杂志选用的机率更大些。2007 年退休后，全力投入到乐园的宣传工作上来，大小活动都参加，有活动及时准确报道，每次活动结束两天内交稿，报道的内容有"五整生日"、春节联欢会、咨询活动、各类演出、慰问、各类讲座等。为让新闻效果好，还把儿子的相机要过来，专门为病友摄影，让稿子图文并茂。现在发展了网络，总园提出要用电子版稿件，就向儿子学习电脑应用，用电脑打印稿件，传递照片，利用微信、QQ 大大提高了发稿速度和质量。有了孙女以后，我的时间被占了许多，可是园里活动报道并没耽误，反而加快了写稿速度，晚上孙女睡了就开始打印稿件，当天稿件就出来并发给总园。今年总园要出郭林抗癌健身疗法方面的书，和开展“五评”工作，需要园民大量稿件，还要求是电子版的。很多园民有困难，不会电脑，年纪大不会打字。这些人的任务就落在了我的肩上，有的人字写得很小，很难认，有的文字不通顺，我就一篇一篇的打，一点一点的改，眼睛累花了，脖子酸了，头晕了（咱们二指禅毕竟打字速度慢）可是看到她们稿子的内容是那么感人生动，仿佛给我增添了力量，也就不觉得累了。孩子结婚搬走后就没人上网了，可是我仍然坚持每年交 1200 网费，为的就是保持和乐园信息一年 365 天畅通无阻。

2013 年八一湖分园根据宣传形势发展，决定成立八一湖 QQ 群，由我负责。从建群到现在始终坚持带领病友，互相鼓励，以积极向上的生活态度，向癌友传递正能量，病友遍布全国各地，问题五花八门，群里的管理都一一作答，管理也是各组组长，这是八一湖第二个咨询平台，而且 365 天，天天都是咨询日。病友们都说：“我终于找到组织，找到自己的家啦”，我躺在病床上也可以和病友谈心了。

做宣传工作已经 23 个年头了，写出各类稿件有上百篇，每年八一湖的宣传工作都受到总园的表扬。我很欣慰，因为我很热爱这个工作，并且全身心地投入。2013 年八一湖分园领导班子换届改选，又继续做副园长，主管八一湖宣传工作，我感谢病友对我的信任，今后，会继续以饱满的工作热情，和敏锐的视角把病友们的心声，及精神面貌继续用这支笔书写下去，为癌友传播正能量！

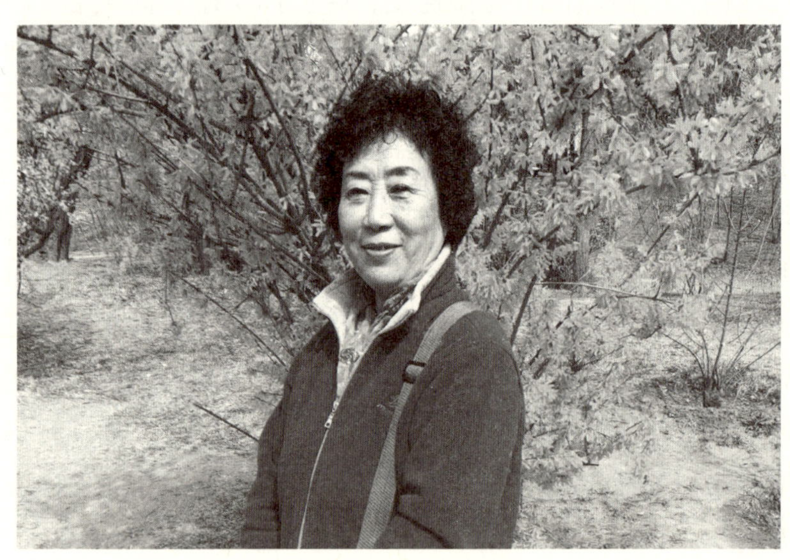

鲜花紧蹙 笑对人生

乐观拼搏每一天都是好天气◀◀◀

首都最杰出抗癌明星、卵巢癌 12 年患者

◎高志兰

我于 2003 年 4 月被医院确诊为卵巢癌，进行了卵巢子宫全切手术，并实施了 6 个疗程的化疗。

回顾这些年来的患病历程，感慨万分。刚确诊时，心里很不平衡，为什么偏让我得这种病？想不通，整天愁眉苦脸，想入非非。后来，经过亲人、朋友的劝导及自己听到看到一些癌症病人的抗癌事迹报道，思想逐渐开朗起来。认识到得了癌症不可怕，可怕的是不能正确认识它，并被它吓倒。自己要树立战胜癌症的信心，打好与癌症拼搏的持久战。于是，我走出了家门，经朋友介绍参加了郭林抗癌健身疗法培训班，学练抗癌健身法，并参加了多次抗癌乐园组织的健康讲座，听肿瘤专家讲癌症的治疗、康复知识；交流抗癌经验体会。通过学习使我的心情豁然开朗，一改过去的情绪低落，变为乐观向上，看到了蓝天，看到了光明。自己暗暗下决心：决不能向癌魔低头，要向抗癌明星学习，勇于抗争，争取多活几十年。于是我积极参加各项活动，天天到公园锻炼身体，习练抗癌健身法，定期到医院复查，家务活也没有因为自己病了就不干了，而是跟以前一样，买菜，做饭都不耽误，儿子、爱人下班回到家，一进门就能吃上热腾腾的饭菜。熟悉我的人见面都说：“现在真看不

出你是一个癌症病人。”

我的体会是：人的一生会遇到各种各样不尽人意的事。也会得意想不到的疾病，我们要学会正确对待，不要钻牛角尖。得了癌症不要怕，要坚持科学治疗，坚持按时服药，坚持合理饮食，坚持定期检查。并且要坚持练郭林抗癌健身法，锻炼身体，增强体质，保持乐观向上的心态，参加自己感兴趣的活动。如：看书、唱歌、郊游，放飞心情，开阔眼界，陶冶情操，有利于身体的康复。正如人们常说的：“无论盛夏寒冬，阴晴雨雪，只要你用乐观、开朗的心情去看待，每一天都是好天气。”

病情稳定后，我把自己的抗癌经历和好的抗癌经验无私传授给新病友，并积极参加乐园组织的志愿者活动，多次到医院、到社区努力宣传抗癌知识，耐心回答病人及家属提出的医疗康复问题，并把抗癌的书籍杂志送到他们的手中，用我们的亲身经历证明癌症不等于死亡。为社会的和谐尽了微薄之力。

愿癌友们携起手来，树立信心，为共同战胜癌魔，建设美好的明天努力，再努力！

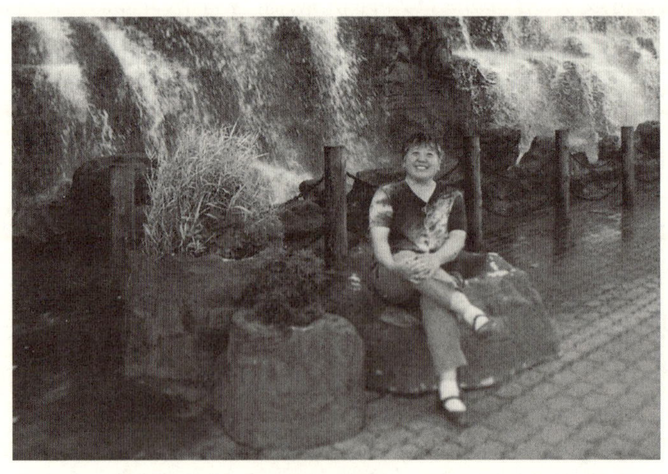

仙境幸会有缘人

爱心助我夫妻战胜癌魔

首都最具爱心家庭、胃癌 34 年患者

◎龚建玺

我们夫妻共患癌症，我患胃癌 34 年，老伴患乳腺癌 22 年，及宫颈癌 3 年(均已痊愈)。我俩是地坛的老园民，抗癌的老战士，虽然我们已是耄耋老人（我 87 岁，老伴 85 岁）但至今依然精神健旺，生活自理，和大家一样快乐的生活着。我们所以能取得如此成绩，首先应归功于现代医学的精湛治疗；其次因为我们参加了北京抗癌乐园的群体抗癌活动，找到了郭林新气功这个法宝。今天我再强调一个事实：如果没有家庭的关爱和帮助，我也不可能战胜癌魔。

夫妻携手，共同抗癌，互爱互助，并肩作战。在漫长的抗癌之路上，我们历尽坎坷，但始终同病相怜，同舟共济，同甘共苦，经受了一次次考验。首先克服恐癌的心理，树立斗癌的决心;其次千方百计克服放化疗的毒副反应，坚持做完整个疗程。我们还互帮互学坚持习练郭林新气功，终于走出困境，迎来康复（从未发生转移和复发）。但抗癌之路曲折在所难免，正当老伴欢庆 83 周年生日之际（2012 年 6 月），宫颈癌的魔爪又突然向她袭来（非转移系原发癌），当时她已 83 岁高龄，不能手术，只能放疗，但她怕承受不了，整天愁眉不展。我就及时用郭林老师的教导告诉她："得了癌症不要怕，要敢于和它斗，敢斗才

能得胜，要树立三心即：决心、信心和恒心”，天下没有过不去的坎。在我的启发下，她放下包袱，鼓起勇气，迎难而上，用两个月时间，完成了大剂量放疗，取得满意效果，现已完全康复。

儿女关爱，无微不至，救难解困，有求必应。

我有一儿两女，他们早已成家立业，有的已当上爷爷和奶奶，我家现已四世同堂，儿女们时刻不忘孝敬父母。他们把我们健康长寿，视为最大的幸福，关怀备至，使我们乐而忘忧赢得高寿。

子女们的关爱首先是对我们日常生活的照料，为了改善我们的养老环境，他们集资给我们买了大房子，还雇请保姆，照顾我们的生活。每年给我们举办生日宴会，每天打电话请安，经常陪同旅游，帮助购物，修理电器，有求必应。我们年老，有多种慢性病。儿女们对我们的健康特别关心，一旦发现病痛，立即陪同就诊，每当关键时刻他们会及时出手，化险为夷。例如：1980 年，我患严重胃溃疡，久治不愈，面临恶变，多方检查无法确诊。小女儿得知后立即陪我去医院做了胃镜，使胃癌得到早发现早治疗。2012 年 9 月，老伴在宫颈癌放疗过程中出现严重反应（白血球降至安全线以下，拉稀便血，食欲不振）当时还差 5 次，是否继续放完？面临艰难抉择，子女们闻讯及时赶到医院，经与大夫商议，决定终止放疗，并签字承担责任。事实证明他们的决定是正确的，因为既未影响疗效，却避免了一次过度治疗可能造成的伤害事故。

为了保证老妈的放疗顺利进行，小女儿不顾自身患有高血压，以及道远堵车的困难，每天按时开车接送，风雨无阻，从未耽误过。类似事情，不胜枚举。

日久天长，子女们已成为我们最大的依靠和保护者。

通过 30 年的抗癌征程，使我深深体会到：抗癌要成功，不仅需要科学合理的治疗，物质和后勤的支援，更需要精神上的关爱与支持，缺一不可。因为我有一个和谐幸福的家庭，有充满爱心的子女，我们就获得了强大的精神支援。因为家人的关爱是一种无形的力量，它帮助我们克服困难，战胜了癌魔。

爱心力量大无穷，助我克癌建奇功；

亲人团结齐奋斗，战胜顽疾乐融融。

Jiuzhaigou Valley Scenic and Historic Interest Area
沟口 Entrance
四川 世界遗产
The World Heritage of Sichuan
东 经 East Longitude 103°55′
北 纬 Northern Latitudes 33°16′
海拔高程 Elevation Height 1996 M
长海 Long Lake
海拔高程 Elevation Height 3101 M
原始森林 Primary Forest
海拔高程 Elevation Height 2930 M
四川省测绘局发布
二〇〇三年十一月
龚建玺、83岁 2010.3.5

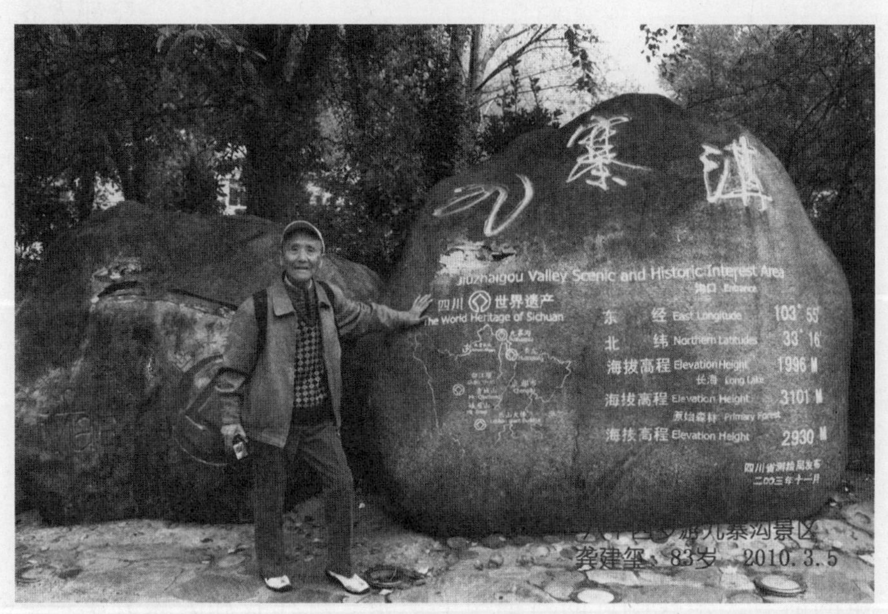

老当益壮志比石坚

乐由心生

首都最杰出抗癌明星、直肠癌 12 年患者

◎郭秀容

2013 年 9 月 21 日，我有幸参加在北工大奥运体育馆举行的首都癌症患者庆祝五整生日大会。在大会上，肿瘤医院前院长赵平演讲说："癌症是魔鬼，活着是英雄"。那我就是和魔鬼打交道的人。我于 2003 年 2 月底，查出直肠癌，3 月 6 日手术，至今 12 年有余。

人没有得病，嘴上说：身体是革命的本钱，确不知道，这本钱要是亏了，上哪也找不回来。不上手术台，不懂生命攸关这句话的份量。得病，治病，养病，恢复，这个过程，造就了我今天的快乐人生。和魔鬼的周旋，磨练了我的意志。坚强智慧的活着，是我倒计时生命里的信条。现在我和大家分享一下我的心得体会。

2003 年，我正在希腊 INTRACOM 公司北京代表处担任技术 / 市场总监，是刚从美国 P-COM 公司北京代表处调过去不到一个月。我一个 60 多岁的老太太还能在外企有这样的职务，实在不易。突然得了癌症，心情难以用语言形容它的悲痛。表情如常，心在流泪。我想，再也不能回来工作了。难舍我的办公室，难放下我办公电脑里的一切资料，我多年的心血，将付之东流。现在只能去医院，准备上手术台。

但这时，我的治病态度是科学的。首先选去哪家医院，我就给在中日医院工作的同学打电话，他说："到我们医院，我能给你调好的房间。"我马上回答："我治的是病，不是住宾馆"。他就告诉我，去医科院肿瘤医院。住进医院，很多病人找名医，权威专家，为了找到专家，什么办法都用上了。我冷静的分析，像我这样，不知名又无势的平头百姓，专家哪顾得上来呀，有钱有势的还排队呢。我只要尊重给我看病的大夫，自信我自己不会死，能从手术台上下来。于是，我就找到袁大夫（现是腹外科主任，2003 年还是副主任），我把充分相信他，请他给我做手术的意愿诚恳的告诉他了。袁大夫医德高尚，技术精湛，我的手术非常成功。

手术就像消防队灭火，熄灭之后还要靠自己打扫残局。瘤子切了，护理至关重要，就如同产品售出，售后服务必不可少。我就和护理的医生说："我是做通信的，我的朋友多是通信圈的人，今天我得病了，你们就是我的好朋友。"这位护理大夫是保定在肿瘤医院培训的。我说："不管你是哪家医院的，今天你给我换药，你就是我的好朋友"。他对我态度特别好，换药手轻而细腻。他说："你和我妈年龄差不多，又得病，心里很痛苦，我只有减轻您的痛苦才心安"。同房的病人很羡慕我，都觉得我摊上了好大夫。

出院回家，我吃中药一年，生活规律，饮食有食谱。这时，什么安利钮崔来、完美、紫微蛋白等商家都找上门来，推销他们的产品，我一概谢绝。

从星期一到星期五，按我自己规定的食谱正常吃饭。早餐：一个鸡蛋，一个小花卷（自家蒸），豆浆，粥，汤（每日轮换），一生、一熟蔬菜，水果半个，样多量少。中午：一荤，一熟，一生，每日不同。晚：少而精，面条，馄饨，饺子，变化着吃。食疗加运动（散步），身体慢慢好起来，动加量，开始打乒乓球。

养病不能心急，坦然自如，相信我的生命是顽强的。2006年4月份，由于身体恢复，开始新的工作，加入法国速比特技术有限公司北京代表处，做国内电力和广电的市场开发。由于年龄和身体缘故，不像以前出差那么多。但每年出去开会一两次，穿上西装，样子也精神了，又如当年风风火火。见到老朋友，当他们说我没变化时，心底里很高兴。生活的充实，没时间想我的癌症是否转移了，我哪痛了。天显得短，年过得快.现我已74岁，还在做点事。得场大病后，工作就不是为了赚钱了，是快乐的生活，在社会的洪流中，激荡自己生命的火花。

我们今天，年龄老了，发财无机会，升官已过景，剩下的是自己的身体。躯体加精神才叫身体。重要的是心态，我们能否万缘放下，轻松自如，有个饱满的精气神，活的快快乐乐。只要没有欲望，就没有失望。把工作当快乐，把事业当生命，癌症都抗过来了，还怕什么？科学的和魔鬼相处，轻视它，不行，它想常驻，吃吞我们的躯体；重视过度，它就张牙舞爪。魔鬼是不会罢休的，捣乱才是它的本性。我们要从心底里不怕和警惕，法宝就是高高兴兴。十余年复查，年复一年我没间断。只要我们有信心，把握好生命的源头，心态良好和科学的生活，魔鬼只是一个影子锁在笼子里。

我把练郭林抗癌功放在第一位

首都最杰出抗癌明星、乳腺癌肾转移8年患者清华大学医院副院长

◎韩 旭

我今年75岁，在职的时候，由于不知爱惜自己，过度劳累，特别是在退休前的几年，我所在的清华大学医院要上等级（评二级医院）。当时我是主管业务的副院长，要准备各种评审材料，工作量很大，经常开夜车到深夜二、三点钟，甚至有几次到清晨5点才回家休息，6点多钟又要起来給全家做早餐，7点多上班，身体过度透支。60岁退休后，又伺候公公和老父亲两位90多岁的老人。2005年，两位老人相继去世后，又遇上大女儿生小孩，伺候月子，看护孩子，一直处于精神紧张和疲劳状态，结果在2007年5月发现患了乳腺癌，到北京肿瘤医院做了手术，术后又作了六个疗程化疗，21天一次，历时4个多月。化疗的反应很大，令人痛不欲生。术后伤口又积液，拖了3个多月才愈合。半年后，于2008年1月复查时，怀疑肝肾等处有问题，又作了PET检查，发现肺、纵膈、腋下淋巴结、卵巢、肾、甲状腺、肝等7处都有问题，当时怀疑是乳腺癌的广泛转移。有的医生建议不要再手术了，想吃什么就吃点什么吧，言外之意就是顺其自然等死吧。实话说，开始知道得乳腺癌我还没怎么害怕，想不会很快死，这次可真的紧张了，觉得大限

逼近了。但我不能屈服，不能被癌症压垮，一定要与疾病斗争，因此我认真分析了这7处病灶，肝、肾、甲状腺都有肿瘤，甲状腺肿物一般不会是乳腺癌转移，可以再观察。肝脏有血管瘤，最大的一个5cm×7cm，还有3个小的，已近20年，也可先不管，肾脏肿瘤应首先解决，于2008年3月在协和医院手术切除肾肿瘤，保留肾脏。

虽然在不到一年的时间里发现了二个癌，做了两次大手术，可是我并不是十分害怕，关键是我有对抗癌症的办法。早在1978年我就接触了郭林气功，那时郭林老师还亲自来清华大学教过，30年前我就知道气功能治疗癌症，我也跟着学了，只不过当时对我来说，没有迫切的需要，因此也就没坚持去练。这次可真成了救命稻草了，必须认真学练。于是在2007年11月刚结束了6个疗程的化疗，我就到玉渊潭北京抗癌乐园总部参加了一期学习班。当时就想，掌握了全套功法不只救自己，将来还可以教别的同志。因清华大学离玉渊潭较远，尤其癌症患者会因种种原因不能去那里学练，更甭说重症患者，根本就去不了。我想，我学会了功法，再由我来教他们，就可以帮助他们克服困难，实地参加到练功治病的行列中来。当时正值冬季，天寒地冻，我又刚刚结束化疗，身体很虚弱，走路都坚持不了10分钟，家离学功的地方又很远，每次天不亮就得咬牙忍痛爬起来，赶在8点前到达学功地点玉渊潭公园。就这样坚持下来，一次课都没落过，学完一期。

从2007年11月1日开始，我就每天坚持练功，开始上、下午练8小时，一年后逐渐减成半天，5年后逐渐减至每天2小时，我坚信“生命在你脚下”，要想活下去就必须坚持走路、练功。我知道一般癌症患者5年内不复发或转移就可以算治愈了，因此临床上有“5 年治愈率”的统计方法。唯有乳腺癌随时都有可能复发或转移，没有“5 年治愈率”的说法，所以乳腺癌患者任何时候都不能大意，因此我练郭林抗癌气功，可以一顿不吃饭，不能耽误一次练功，任何事都要给练功让路，每早起床后的第一件事就是出外练功，无论节假日、大年初一、除夕都坚持练，每逢这些节假日，锻炼的地方常常只有我一人，七年来风雨无阻，从未间断过。我们学校环境优美，我固定在一处树多、人少、空气好的地方，每天早起就去，中午回家，午饭后休息一会儿，下午再去练半日。开始练功时，半节功 20 分钟根本坚持不下来，中间要休息 1–2 次，逐渐能坚持练 20 分钟再休息，半年后就能连续练完一节 40 分钟，现在连续走 2–3 小时都没问题。

我的家人都对我很好，女儿上班，每天早出晚归，还尽心照顾我，帮我联系医院、讨论病情、制订治疗方案，毫无怨言。最主要的还是我老伴，到医院看病、每次化疗，学功，老伴都陪着我。化疗后卧床不起，老伴端茶送水，悉心照料。生病前家务都是我管，病后为了保证练功时间，我和家人说：“家里所有事都别再指望我，我什么都不管了，就当我死了，我只管练功”，就这样在家人的支持下，我能做到全身心地投入练功。

经过这七年的坚持练功，癌症被控制了，当初被怀疑的另外几个部位也没有任何发展。还有一个意外收获，就是 20 多年的 5cm*7cm 的肝脏大血管瘤，没有经过任何治疗，现在只有 1cm*2cm 大小了，躲过了切除手术。最主要的是身体状态比生病前好多了。原来 5 节腰椎间盘都膨出，压迫神经，腰腿痛，不敢下蹲，蹲下去起不来。甲状腺有几个结节，还有桥本氏病，全身乏力，食欲不振，心脏早搏，心慌，头晕，现在这些问题都没了。每天都精力充沛，心情愉快。

我练功时经常遇见癌症患者，我就主动动员他们练郭林抗癌健身气功。如果他们因各种原因不能去玉渊潭进行正规学习，我就教他们从基本的“自然行功”先练起来，这样我先后教了12位癌症患者。其中有两位是朋友的孩子患了乳腺癌，从国外回来跟我学习，一位从美国来，一位从澳大利亚来，至今已有两年多，她们都生活得很好。

现在，我不但生活能全部自理，还能做家务，帮女儿接接上学的孩子，还经常参加一些社会活动。

我的治疗癌症的经历告诉我，对于癌症患者，精神状态是头等重要的事情，无论病情多么严重，也不能在精神上被解除武装，要作精神上的强者，树立战胜癌症的坚强信念。其次，不要过度迷信放疗、化疗，放、化疗不是治疗癌症的唯一有效的方法。加强锻炼，习练郭林抗癌健身气功，提高自身的免疫功能，从而最终战胜癌症，才是与癌症抗争的根本。

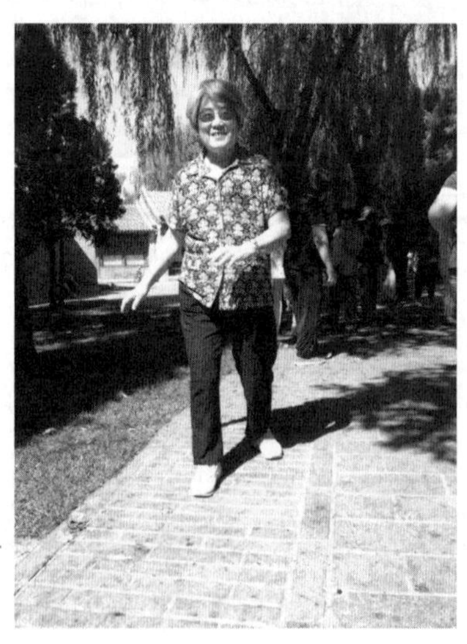

练功法 身体健

许多癌友在我的帮助下“会笑了”

首都最杰出抗癌明星、郭林自然医学教师

◎胡　波

我是2003年患三阴乳腺癌，属于二期。在北京协和医院改良根治手术后，化疗5个疗程。结束治疗后，我找到东三环的团结湖公园，学习了郭林气功，并且参加了群体抗癌组织北京抗癌乐园。参加群体抗癌组织给了我精神很大震动，我看到的癌友们都嘻嘻哈哈，说说笑笑，哪里看得出都是癌症患者！我精神上放松了很多。我参加一年一度的“五整生日”大会更给了我战胜疾病的勇气和力量！政府部门和企业也非常关心北京抗癌乐园发展。最激动的是领导宣布过“五整生日”名单，抗癌明星讲述着自己的故事，还有癌友们舞台上跳着婀娜多姿的舞蹈的时刻。这一切一扫我的孤独、郁闷心情，快乐生活每一天成为我的追求。

我跟姜寅生老师学习了郭林气功,我很认真的学,坚持练功,效果非常好，我当月就解决了睡觉、手脚痛等等问题，我苦练勤问,终于迎来了我自己的五整生日十整生日。病了不到一年时，学功练功过程中看姜老师忙不过来，就帮姜老师发杂志。有时替姜老师去总园开会。

2004年参加教师培训提高班，认识了何开芳、杨增和、万柔柔等等无私的为抗癌事业默默奉献的前辈老师，这个特殊团

队给我很大的影响，我也想过以后康复了也贡献自己的一点力量。通过老师的指点，自己的努力，我取得了郭林气功辅导员资格，又取得郭林气功教师资格。我可以更好地为癌友服务了。我尽量热情接待癌友，在生活和思想上遇到问题一定帮助不旁观。许多癌友在我的帮助下“会笑了”、“想开了”。

在我担任园长后，积极开展各项扎实有效的工作。坚持团结湖每月聚会日，每逢4月带领大家积极参加抗癌宣传周活动，原则是重在参与。大家自编自演节目、倾听抗癌勇士的心声；坚持每年给1至4年癌龄的癌友过生日，给他们加油，鼓励他们再努力争取过自己的五整生日！每年组织春节联欢会，让更多的人参与快乐活动中……团结湖的笑脸多了，精神面貌好了。看着大家现在的状态我内心充满喜悦。

为了帮助更多癌友，大力宣传郭林气功。3年前我成立了北京郭林气功、北京郭林气功推广群等几个QQ群，其中北京郭林气功群现在已经发展成千人群了。帮助了很多癌友。其中最为典型的是网名“肺癌起点”的癌友，现在他生存期已经远远超出医生的判决，最近他买了一部照相机，给团结湖癌友拍照，还在群里调节气氛，谈他已经走出了焦虑无助的状态，一个新的起点呈现在大家面前。

去年我在群里征集关于抗癌的文章，网友们热烈投稿20多篇。都说平台太好了，就像和家人在一起，解决了好多求医、饮食、练功的问题，癌友“雨诺”表示：“是团结湖群帮她走出人生最黑暗的时期，我爱群，爱群里的姐妹。我要与群同在！”

由于群风好，迅速发展，我任命十几位团结湖会员当群管理员。管理员都非常热心负责，是一支非常能干的团队。大家在自己康复的过程中，对其他病友奉献一片爱心，以这种形式奉献社会，回报社会。

我积极投稿《抗癌乐园》杂志，把自己练功体会和团结湖的消息报道出去，活动照片无数，文章超过10篇。《抗癌之窗》也登过我的文章。《癌症患者康复实录》有我的投稿。2010年担任《中国群体抗癌与癌症康复研讨交流大会文集》的副主编工作。两次在抗癌乐园骨干大会做经验介绍。

2010年，我再次患乳腺癌，直到2013年底我没有去医治。在这期间我成立了具有一定影响力的QQ群，由于勤奋和群管理员的支持，2013年团结湖实现了超额20%的教功任务，当年郭林气功学员达到159名，是团结湖历史的新高。团结湖会员也由2004年的30名,到2013年的273名。也达到历史会员最多。同时，团结湖过五整生日的也越来越多，充分体现团结湖爱心团队的力量！这与团结湖分园重视郭林气功分不开，郭林气功给团结湖正能量！

我还跟何开芳、续梅等老师一起帮助广东省脑胶质瘤13年的患者杨文辉多年。2013年我和病友一起去广州看望杨文辉，当时，杨文辉孩子的生存和学习状态比我们的想象差很多。杨文辉跟我提出想让孩子去秦皇岛市民族学校学习。他没条件上网，我就帮他通过微信、QQ、电子邮件、长途电话等联系学校招生办公室和著名的倪敏达校长，说明情况，经过一段紧张的信息沟通，2013年4月12日该校终于录取了杨文辉的孩子杨健臻，免去孩子的学费等，现在孩子每学期都得好几张奖状和金牌，他被评为优秀班干部、学习之星。倪校长给我发信：感谢我为学校输送了好苗子。

从2010年起，我一直带病坚守团结湖“抗癌工作”，还从事教功和团结湖日常管理工作，有时忘记了自己的病。团结湖工作很有起色，我很高兴。

2013 年底我开始治疗乳腺癌，期间由于心情舒畅，治疗中未出现不良反应。我感恩群体抗癌给了我力量！

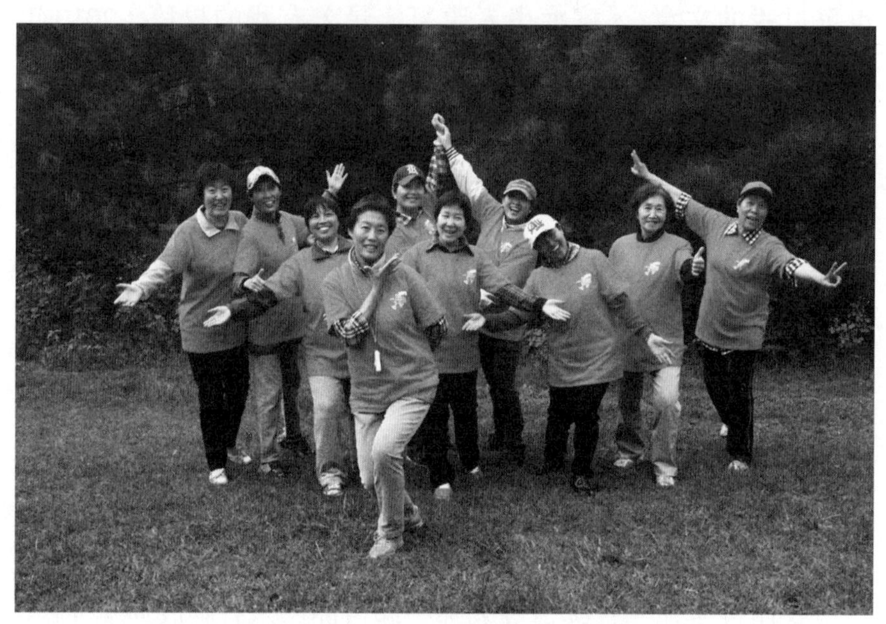

人来人往匆匆过 花开花落年年春

努力传播癌症患者的救命功

首都最具奉献志愿者、郭林自然医学教师

◎黄庆桂

我叫黄庆桂，今年56岁，2007年8月确诊为乳腺癌，非常有幸的是在我住院化疗时听说了北京抗癌乐园，知道了郭林气功，当时便申请入园，走进了这个温暖的大家庭。

化疗刚结束我就来到了陶然亭公园中心岛，见到了这些特殊的人群，当时给我的第一感觉就是她们的言谈举止和精神面貌不像是得过癌症的病人，她们给予我思想上的开导，以及用现身说法的案例举证，我有了一种找到了组织，找到了家，心有归属的感觉。然后便开始全身心投入到学习郭林气功当中，老师每讲完一节课，我就回家结合教材认真练习，了解功理和功法，坚持不懈，不懂就问，使我明白了郭林气功是医疗气功，是癌症病人的救命功，我很快就掌握了基本动作。由于当时身体状况不太好，每天练功分3次，上午、下午和晚上，这样不觉得累，家里的所有事情都由爱人承担了，身体恢复得比较快。

这期间，我看了《抗癌乐园》杂志，见到了许多抗癌明星，并大量学习了养生、保健以及有关癌症方面的知识，弥补自己多年来在这方面的盲区，使自己静下心来，总结和反思我为什么会得癌症？以及我身边的这个群体和他们的抗癌历程等等，使我顿悟这些人普遍有这样的性格：1、脾气急躁；2、吃苦耐

劳；3、做事追求完美；4、生活无规律。我把它称为癌症性格，所以我得癌症不奇怪。而能在抗癌之路上走过漫长路程的人们，首先要改变自己的性格，把节奏放慢，调整生活规律和饮食习惯，爱护自己；其次，结合病情有针对性的进行治疗，首选西医配合中医；再次，要坚持习练郭林气功，为自己的身体保驾护航。明白了这些，心中有了目标和希望，每天除了在公园练功就回家休息，调整自己，放松心情，身体状况就会越来越好。我觉得郭林气功真是癌症病人的“救命功”，应该让更多的癌症病人学练它。

学功后的第二年我作为培养对象参加了郭林老师名弟子何开芳老师主讲的教功老师培训班，经过一个月系统学习，使我全面提升了对郭林气功功理和功法的认识，规范了自己的动作和口令。同年又在八一湖开办的新病人郭林气功学习班上，何开芳老师主讲，我有幸作为辅导老师进行了一个月的演练，正式迈入教功老师的行列。

从此，不论寒冬与酷暑，在自己坚持练功的基础上，去帮助新病人学习郭林气功。每次来到的新病人心理状态普遍不好，我就结合自己的自身情况以及分园同类病例现身说法，从心理上进行疏导，并把自己学习和总结的改变癌症性格的体会和他们分享，很多人是面带着愁容和泪水来，面带着笑容而走。在教功过程中认真负责，讲解示范，言简意赅，不计报酬，得到了学员们的认可，我的心里也感到很欣慰。一晃做教功老师第7年了，接触了各种病例，感觉自己在辩证施治方面欠缺，所以平时向资深老师请教，并且学习郭林日记，不断提高自己的教学水平。在保护好自己的同时，也教授了许多全国各地的学员，使他们摆脱癌魔的侵袭，过上幸福快乐的生活。

在做教功老师的同时我还在陶然亭分园担任过出纳、党小组长、宣传负责人、小组长工作。参与分园各方面的活动,进公园、进医院、进社区介绍北京抗癌乐园，宣传郭林气功，讲解抗癌知识，发放抗癌宣传册。并把活动情况和照片写成文章发表在北京抗癌乐园网站和杂志上，让更多的癌症病人了解我们的生活，走进我们的乐园。

2013 年成立生命绿洲志愿团，我成为志愿者，又恰逢分园班子换届选举，我以最高票数当选园长。这是大家对我的信任，我也深知这个担子的重量，我有决心团结班子成员，把分园工作做好。刚刚接手园长工作就迎来了北京抗癌乐园“第一届抗癌健身文化节暨五整生日”大会，我园参加两个方阵表演，每个方阵由 5 个分园组成，我担任其中一个方阵的领队和指挥。训练正值夏季，难度大，任务重，还要兼顾分园工作，身心非常疲惫，体重下降 8 斤，但看到大家挥汗如雨，无怨无悔，我也倍受鼓舞。经过 5 个月训练，大会演出圆满成功，弱势群体显示的精神面貌是顽强的，它是对人们心灵的震撼，是对癌症等于死亡的宣战，它是对所有正在患病的人们的最好警示，虽然辛苦，但是值得。会后我总结了工作，并筹划和组织了分园 2014 年新年联欢会，还带队组织班子成员看望并慰问了化疗住院的重病人。春节前夕，走进医院和公园送去了感谢信和锦旗。3 月 5 日学雷锋和 4 月抗癌宣传周，我们和宣武分园联合举办了大型宣传活动，抗癌明星现场演讲、文艺演出、发放宣传杂志，收到了较好的效果。

今后的抗癌之路还很长，需要做的事情还很多，我会坚持做下去，我奉献，我快乐。

郭林抗癌健身疗法是我毕生的追求

首都最杰出抗癌明星、传授郭林自然医学资深高级教师

◎姜寅生

1997年夏天，我50岁，被确诊为癌症，接受了手术。术后病理报告为：降结肠与乙状结肠结合部腺癌，2.6*3.2cm，中高分化，已侵及浆基层。手术做得很好，这让我重新燃起了对生活的希望，但谁也没有想到，就在手术后的第四天，一件意外发生了，一个病友，胃癌两年后转移到肝，引起胆管堵塞，推进手术室以后，半个多钟头就出来了。他的爱人流着眼泪，非常痛苦，实际上是宣布他没救了。这对我影响非常大，当时正要排气，没想到他这么一出来，我知道这人完了，一下屁就憋回去了。憋一个屁，对正常人可能算不了什么，但对刚刚做完肠道手术的我来说，却引发了非常严重的后果。呕吐、腹痛、腹胀、肠道气体排不出来，也解不下大便，医学上称作“肠梗阻”，如果不及时治疗的话，会危及生命。医生马上从鼻子通过喉咙插上进入胃的胃管，进行抽液减压治疗。经过两天的保守治疗，未能缓解。医生们确诊为完全性的肠梗阻，必须进行手术。医生们再次打开了腹腔，发现小肠部位有一段已经坏死，大肠部位严重粘连。在对出现梗阻的部位进行了处理，又切断了一段小肠，暂时脱离了危险。恢复知觉以后，我的第一个念头就是，

生活多美好啊，我还要看看21世纪呢，真的不愿意死！

又经过7天的治疗，我终于出院了。正当周围的人都在为我度过难关而庆幸的时候，谁也没有想到，病情却再一次恶化。回家的当天夜里，肠梗阻再次发生。当时一张嘴，胃里头的东西就像喷泉一样喷了一大盆，然后过一会儿又一大盆，都不知道哪来的这些东西。吐完以后站也站不起来了，一条腿跪在床边，拍着床大声哭喊：老天爷啊，你干吗不让我死？！这时我真的尝到了生不如死的感觉。

第二天一早，我又住进了医院。胃管再次插入喉咙，头一动也不敢动，动一下就要恶心、呕吐，肚子再次涨得像面鼓，只要打开胃管的开关，就会像自来水一样，从胃中流出不知从哪里来的胃液、浊物、后来还有胆汁、甚至鲜血……面色铁青，骨瘦如柴，说话的气儿都没了。主治医生告诉我的家属，像这样反复出现肠梗阻的情况，在临床上是非常少见的，如果情况持续恶化的话，那就必须进行第三次手术。想想看，在不到15天的时间里，一而再，再而三的接受手术，这对一个人的身体的损害有多大，但如果不进行手术的话能行吗？就在这个时候，医院同意请中医试试看做最后的努力，说如果这个方法要是还行不通的话，那风险再大，也必须面对第三次手术了。

博大精深的传统医学能不能为我提供一线生机呢？第一副药服下去了，时间在一点一点过去，而身体却没有任何好转的迹象，难道医圣张仲景的千古名方真的也无能为力了吗？没想到，奇迹终于发生。第二副的第二剂都没吃完，那天早晨突然间放了一个屁，其实那声并不大，但是因为我太注意这个问题了，还真听见了，我掀开被子一看，还真是的，崩出来几个屎花，哎哟，我高兴得都不知道怎么好了，恨不得要手舞足蹈，我总算能活了。

又经过了40几天的中西医结合的不懈救治，我总算可以出院了，护士长偷偷跟我说“你呀，这回真的捡回一条命。”

我衷心的感谢救治我的西医、中医大夫，在短短60天里，他们给了我3次生命，他们是我永远不会忘记的救命恩人。

术后身体极度虚弱，无法进行正常的化疗，大夫建议我改为口服化疗药片。我每天服用，坚持了整整两年。同时中药坚持服用了3年多。

十几天两次手术；每天从早晨挂上吊瓶，一下要打到第二天凌晨3–4点钟，一天十几个小时输液；40来天鼻饲管插入胃中，经过喉咙，一动就会恶心，头一动不敢动;60多天水米不进；生物钟完全紊乱了。身体虚弱的程度可想而知。此时的我动一动就会一身虚汗，连一节广播体操都做不下来，并且发生了严重的生物钟紊乱，每天晚上无法入睡，躺在床上腰像折了一样疼，翻来覆去无法入睡，坐起来躺下去、下地走遛……一直折腾到早晨四五点钟，才能睡觉，每天如此。长此以往如何是好？！

一个偶然的机会，听说郭林新气功对治疗癌症有特效，且看到一本小册子上介绍说：“郭林新气功在探索治疗癌症方面，取得了可喜的成果。”我本不相信气功还能抗癌，本着试试看的心情，来到团结湖公园。没想到，这里有一大群癌症病友，在一起有说有笑，快乐极了，根本看不出是病人，真觉得到了家一样。他们热情接待了我，鼓励我要鼓起勇气，放平心态，与癌魔战斗。找到了老师和练功的功友，真的像见到救星和亲人一样。老师教得仔细，我也学得认真，学后就咬着牙按照老师的要求去练，那样虚弱的身体，居然能坚持走了40分钟的自然行功。我真是练得一丝不苟。结果奇迹发生了：中午回到家，躺在沙发上就睡着了，并且有了微微的鼾声。醒后，妻子、女儿告诉我："自从出院后，还没见过你睡得这么香甜。"当晚躺在床上就睡着了。直到今天，我也是头一沾枕头就睡，神了。第一天就尝到甜头，练功就变成了一种自觉的行动。无论冬夏，刮风下雨，都坚持练功。每年的大年初一清晨也一定是在公园过的。经过练功，真是受益匪浅，年年复查都很正常。

在我练功一年多时，就参与了团结湖分园的义务工作，并通过几次培训，逐渐参加了教功，其实你会发现奉献是一种乐趣。看到刚来学功的病友那一双双求助的眼睛，使我有一种责任感；看到功友们经过几个月的锻炼，身体在好转，体重在增加，精神在振奋，又会使我由衷的自豪与快乐。奉献真的不仅仅是付出，更会得到一种别人体会不到的收获和满足。

1999年，开始任北京抗癌乐园团结湖分园园长，团结湖郭林气功辅导站辅导员兼辅导站站长。

2001年，始任北京抗癌乐园理事。

2003年10月，始任八一湖抗癌健身法推广指导中心主教老师。

2006年2月接受中央电视台中华医药采访,发表"癌字新解"文章。此文先后在《抗癌乐园》杂志、《抗癌之窗》等杂志发表。并于2007年、2008年多次由中央电视台重播。

2006年,参加《抗癌健身法教学演示》DVD光盘录制工作,参与讲解文稿的审定、"快功"一章的主讲及多个功目的表演。

2006年，始任北京抗癌乐园抗癌健身法推广指导中心副主任,负责指导中心教功老师的培训工作。

2006年11月，参加了在泰国曼谷举行的"第五届世界气功大会"。在大会上表演了郭林气功的部分功法，受到大会的欢迎。并当选为国际郭林气功文化研究会理事。

2007年5月，在《健康时报》发表“肝肾不好点步行走”的科普文章，宣传普及郭林气功的功法。

2007年11月，在北京参加了由冯理达将军倡导的“首届健康健美长寿学”会议。在会上，讲解了郭林气功的吐音功，表演了升降开合、手棍功、点步功等功法。

2005—2008年，到安阳、承德、福州等地教功，并接受承德电视台采访，传播了“群体抗癌和郭林气功是科学文明的健身气功”的理念。

2008年4月，参与了国际郭林气功文化研究会第一届郭林气功教师提高班的辅导教学工作。

2009年1月，完成了北京抗癌乐园与北京伟达中医医院的合作项目：肝癌患者的王牌功法“点步功”的教学光盘的录制工作。

2009年2月任北京抗癌乐园副秘书长兼宣传部长。

鉴于当前健身气功的现状，于2009年3月，在冯理达将军之子罗悠真教授的倡导下，起草了反映北京抗癌乐园及抗癌健身法（郭林气功），在抗击癌症中的重要作用，和郭林气功在世界的发展状况的《弘扬郭林气功是世界癌症患者的共同愿望和责任》的报告。作为气功界向中央请求重视气功在医疗和健身中的作用；请求成立《中华气功文化研究会》；并请卫生部、体育总局和海军机关能够从人力、财力与物力上给予支持的报告附件之一。

2010年1至4月，参加组织召开“中国群体抗癌与癌症康复研讨交流暨世界华人百名抗癌明星表彰大会”，并任《中国群体抗癌与癌症康复研讨交流大会文集》主编之一；参加了在地坛公园举办的国际郭林气功文化研究会第二届郭林气功教师提高班的辅导教学工作，负责培训辅导教功年限10年以上的教师。

2010年5月19日—6月1日，受波兰凯尔采市市政府邀请，北京抗癌乐园派遣，与澳大利亚陆淑英女士前往波兰凯尔采市参加了波兰主办的《世界健康长寿会议》。会上，代表北京抗癌乐园向大会表示衷心的祝贺，并介绍了北京抗癌乐园的抗癌理念及抗癌乐园的活动情况；与陆淑英表演了郭林气功的部分功法，受到大会的欢迎。

在波兰期间，应邀参观了凯尔采市市政厅，受到凯尔采市市长的亲切接见，我代表北京抗癌乐园，向凯尔采市市长赠送了《北京抗癌乐园宣传册》和《抗癌乐园》杂志。市长愉快地接受了赠送，并表示与北京抗癌乐园的合作非常愉快。

在波兰期间，由我主讲，陆淑英翻译，举办了波兰第一期郭林气功学习班，共80人参加学习。学员是来自波兰各个地区的气功教师、气功爱好者和部分癌症患者。学习班上，每天上午教授郭林气功功法，下午讲解功理，晚上回答学员提出的问题。学习班内容充实，工作紧张，彼此和谐。学习班受到了学员的热烈欢迎，收到了可喜的成果。

2010年12月，参加福州市抗癌乐园成立20周年活动，并进行郭林气功功法咨询与辅导。

2010年12月，出版《癌症患者康复实录》一书，任主编之一；

2011年3月—9月，在美国新泽西举办了两期郭林气功学习班，共有36名学员参加了学习，并赴西雅图进行教功辅导。

同年，任《抗癌乐园》杂志副主编。

2012年，参加世界医学气功会议，再次当选为世界医学气功学会理事。9月19—28日，组织在振国中西医肿瘤医院举办全国郭林抗癌健身法培训提高班，为主讲教师。

2013 年北京抗癌乐园第四届会员代表大会上当选为北京抗癌乐园副理事长。

2013 年 1 月，国家中医药管理局医政司聘任我为《中医医疗技术手册（2013 普及版）》气功类技术编委，参与了医疗气功技术的编写工作，主编了《新气功疗法》的内容。此技术手册已于当年 7 月出版。

2013 年 3 月 31 日，参加“国家中医药管理局中医气功重点学科建设座谈会”，向国家中医药管理局领导汇报了北京抗癌乐园推广郭林气功的情况，受到到会的李大宁局长、杨锐党组书记的关注，杨锐书记在会下单独召见我并进行了谈话。

2013 年 8 月 17—20 日，在通化举行的 2013 国际健康健美长寿论坛上增补为国际健康健美长寿学研究会理事，提供论文《郭林新气功疗法是癌症患者的康复法宝——兼谈郭林新气功疗法中吐己之音，治己之病的吐音功》，获优秀论文奖。

应马来西亚郭林气功研究会黄天彬总会长的邀请，于 2013 年 10 月 17 日至 30 日，与万柔柔老师前往马来西亚参加了马来西亚郭林气功研究会 20 周年庆典，并与马来西亚近 2000 位癌症患者和郭林气功爱好者进行了功法交流。接受了星洲日报的采访。星洲日报于 10 月 20 日发了号外，以头版整版的篇幅发表了题为《癌友加油！》的报道。

在大马期间，由我和万老师主讲，举办了为期 4 天、每天近 7 个小时的郭林气功教师培训班，参加培训的有来自马来西亚、新加坡等地的教师和辅导教师 75 名，培训班讲解了郭林气功的功理、功法，进行了实际操练，并对练功中有关问题进行了交流，培训班取得圆满成功。

2014 年 3 月，与郭宝才老师一起到湖北咸宁举办了咸宁市第一期郭林气功学习班，有癌症患者学员和慢性病患者学员 18 名。

目前，正与杨增和老师等，共同撰写《郭林抗癌健身疗法》一书，此书将于今年年底出版。

在多年的教功工作中，教授的各类学员包括癌症患者和慢性病疑难症患者数千名，取得了一定成绩，帮助癌症患者抗击癌症，已有很多患者闯过了生死关。我教的第一批学员绝大多数已经健康的生活了 15 年多，也有晚期癌症患者如肺癌转脑的癌友已活过了 11 年。看到他们的健康，我也很快乐。

作为抗癌战线上的一个志愿者，我为我所走的道路感到骄傲。郭林气功将伴我终生；弘扬、传授郭林气功，宣扬群体抗癌的理念将是我毕生的追求。

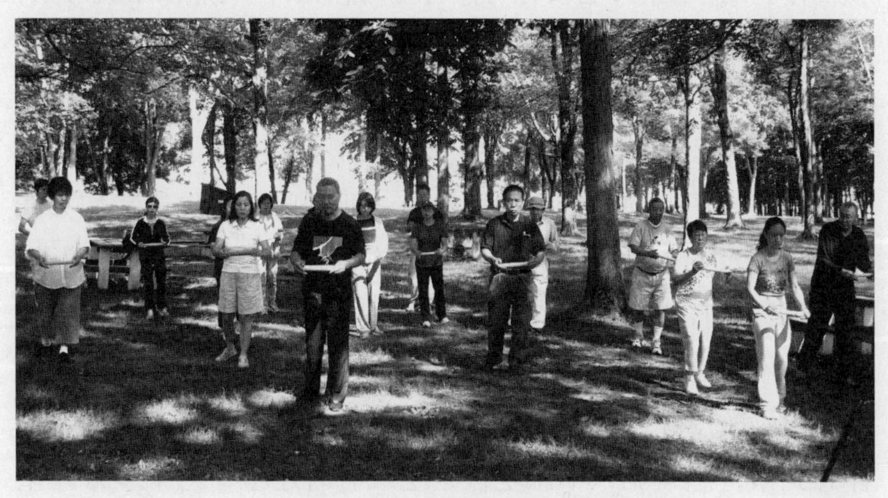

姜寅生老师在美国教授郭林气功

我和市长市委书记握过手

首都最杰出抗癌明星、喷门癌 18 年患者

◎冷洪彪

我是一位喷门癌患者，今年 73 岁，自 1997 年 10 月 7 日手术至今已有 18 年癌龄了。我的经验是：重视身体细微变化。

一、早发现，早诊断，早治疗

1997 年 7 到 8 月间，单位派我去山西，参加小煤矿资源整顿工作。工作期间，吃饭有时伴有噎的感觉，但喝点汤水就好了，没介意。9 月初回京后，又几次发现噎，孩子拍拍我的背，喝点水又好了。可老伴不干，催我上医院看，我就到和平里医院挂了个预约号。19 号大夫检查让我翻来覆去许多次，两次喝钡餐，照了多张片子。问我家属来了没有，我纳闷，大夫说我们只能跟家属说，因赶上周末，怕延误时间拖重病情，只好对我直说了："你再去你们合同医院查查，我们发现长个小瘤，要开刀。"。当时我并不介意，开刀就开呗。第二天，儿子老早去协和医院预约了内科教授号。星期二教授问我情况，我说："最近出差，身体感到累，想睡觉，不想吃饭，吃饭有时还噎，一个多月体重减了 9 斤多。"。教授听后，摸摸我身体有关部位，开条子，让我立即做了胃镜和 B 超检查，都挂加急，一周后结果全出来了。我看出孩子有心事，猜到得癌症了。孩子拿出结果，写着：贲门癌，低分化腺体癌。我们商定"服从大夫意见，住院手术"。

国庆刚过，5号住院，7号下午进行了3个半小时手术，锯掉一根肋骨，切掉8公分食道和三分之一胃，并把胃上提放到胸腔内。

二、找原因

得了癌，对本人和全家都是最大的不幸，特别像我上有老下有小起着顶梁柱作用来说，不能死，我要振奋精神，鼓起勇气，战胜癌魔！为什么会得癌症？原因是多方面的，有外因也有内因。就我个人来说，主要原因是在工作的7年时间里，由于头头的派性，无端挑剔，找茬，打压且不断挥舞“我处分你”的大棒，使我长期处在胆小惊恐的高压下工作和生活。加之劳累，不顺心，工作遭受挫折，精神受到严重创伤，生气郁闷造成免疫功能降低而诱发癌的发生。

三、为战胜癌魔，我的法宝是话疗

手术7天后，才允许喝点水。等可以自由活动了，我拿着录放机，边走边听那优美的歌声。我走到哪儿，总有几个病友跟在后面，在南北楼道里来回走。一坐下来，大家都敞开心扉，你一言，他一语，海阔天空地聊啊，笑啊。我们都是在同一条战壕里的亲密战友，大家都互相信任，互相关心，互相爱护，互相支持。有人问我，你怎么得癌？我毫不掩饰地说：“我这人心眼小，易生气，而且也不愿意跟别人说，宣泄不出去，慢慢地长出一个鼓包，一查才知道是癌。”。在我们话疗中，新老病友交流了经验，受到了鼓舞，新病友学到了不少知识，清除了思想上的恐惧感，增强了信心。同时，也都疏通了经络，调和了气血，提高了免疫力，我告诉新病友，到这儿来就是把自己交给大夫安排了。手术并不可怕，到手术室，大夫的手在你脸上一幌，就什么都不知道了，醒来就到了观察室，真好像抱着腿，仿佛睡了一觉似得。从此全科病友在手术前个个像战士一样，高高兴兴地上战场。我的主刀专家叫我是“明星”，护士长给我起了个“乐天派”的外号。许多病人家属和护士经常找我协助她们做病友的思想工作。其中有位山东病友,还是某厂的厂长呢，住进病房后，整天闷闷不乐，一句话不说，饭不吃，水也不喝，急的家属和厂里派来的几位干部团团转，不知所措。后来请我去做他的工作，我们一聊，原来厂里和家属都瞒着他，说是什么炎症。奇怪！我怎么到这儿？周围都是癌症病人呢。我们交谈了十几分钟后，他终于放下包袱，消除了顾虑，配合大夫积极治疗，家属和大夫都非常感激我。

上个月在北医三院某候诊室，来了一位外地来京的年轻癌友,身体很清瘦。我以自身经历和他交谈,使他很快认识到挑食、偏食的危害，答应回去就改。感动了周围三四位病友，纷纷跟我要电话，今后多联系。

四、运动疗法

俗话说：“生命在于运动”。生了病，不能床上倒，要迈开腿往外跑，免疫力才会提高。出院后，我参加了“生命绿洲”揭幕式，并跟市长、市委书记贾庆林握了手。为了抗癌健身，我天天骑车 40 多分钟,学习郭林新气功。为了能全身放松入静，我几乎天天去圆明园，沿着小河边“吸吸呼”，在松树下深深吸大口呼。静静地坐在小河边，看那儿荷花慢慢从水中钻出水面，含苞欲放，小水鸭翻跟斗，水中嬉戏，黑天鹅爸妈领着小天鹅在荷花中穿梭，多美的景色！为了加大点活动量，我学会了两套太极拳，两套太极剑，天天参加晨练，有时到颐和园湖边走上一大圈，或者跟着心连心艺术团唱歌。运动对我康复起了重要作用，家务事什么都干，采购、做饭、洗衣样样行，老伴说，家里不能少了我。居委会让我担任楼门组长，由于乐于为大家办事，积极参加各种活动，年年被评为五好文明家庭呢。2000年，抗癌乐园在首都体育大学举办了趣味运动会，北京电视台记者对我进行了专题采访，并于6月28日晚向全市播放，朋友给我打电话说：“你上电视了，讲得很好。”。在2004年，我被评为038号抗癌明星。

五、饮食疗法

俗话说“人是铁，饭是钢”，我们癌症病人需要的是既营养丰富，又容易消化的健康饮食。哪些食物可多吃，哪些食物不能吃，哪些食物要少吃？一句话概括：防癌抗癌食物要多吃，污染、霉变、烟熏、烧烤、腌制食品不能吃，油煎油炸食品要少吃，要粗细搭配，荤素搭配，更要少盐、少油、少糖。绝不能挑食、偏食。少吃多餐，每餐7分饱。癌症病人体液呈酸性，为了平衡酸碱度，水果蔬菜等碱性食物要常吃，多吃，多多益善，既满足身体所需各种营养，又为健康恢复起着重要保障。

六、定期检查，合理保健

我们首先要积极认真地配合医生治疗方案。合理用药，定期复查。术后，最担心是怕癌细胞转移，所以要做够6个疗程的化疗。我为了提高生活质量，到处乱投医，吃了10多种所谓抗癌药和保健品，效果都不理想。服用了剧毒生物制成的中药制剂半年后，食量大增，免疫力明显有了提高。我把蜂胶、甲壳素（几丁）、螺旋藻、灵芝孢子粉等定为我的保健食品，几年来一直服用，原来一季度复查一次，改为半年一次，每次复查，血象正常，癌细胞由多变少。2004年3月复查，医生高高兴兴宣布，癌细胞为零，完全康复了。

世界上人均寿命最长的是日本和美国，保健品用量占世界第一、第二位。保健品要挑选国家批准认证的，科技含量高，质量可靠的高科技产品。几丁聚糖是国家863计划的高科技产品，研发人获得了2011年度科学中国人的称号，产品销往美国，它的作用就是清除血液中的自由基、毒素、脂质斑块和胆固醇，提高红细胞输送营养的能力，加强白细胞杀敌的本领，从而净化血液，提高人体免疫力，人体水分每18天更换一次，人体PH值呈弱碱性就不得病。我饮用的都是小分子、含有丰富矿物质的弱碱性水。由于坚持了10多年，身体内部环境得到彻底改善，检测五脏六腑生理年龄为56岁，比实际年龄年轻了17年，上个月体格检查，测出我的心脏跳动处在运动员的状态，血压、血脂、血粘稠度都是最标准的。

18年来，面对癌魔，我没有被吓倒，没有退却。我结合自身情况，振奋精神，树立必胜信心，保持乐观，积极治疗，适当运动，科学饮食，战胜了癌魔，我的事例充分证明北京抗癌乐园开创的抗癌理念和治疗模式的科学性、正确性！

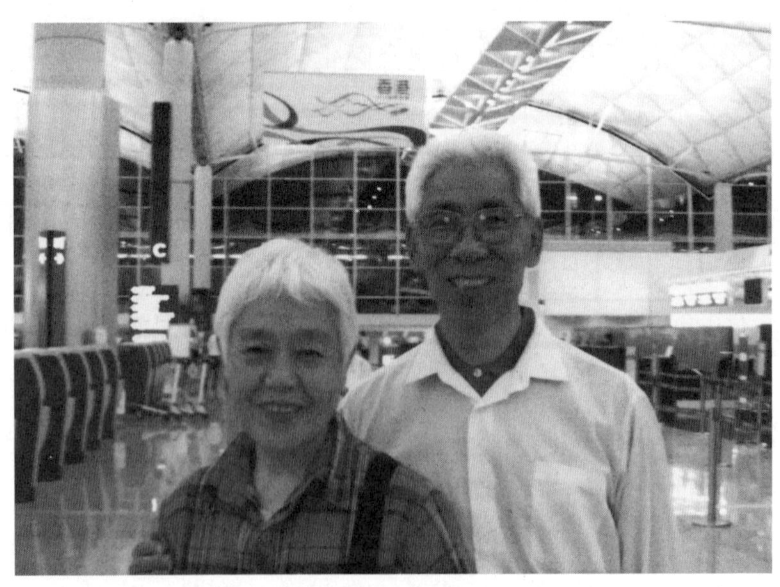

相濡以沫 白头偕老

癌症患者康复的一种灵丹妙药——唱戏

首都最杰出抗癌明星、食管癌 15 年患者

◎李建新

癌患者的康复，一直是抗癌路上的一道难关。癌症≠死亡已成定论，谈癌色变的年代也已成为过去。但是，如何让千千万万癌症患者有质量的活下去不再复发、转移又成了另一个难题。而我找到了一种灵丹妙药！

我是一个已经患鳞状食管癌 15 年的“老癌”，通过手术、吃中药、坚持郭林抗癌健身法锻炼等手段，现在还活得好好的。我觉得这还与我爱上唱戏也有很大关系。术后身体素质很差，吃不下东西，瘦的皮包骨头弱不禁风，贫血亏气，都说我像抽了白面似的。从我参加了练功和社区的“京剧票房”以后，不到 3 年我的免疫功能提升了不少。这几年我很少感冒，脸色也正啦，每天的活动量大于常人，也没感到累。70 多岁的人啦，2012 年我还从东郊半壁店骑自行车到西郊三路居中国戏曲学院买光盘。每周我有 9 场“票房”活动，晚上还要排练小车会，我一天三次出勤。前年，我参加大兴县星火工程文艺演出队，8 天演出 17 场，场场不落，团里都说我是个铁老头。可是，我一顿饭一两粮食，喝稀粥，在外边就带上点饼干，照样演出。我有胃病，吃点东西就难受，口袋里常装着“达喜”。我这么多年

也没用过冬虫夏草，也没喝过王八汤，哪来的这股子劲呢？一、我要活下去的这口气支撑着我；二、我的演出得到了观众的热烈掌声。尤其在敬老院当那些老年人满是“门头沟”的脸上，绽放着花一样的笑容，我就满足了。人短暂的一生，尤其是我们这些在阎罗宝殿打转转的人，还能有什么祈求呢！大家乐乐、自己高兴，相应的身体越来越棒比什么都强。现如今，我已经73岁了，高庆奎的《逍遥津》我唱得满宫满腔，每次都得到满堂喝彩，我满足了。这不都是每天唱戏换来的吗？所以，我说唱戏唱歌，多多参加社会活动，为和谐社会做点奉献，遇事淡定，这就是癌症患者康复的一剂灵丹妙药。

所以，我建议搞一个全国癌症康复期的统计，看看这些爱唱，爱参加社会活动，爱做无私奉献的病人的死亡率是否比其他病人要低的多得多。把唱戏、唱歌、参加社会活动也像推广抗癌健身法一样，列入群体抗癌的一项内容来推广，将有益于提高抗癌战役的成果，将有恩于“老癌们”，这岂不乐哉！

抗癌路上遍布荆棘，万不可有丝毫马虎。定期检查至关重要，不仅是癌症本身，所有养生的学问都要学一点。我因为吞咽困难，常吃的就是鸡蛋羹，时间一长鸡蛋吃多了，胆固醇上来了。瘦肉吃不了爱吃肉皮，血脂高了。2012 年 11 月 28 日，正在写东西，突然天旋地转、恶心欲吐。叫来 120，一量血压 180mmHg，我是低血压最多也没到过 120mmHg，拉到医院照了 CT，小脑血管不通——脑梗塞。幸亏抢救及时，住了两周医院好了。可是留下后遗症——不是头晕就是头疼，一会儿也离不开药了。再加上我每天要吃胃药、前列腺药，一天到晚吃药排队，只好分一部分晚上吃，烦死了，可是没有办法。就是这样我也没有放弃唱戏，歇了一周我又按时参加活动。现在，我参加了天桥和海淀两个评剧团，肖村、周庄、夕阳红、富力又一城、青青家园、双桥新房、朝阳半壁店大郊亭八个“京剧票房"，好好安排天天有活动，有时一天两个地方。我多次参加敬老院的慰问演出，最远到过海淀凤凰岭敬老院、大兴区于家务敬老院，最近的高碑店敬老院，潘家园敬老院，王四营敬老院，好多地方都忘了。虽然有时来回都要坐 6 个小时的公交车，累点也高兴。

这些年，我参加北京抗癌乐园组织的《国庆六十周年红歌大赛》、《党的生日九十周年诗歌大赛》，我得了“振国杯”全国诗歌大赛优秀奖，参加过《癌友五整生日大会》、长安大戏院《癌友京剧票友大会》、北京市“橡树杯”京剧票友大赛，参加过朝阳区京剧票友大赛、半壁店村文艺汇演、高碑店地区票友大赛、社区庆祝大会等多次演出。同时，我还是半壁店同乐会小车会的丑角演员，多次参加《朝阳区的文艺汇演》和《禁毒日的宣传活动演出》。我给《抗癌乐园》杂志投稿次次都刊登，我给社区演出队写相声、小品、快板、三句半，大郊亭演出的群口快板在朝阳区司法宣传中得过三等奖，并多次在电视台播放。我在中央电视台戏曲频道《跟我学》节目中唱过“沙家浜”，接受过中央 4 频道中文国际“天涯共此时”节目的采访，14 年来收获不多，却很快乐。能融入到社会大家庭中做点事，虽身患绝症却因此过足了戏瘾，也在全国甚至世界观众面前露过脸活得有滋有味，也是不幸中之大幸。春蚕到死丝方尽，蜡炬成灰泪始干，小车不倒尽管推！

癌症≠死亡！我就是很好的案例！遇事不慌，心静如水是根本；正确对待，志坚如钢是关键。多多参加社会活动，坚持抗癌健身法的锻炼，持之以恒配合治疗。天天唱歌唱戏，多做奉献，积德行善，准能好好活下去，并活得有质量。

让所有癌患者活下去，消灭癌症这是我的梦！也是中国梦！中国梦一定能够实现，我等着！盼着这一天的到来！

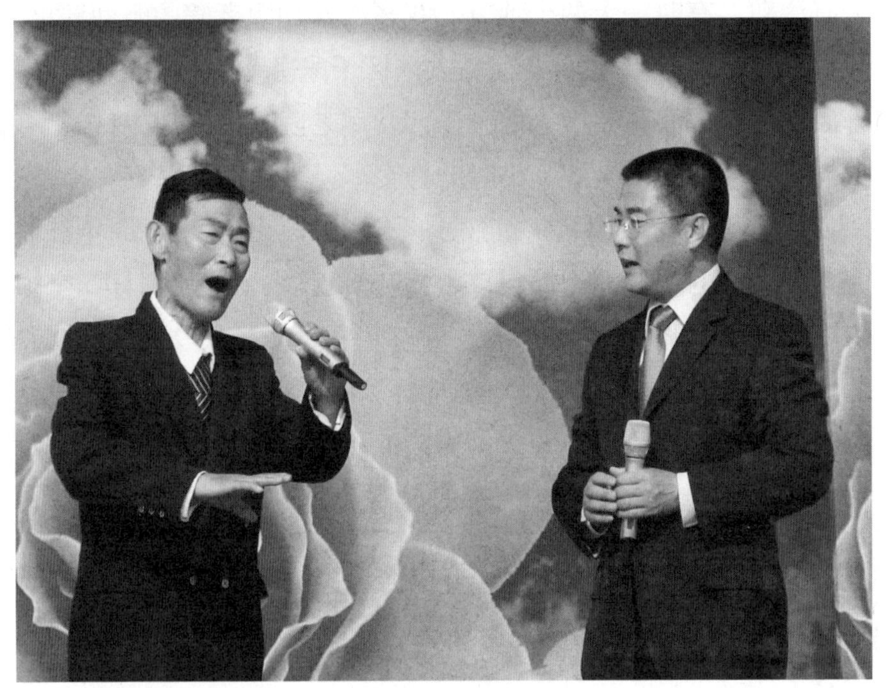

热爱京剧 宣扬国粹

病人和家属都爱和我接近

首都最具奉献志愿者、小细胞肺癌 11 年患者

◎李胜叶

我叫李胜叶，男，1962 年出生，今年 53 岁。

1991 年从企业出来，当了一名出租车司机。在 2002 年秋季得了一次感冒，吃了几天药，病情有所好转，可是咳嗽一直不断，开始以为是咽炎，没有当回事。2004 年 10 月，因闹肚子到康复医院就诊，顺便让医生给我拍了个胸片。这一拍不要紧，医生说我的右肺有阴影，建议我去大医院确诊。10 月 26 日，经北京友谊医院诊断为右肺小细胞癌，并有淋巴转移。家人没告诉我，是我晚上背着医护人员偷看病历知道的。当时犹如晴天霹雳、头皮发炸，真不知道怎么回的病房。

说句实话，一个人摊上这么个病不害怕，不琢磨，那是瞎话。晚上根本睡不着觉，第一个问号就是：我怎么得了这个病？这么多人怎么偏偏就让我赶上了呢？哎呀！老天爷太不公平了，为何如此对我，我怎么就这么倒霉？我才 42 岁呀！我想：我在企业上班，工作积极；开出租车没有受到过乘客投诉，连续 5 年没有交通违章，难道我错了吗！难道这就是命运的安排吗？

当想到命运的时候，我觉得这兴许就是命。我就琢磨：是人得的病，我也是个人，我得了也很正常，总有得的原因。老天爷对任何人都是公平的，让我赶上了，我就认了。想到这里，

顿觉心胸开朗，安然入睡。

第二天，我感觉就跟换了个人似的，思想、性格来了个一百八十度大转弯。积极配合医生治疗，乐观面对现实。我主动帮助年老病友，因为在病友中，我是最年轻的，把帮助别人当成我的乐趣。他们打点滴不能动，我就帮他们打饭，打水，买东西。有的病人输液直到后半夜三、四点，我就不睡觉，给他们看着，尿壶满了帮着倒。天亮他们知道后，连连道谢。我说：这没什么，您就把我当您的儿女，他们听了非常感动。

有一次，一位老大妈给老伴儿送饭，老伴儿嫌饭不好吃，老两口吵了起来。我知道后就劝老伴儿说：“大妈偌大年纪、七十多岁了，比咱们累，咱们除了吃饭就是睡觉，跟住宾馆似的。她们天天买菜做饭，大老远送到医院，应该体谅，而且她们也同样承受痛苦和精神压力。咱们说句实在话，快死的人了，在临死之前给他们留个好念想，别叫他们背地叨叨：怎么还不死呀、早就该死！闹得情感两伤，太不值得了。”经我一说，这个病友情绪稳定下来，从此，再没跟大妈闹过别扭。

逐渐的，病人和家属都爱和我接近，说我是他们的心理医生，都愿和我分在同一病房。这样的事还有很多。

经过几个周期的化疗，效果非常显著。我觉得，既然得了这病，就要顺其自然，就当阎王爷对你的考验，你经受住了考验，感动了阎王爷，他觉得你对活着的人还有用，就把你从阴间门口又送回了阳间。我是这么认为的。

还有一件事，对我的康复也起了很大的作用。在家休养期间，我和爱人傍晚遛弯儿，偶然听到有人在唱京剧，引起了我的注意。因为我是听现代戏长大的，凭记忆我也能唱上几段。从这天起，我就喜欢上了京剧，而且一发不可收。上医院化疗听，晚上睡觉前，躺在床上也听。饭可以顾不上吃，水可以晚点儿喝，耽误学戏不行。京剧就是我的唯一，全然忘记我是一个癌症患者。

后来我又学传统京剧，京剧已成了我的精神食粮。起初在社区票房唱，去过养老院为老年人唱，还上过2004年的民间春晚，后来到各文化馆学习锻炼。通过这几年学习京剧，我得出了一个结论：因为喜欢京剧、学习京剧，让你忘记了你是谁，忘了病情，忘了时间，使你有一种积极向上的精神。因为京剧艺术没有尽头，它时刻鼓舞着你，激励着你。要更好，还不够，还能提高，总想达到最好。别人能唱好，我为什么不能？我有一个不服输的毛病，我只要觉得我能行的事情，我就要做好，不达目的决不罢休，就是因为太喜欢了。

最后，一个不得不说的因素，我的康复与我爱人精神上的支持和饭菜的精心调养有很大的关系。我一住院就是两个月，她天天去医院送饭，陪着我。为了让我开心，不让我瞎想，分散我的注意力，我俩玩儿童时代的游戏。可她回家后，一个人蒙着被子哭。第二天，继续买菜、送饭，就这样连续3年。直到现在我还在想：这是一种什么力量在背后支撑着她呀！

回想起来，我真是一个幸运儿，我能改变心态、放下包袱，爱上了京剧，又有个好老婆，而且又遇上了好医生，都是我能康复的重要原因。

最后，我奉劝那些患病的朋友，一定要有一个良好的心态。有了好心态就有了好老婆，有了好老婆就有了好情绪，有了好情绪就感染了大家，也感染了医生。希望大家不管走到哪里，就把正能量传递到哪里。

誓与郭林抗癌健身疗法伴终生

首都最杰出抗癌明星、郭林自然医学资深教师、卵巢癌18年患者

◎李秀芳

我叫李秀芳，今年63岁，1997年，46岁的我风华正茂却罹患卵巢癌，至今已18年病情稳定，18年的抗癌路18年的求索，曾经绝望迷茫过，也振奋幸福过；有过失败与教训，也有成功与经验。回顾过去，概括起来就是习练郭林抗癌健身疗法的坚持不懈与保持良好心态同癌魔较量的搏斗史；展望未来，树立战胜癌魔的勇气与信心，坚持走群体抗癌之路，展现在我们面前的仍然是一条阳光普照的康庄大道。下面将我抗癌的历程写出来呈现给大家分享与借鉴。

人一生的黄金阶段即是中年，年富力强积累了一定工作经验，正是应该做出成绩的最佳时期。而我46岁那年夏季无意中触及右下腹部隐约发现一包块，由于健康意识淡薄又不疼不痒，就继续工作和生活。两三个月后包块生长迅速，且疲劳消瘦，便开始求医诊治，年底根治手术取出包块已13*10*8厘米大小，切片病理分析：卵巢癌为中期，癌细胞近距离侵润。一纸宣判若似死缓，我痛苦迷茫万念俱灰，接下来更是痛不欲生的化疗。痛定思痛，我要活的信念支撑着我。偶然的机会，来到公园散步听说有北京抗癌乐园可以练郭林气功抗病治癌，后来终于找

到他们，报名学习。在“吸吸呼，吸吸转”时竟然尝到了甜头，食欲大开，睡眠改善，与病友聊天说笑心情好。通过练功能吃能睡免疫力增强，也减轻了化疗的副反应，我按时顺利完成了8个疗程的化疗，身体恢复很好。是郭林抗癌健身疗法助我取得了抗癌路上第一个战役的胜利！

然而，当时由于对癌症容易复发转移认识不足或是根本不认识，就盲目地返回工作岗位，自然挤掉了练功时间，加上劳累，在我例行复查时发现原位复发2*4厘米病灶，距初次患病仅2年另5个月。这是血的教训，更是以生命为代价的！复发转移的治疗与初期原发癌的治疗明显不同，首先是病情顽固较之初发病灶难以对付，所以大多采取大剂量化疗，我也不会例外，大剂量化疗，周疗、月疗、季疗、整整化疗了3年，呕吐、脱发、白细胞降至极限等等苦不堪言。同样是郭林气功伴随着我，除了手术切除复发灶卧床期间，“吸吸呼”从不间断，练功已是我的自觉行动，使我治疗期间食欲好、睡眠足，即便是化疗后白细胞下降极限，只要能动能走我就坚持练功，到下个化疗周期时白细胞就能自然恢复到标准水平，可以继续完成化疗。当时协和医院专家查房时说“像你这样瘦弱体质按时足量完成化疗实属不多见”。是的，仍然是郭林气功再次助我获得新生，取得了抗癌路上第二个战役的胜利！从此，郭林气功与我结下不解之缘。

残酷的事实，惨痛的教训，使我又一次从痛苦和迷茫中清醒过来，也为走上教功道路奠定了坚实的思想基础。同时我的经历和教训也是说服癌友坚持学好练好郭林气功的一个很好的实际例证。通过北京抗癌乐园郭林气功指导研究中心的多次培训和指导，经考核批准通过并颁发了教功资质合格的主讲教师证书，随从总园郭林气功指导研究中心主任高级气功教师万柔柔老师到外地教功，在师德方面受到很好的熏陶，功理功法得到进一步提高，受益匪浅。多年来在弘扬郭林气功文化，传承郭林气功功法的教师队伍中，奉献着自己的微薄之力。每当看到学员带着疑惑的愁容报名学功，又通过耐心细致的思想交流，直到见到他们脸上露出微笑，有时需要几十分钟甚至更长时间，只要能够见到微笑就感到由衷的欣慰。常常见到学员学功认真，又很好的坚持练功后，取得意想不到的效果。如一结肠癌肺转移晚期病友，报名学功时虚弱的不能坚持化疗，认真学完功后按照功时功法要求坚持练，不仅按时完成治疗而且病情稳定，病友及家属都很高兴。这样的例子很多，尤其是有的晚期病友医生告知只有 3 个月到半年存活期，却奇迹般地活过了 5 年、8 年甚至更长，这样的典型病例在我们身边常常发生。每每看到这些就感觉我们的付出值得，累点辛苦点真的感觉是一种享受。

在十几年的康复和近几年的教功实践中，我深刻体会到作为一名合格的教功老师，首先要自我康复才有实力帮助病友康复；其次要精读郭林老师原著，逐步深刻领会功理功法；同时必须具备应有的功德、师德，虚心向抗癌老前辈学习。今后我要持之以恒的加强体能锻炼，进一步树立乐观向上的心态，走群体抗癌之路，弘扬郭林气功文化，誓与郭林气功伴终生。

做一个优秀抗癌党员

首都最杰出抗癌明星、乳腺癌直肠癌40年患者友谊医院原主管护师

◎李秀贞

我叫李秀贞，曾是北京友谊医院医保中心主管护师，现年76岁。曾在1975年做两次乳腺癌根治手术，到现在已有40年抗癌史。2011年又患直肠癌，手术后已4年。

我是1958年护校毕业分配到友谊医院工作，经过自己的努力，于1960年成为一名光荣的共产党员。刚刚度过困难时期，1963年党组织派我去“四清”工作队，我接受这个任务，到京郊的丰台大井、石景山的八角、通州的大稿等农村工作。那时的农村生活非常艰苦，我和农民同吃同住同劳动。到1964年回到医院。不久就开始了十年动乱，1968年，我被派到房山最艰苦的霞云岭北直河村做医疗队长，我二话没说，放下两岁多的孩子到了那缺水少粮的大山里工作一年的时间。我回到医院工作8个多月后，1970年上级又派我去参加北京第一批赴延安医疗队，我放下3岁多的孩子，拖着虚弱的身子义无反顾地踏上征程，到了延安最贫困的克山病和大骨节最严重的黄龙巡回医疗。在那一年的时间里，我已经感到乳腺的不适，但因工作繁忙，条件艰苦有病也得扛着。一年后我回到医院，在我短短的十几年的工作中，已经是3次下乡，5次调动科室工作。作为一名

共产党员，党叫干啥就干啥，这是我入党时发下的誓言，在行动中实践。

1975年，生完第二胎一年多，此时我已回到医院工作，身体总觉得不适，经检查我患上了乳腺癌。这个晴天霹雳把我击倒了，自己不知所措，恐惧心理使我每天以泪洗面，再加上当时对癌症的认识以及医疗水平偏低，使我十分的悲观。在这时党组织安慰我，给我安排医院最好的医生手术，术后医院很多同志来到病床前。尽管当时物质缺乏，大家省下来鸡蛋、肉、糖……送到我的病床前，并且鼓励我去战胜病魔。

当时我想：我是一个党员，那么多的经历都过了，难道疾病就吓到一个共产党员？于是我下定决心以一个党员的精神去战胜疾病。当时的物资供应很差，购买东西几乎都凭证供应，再加上4口之家工资微薄，孩子幼小，没有什么保健品之类，就是粗茶淡饭。保持精神饱满做各种治疗和锻炼身体。在治疗过程中，我又得了放射性肺炎、手臂肿胀，我按照医生的指导，科学治疗，身体逐步恢复。术后半年我正常上班了，并和正常人一样上了夜班。我一心一意工作，快快乐乐生活，家庭和和美美，一晃10多年过去了。我被医院评为优秀共产党员。

弹指一挥间，我到了退休年龄，恋恋不舍地离开工作岗位，开始了新的生活，充分享受改革开放给我们带来的新生和幸福。到公园锻炼、学习养生知识、练习歌舞……积极投入各项公益活动。例如：参加北京市卫生局合唱团到中央电视台演出、到天桥社区参加庆祝活动演出、参加医院文艺汇演、到北京电视台参加“养生堂”活动、到养生院体验养老生活、参加社区志愿者活动……。这些活动使我受到教育，丰富了文化生活，增强了体质，有更多的精力，为党投入新的工作，发挥一个党员的余热。

就在2006年，我被医院内科退休的80多名党员选为支部书记，直到2014年才卸任，这一干就是两届8年。我克服年老体弱多病的困难，组织退休党员学习党的17大、18大和建党90年等重要文件；去公园休闲旅游；到纪念馆参观等活动。每逢年节到老党员、老干部家走访慰问，收缴党费发放报刊津贴……这些看起来是小事，但面对分散在全市的80多名党员来说就是一项费时和繁杂的工作。由于工作认真每年几万元的党费无一差错。在2011年我又一次被评为优秀共产党员，大照片登载在医院光荣榜。

2011年9月，正在我幸福美满的生活和工作时，一个不幸的消息，我被查出患了直肠癌，如同五雷轰顶，险些把我击倒。我想流泪有什么用，拿出一个共产党员的勇气战胜疾病才是正确的。党委副书记带着党办的同志到病床前，安慰鼓励我去战胜疾病。在我的身体上第三次做了癌症手术。术后尚未完全恢复，接着又进行两个月的化疗，脱发、呕吐、厌食、腹泻、灰指甲等一系列反应几乎折磨得难以忍受。我始终保持一个好心态与病魔斗，逐渐恢复体力，不到半年情况好转，我又恢复党支部的工作。一晃4年过去了,我现在和一切正常人一样幸福地生活，尽情享受改革开放带来的成果，我要按照党员的标准要求自己，生命不息战斗不止。

为全国的肿瘤患者做出表率

首都最杰出抗癌明星、乳腺癌多处转移 10 年患者

◎李雅琴

当今社会，日益加剧的竞争带来的精神压力，大气的污染，饮食的不健康等种种原因，使癌症患者的人数越来越多，而且越来越趋于年轻化。恐惧癌症已经成为国人的心病，以致大家谈癌变色。

但是，现代医学的发达，科技的进步，与国际接轨的治疗癌症的办法越来越多，国家的医保政策越来越好，再加上中西医结合的治疗方法，以及癌症患者的良好心理素质，战胜癌症已经不是梦想了。癌症康复的人数已经越来越多，我自己和我的很多病友都实现梦想，成了癌症的康复者。

我是一位晚期乳腺癌的康复者。我自己的抗癌经历告诉大家：癌症不等于死亡，癌症是可以康复的。

2005 年 2 月，发现自己左乳有一个小肿块，就赶紧去中国医学科学院肿瘤医院做检查，钼靶，B 超，活检穿刺后，被诊断为早期多发性乳腺癌。面对突然袭击的打击，我当时没有心慌意乱，镇定情绪，按照医生的建议，积极采取首选手术治疗的方案，在中国医学科学院肿瘤医院做了乳癌根治手术。术后病理显示，多发浸润性导管癌和原位小叶癌。手术中，我很配合医生，术后自己照顾自己。因为我的家庭比较特殊，我的老

伴患有抑郁症，不能照顾我。手术时身边只有还不是很成熟的儿子和几个亲朋。这样的家庭情况我别无出路，只好使自己更坚强，我用了几天的护工就开始自己照顾自己。术后按照医生的建议，我在中国医学科学院肿瘤医院的分院去做化疗。吃了很多苦,受了很多罪,那个罪用语言是无法形容的。本想没事了，但是在 3 个疗程化疗后的评估中，照 CT 发现纵隔淋巴结有很多处转移病灶。这时自己心里有些不平静了。但是理智叫我必须保持镇定，我跑去北京医院做了 PIT–CT，诊断有转移的可能。于是，我又和医生商量采取积极的治疗办法，慢慢的纵隔淋巴结缩小了很多。我结束了艰难的 6 个疗程的化疗，回到家中休息,在乳腺内科罗建大夫的指导下,积极服用口服化疗药希罗达,病情得到一些控制。

我还按照医嘱坚持服用内分泌治疗的药物阿诺新，每 3 个月复查一次。然而，一年半以后，我再复查还是出现了大面积的肺转移，还有纵隔、横隔、锁骨、腋下淋巴结的转移，以及骨转移。残酷的现实摆在我的面前。

儿子急得哭了，他的孩子就要出生了，我却成了晚期癌症病人。我劝慰着儿子，同时也劝慰着自己，不能沮丧，不能悲观失望。我还是要本着积极的态度治疗。因为病床的问题，我又住进了北京肿瘤医院坚持做了一年多的化疗。

前后换了好几个方案，但效果都不明显，反而化疗使我的体质变得特别的不行了，发着高烧，血象太低，慢慢的不会走路了，嗓子也失声了，不会讲话了。我一个人常常望着医院的天花板发愁发呆，我该怎么办呀？医生说我不能再继续化疗了，我也感觉死神在慢慢的向我走来。但是我的求生欲望却特别的高，因为我的孙子已经出生了，我有第三代了，我还没见过孙子几面呀。我的家庭需要我的照顾，我可不想轻言放弃，我很留恋这个美好的世界，我还没有来得及好好的享受我的好日子呢。

于是我自己积极想办法，决定采取中西医结合的治疗方案，在网上查询找到离我家很近的北京普祥中医肿瘤医院，接受广安门中医院的老教授张宗岐的中医治疗。当时的我真的体质太差，气喘嘘嘘，虚弱的走不了路，说不出话，坐着轮椅，秃着头，样子很恐怖。但是我的内心很不服输，我想和癌症这一顽疾做坚决的斗争，因为我想活下去。

接受祖国传统中医治疗后，想活下去的强烈意念的支撑，我的身体得到很好的调理和恢复，不再难受。我继续服用治疗内分泌的药物，服用张宗岐教授的中草药。这样 4 个月下来，我再去北京肿瘤医院复查，CT 报告显示，我的肺转移没有了。我震惊了，不相信这个报告，还和儿子一起再去医院查看结果，真的没有了。这时，我的信心就更加坚定了，我身体内可怕的癌细胞被张宗岐教授的高超医术治好了，被我坚强的意志吓跑了。

接下来一年时间，我继续服用中草药和内分泌治疗的药物，我的纵膈、横隔、锁骨的转移也没有了，骨转移也消失了，我真的康复了！我很开心，我看到癌细胞也是脆弱的，你坚强了，他也会被击退的。

于是我怀着感恩的心，从 2008 年起，开始做癌症康复的志愿者，帮助更多需要帮助的病友，走出心理的雾霾，实施积极的治疗。我在网上开了博客：给自己取了“敢与癌症叫板”的网名，每天发表博文，现身说法帮助更多的病友以积极主动的心态抗击癌症。几年来，我的博客得到很多网友的认可，大家喜欢我这个敢于和癌症叫板的人，亲切的称呼我为“叫板大姐，叫板阿姨”。有事大家都喜欢和我交流，我也耐心的一一答复。我的博客的点击率已经达到 78 万人次，博客等级也到了 39 级，成了小有名气的网络名人。

2008 年以来，我开始参与群体抗癌的公益活动，和网络小名人“牧野凉”等几个病友管理“粉红丝带部落”网站，管理六个 QQ 群，我把自己的抗癌经验写成文章发在网站，帮助广大彷徨恐惧与癌魔抗争的病友们。

我还参加了北京最大的群体抗癌组织“北京抗癌乐园”。现在我担任着一个分园的负责人，带领更多的癌友一起群体抗癌。我现在的工作很忙，我要管理分园开展各种活动，组织大家话聊谈心，一起学习抗癌知识，搞文体活动、旅游活动，做病友的探访工作，我还积极向报刊、杂志投稿宣传我们群体抗癌的好处，并且自己创建了“普祥肿瘤病友之家”、“北京抗癌乐园普祥分园”两个 QQ 群，为病友排忧解难，建立了普祥抗癌分园的微信群，很受病友们的欢迎。在我们的分园里，很多病友都特别的有爱心，很勇敢的抗击癌症，她们已经存活 10 几年、20 几年了，积极为病友们服务，我很感动，我在努力向他们学习，为这个社会做出自己应有的贡献。

还有值得一提的是，我这个 60 多岁的老人还在工作挣钱养家呢。在没有影响我的群体抗癌的事业的前提下，通过我自己的努力，我的家庭已经脱贫了，解决温饱的我，每年还能拿出一部分钱来帮助困难病友了。我为此感到很自豪。我今年 4 月在 QQ 群里认识了四川雅安来京治病的癌友贾琼，雅安地震后看着他们母子艰难的日子，我用微博，博客，微信，贴吧等多种形式，为灾区来京的病友贾琼筹集治疗资金。普祥医院领导还发动全体职工给贾琼捐款捐药，我自己也拿出一千多元送给贾琼，不到半个月的时间，我们一共为贾琼筹集资金 4 万多元，解决了她们的燃眉之急。这件事被媒体“特别关注”报道了。

我在抗癌的路上走得还不算远，但是我会努力的坚持下去。我坚信我会长寿的，小癌搞不倒我的。我曾经给自己制定了人生的长度，就是在我转移严重时，我的小孙子出生了，到现在孙子已经上小学了，我要陪着我的孙子慢慢长大，学业有成，成家立业，那时我就是走了，也是寿终正寝了。我还给自己定了人生的宽度，就是要有好的生活质量，做好自己的事业，挣钱去周游世界，为祖国的肿瘤患者做出表率。战胜癌症不是梦，我们每个癌症患者都要积极努力，实现自己癌症康复的愿望。

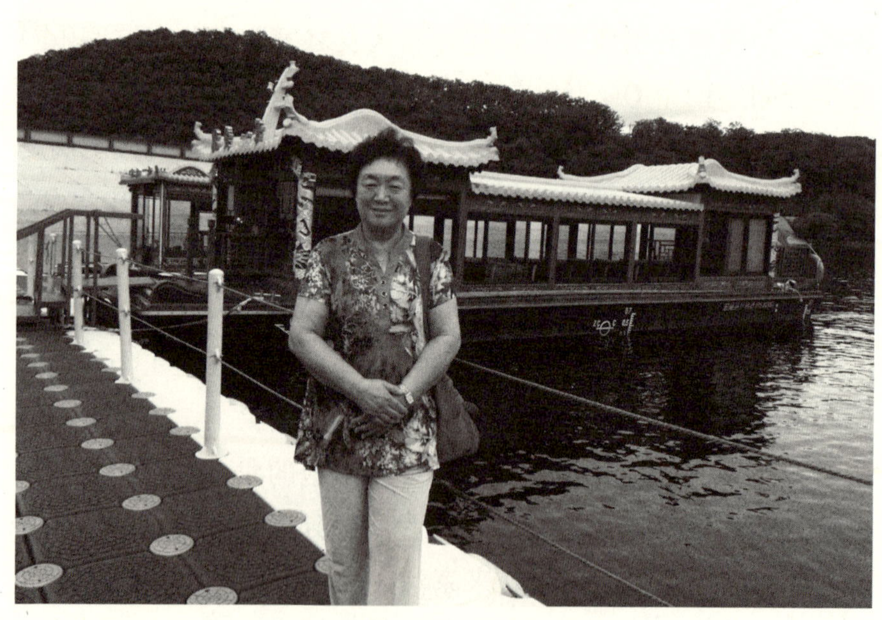

愿船载梦想远航

乐观向上笑对人生

首都最具奉献志愿者、视网膜母细胞瘤58年患者

◎李玉玲

我很小的时候，患上了恶性肿瘤视网膜母细胞瘤。这是一种小儿恶性肿瘤，父母为我的病跑前跑后。小小的年纪得了这种病，父母的特别着急，我们家兄弟姐妹多，都很懂事，知道我病了他们都让着我，父母格外的关心我，使我幼小的心灵感受到父母的爱，家庭的温暖。为了保住生命，我做了摘除眼球手术。小时候并不懂得这种疾病会给自己的生活和今后的人生带来什么样的痛苦。长大了从上学到参加工作，疾病的痛苦和视力残疾给我带来了很大的困难。在课堂上我看不清黑板上的字，上课我认真听老师讲课，下课了我借同学的笔记认真学习。我是个好强的人,什么事情都想和常人一样把它做好,绝不服输。考试成绩一直排在班里的前几名，老师都为我的学习成绩感到高兴。参加工作了，视力又是一个前进道路上的问题，我就克服困难，自己找窍门。人家休息了我不休息，多练多干，熟能生巧，保证完成生产定额。政治上我也积极要求进步，入了团入了党。

岁月荏苒，我与癌症疾病抗争了58年多。它给我的精神和身体带来了极大的苦难和痛苦，这种困难和痛苦曾一度让我产生过自卑自弃怨天尤人，认为老天爷不公平，让我得了这病。

但整天埋怨，情绪低迷并不能解决问题，生活还得靠自己过，这样下去只能会给自己的身体和精神造成更大的压力和伤害。倔强的我并不甘心做生活的懦夫，我要做生活的强者，面对疾病和困难我要自强自信自立。我是 1998 年加入抗癌乐园的，学到了郭林抗癌健身功。在这个大家庭中亲眼目睹了众多癌症患者，在一起谈如何面对疾病，如何防癌抗癌，谈个人体会，介绍健身经验。他们有说有笑，自娱自乐，完全不像是一群癌症患者。在这里他们的生命得到了升华，我深受鼓舞，这正是我要寻找的氛围。我要融入这个大集体，成为他们的一员。

我是闲不住的人，这也许对我的身体健康是个极大的好处。我干起工作时比别人勤快,实打实干。在社会活动中我积极参加，跑前跑后，我觉得人勤快身体才健康，如果人一懒惰病就会找到头上来。人总是要有点事做，要有点精神。

我是个乐天派，把别人都往好处想，不要自寻烦恼，要学会容人，广交朋友与人为善，这也是身体健康，战胜疾病的有利因素。

正是身体的磨难造就了我一个好的心态。从情绪低落到乐观自信，这涵盖了一个癌症患者对健康生命的祈求，对美好人生的渴望。要说最大的感受最大的体会，那就是保持乐观向上，笑对人生的精神状态。人要活得乐观，活得从容，活得开朗，活得大度，只要人在精神层面上永葆青春朝气，那么任何疾病，包括癌症都会在生活的强者面前低头。

参加北京抗癌乐园使我不再感到孤独，它给了我快乐。我要用我的抗癌心得去鼓励癌症患者生活的自信；我要用我的热情为癌症患者服务。我希望用我们北京抗癌乐园“自强不息、自娱自乐、自救互助”的群体抗癌精神去感染社会，去预防癌症，治疗癌症，去帮助癌症患者身体康复。让我们的生活更美好，让我们的社会更和谐。

20 多年来，我已融入到北京抗癌乐园这个大家庭中。并成为一个热心宣传帮扶广大癌症患者队伍中的志愿者。热衷于为大家服务，只要乐园需要帮忙无论大会小会，我都义不容辞，总会出现我的身影。健康快乐，互助奉献是我的口号，康复一人幸福全家是我最大的愿望。我用快乐的生活感恩社会，让我们癌症患者战胜疾病，在精神上获得新生。同时自己也享受着送人玫瑰留有余香的快乐。用自己的健康去证明癌症不等于死亡，做个优秀的志愿者。

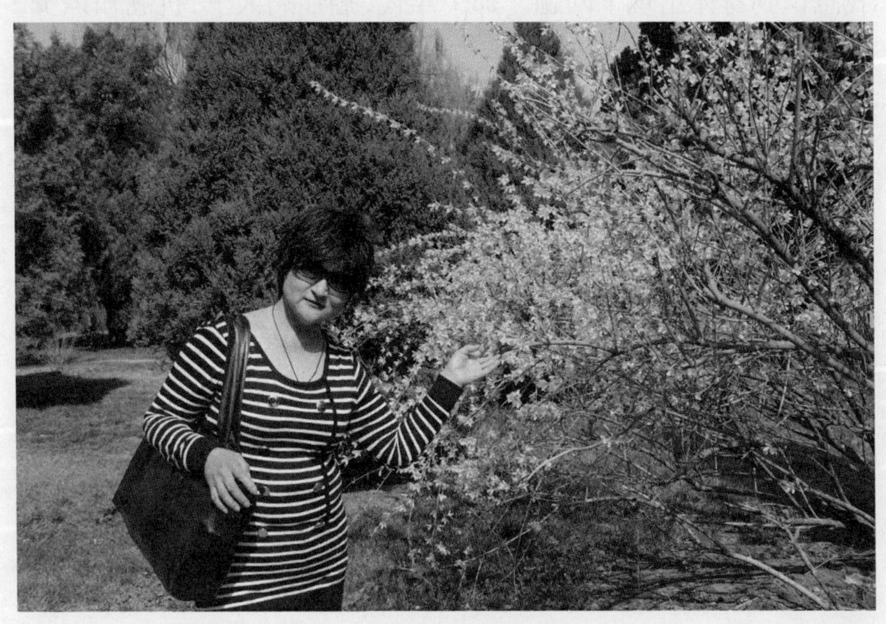

强大的内心 优雅的外表

为弘扬郭林抗癌健身疗法出一份力

首都最具爱心家庭、郭林自然医学高级教师

◎刘 冰

我叫刘冰，今年60岁，1992年11月份，单位体检发现我右乳有肿块，医生说不好，让过3个月去医院复查。听到这些我意识到身体出现了问题。那个年代，癌症病人少，抗癌知识少，癌症对于我们来说一无所知。我是从事财务工作，年底年初工作很多，又临近春节，再加上思想上没有引起任何警惕，1993年春节过后我才去医院复查，检查确诊乳腺癌。一听是癌，担心、恐惧、坐立不安。当时我和爱人都只有37岁，女儿小学3年级。看着年幼的女儿，无助的爱人，想到60多岁的父亲，我更是悲观、失望、无助，我哭了，为什么我这么倒霉？从来不生病为什么一生病就是癌症？我只能用哭声来发泄心中的悲伤。

1993年3月手术，腋下淋巴转移3/7，住院期间，爱人请假半个多月，天天陪在我身边。手术后身上插了各种管子，身上疼得很，大嫂、二嫂请假白天轮流照顾我，一边帮我按摩去痛解乏，一边还要安慰我，爱人晚上陪着我，年幼的女儿是婆婆照顾着，看着全家为了我而忙碌着，心里非常感动。为了这么好的一个大家庭，更为了年幼的女儿，我一定要坚强、勇敢地活下去。

出院后，我经历了化疗、放疗。化疗的毒副作用是常人难

以想象的，我吃什么吐什么，连喝口水都吐出来。看到我的状况，家里人非常着急，听说炒胡萝卜丝能缓解呕吐，哥嫂亲自为我端来一小盘，还买营养品、补品让我吃。爱人听说有一种神药能抗癌，托朋友花钱买来让我喝，有时刚喝下药又吐出来，一连喝了10天，在我再三追问下，爱人才告诉我一包药500多元，早晚各一包，10天近一万元了。1993年我的工资每月才100元左右，爱人让我坚持吃3个月，我知道爱人听说能治癌症，他会不惜一切的，但这么贵的“神药”，我拒绝了。事后婆婆开玩笑地告诉我，她看见我喝一包药又吐出来，她心疼，那可是500元钱哎。

1993年4月，我在地坛公园学练郭林新气功。在习练郭林新气功的前5年内，我非常认真，天天早上7点多钟进公园，一直到中午12点左右才回家。在这几年中，又是家人把所有的事情都替我安排好。早上婆婆给我女儿做早点，送去上学，我中午回到家又是婆婆做好午饭，晚上还是婆婆准备晚饭，哥嫂回来帮忙做饭收拾，是亲人们默默地帮助我、支持我，他们没有用太多的语言表达，用他们的行动，他们的付出，使我能坚持练功，没有任何后顾之忧。在亲人们的支持帮助下，我对战胜癌症充满了信心和勇气。渡过了3年关，5年关，同时在习练郭林新气功中，我看到了生的希望，身体状况和精神状态都有了明显的改观。

5年后，我成为了一名郭林新气功的辅导员，自己康复了，就要为弘扬郭林新气功为抗癌事业出一份力。

每当看到癌症病友来学功，我都有一种同病相怜的感觉，把他们当成朋友，耐心细致地手把手教功，和他们促膝谈心，交流康复体会，切磋抗癌经验，开导每一个病友尽快地从绝望中站起来。教功中我一遍遍地教，口干了，声哑了，但看到了病友能掌握郭林新气功，脸上都露出了一丝丝笑容，我的心情非常愉快。

不管是严寒酷暑，还是大风大雪，除特殊情况外，我一直坚持教功。教功的同时，我也坚持练功。教功17年来，我也得到了家人的大力支持。

有一次3岁多的外孙病了，在家休息，总园召开会议，女婿请假在家看孩子。他请假一天要扣150多元，但是为了支持我的工作，他们没有一点怨言。

2014年1月21日，80多岁的老父亲腿上长了一小瘤，做手术，1月22日总园教功老师开会，总结一年的工作。又是为了我，老父亲一瘸一拐的，行动不方便，我却没有在身边照顾他、陪着他，心里感到很内疚。

我身体恢复好后，把我的爱倾注在这个大家庭里，全家也因为我健康地活着而充满着幸福。歌声、笑声是我们家的装饰，外孙稚嫩的儿歌声和他发音不准的童声常常引起全家人的开怀大笑。亲人们发自内心的喜悦，使我对未来充满了信心和希望。

这次搬家后，我去地坛教功坐车不方便，为了不影响我教功，家里人每次都是5点半起床，把我送到车站，再回去睡觉。看到他们在梦中被我叫醒，有些不忍心，但想到病友渴望学功的眼神和我的责任，家里人作点贡献是值得的。

在22年的抗癌道路上我体会到，得了癌症是不幸的，而我却幸运地从紧张、忙碌的工作环境中解脱出来了，让自己提前享受了生活，享受了亲人们更多的关爱。感谢党、感谢单位领导和朋友们，更应该感谢我的亲人们。

郭林抗癌健身疗法是我的救命之宝

首都最杰出抗癌明星、郭林自然医学资深教师

◎刘忠正

我叫刘忠正，今年81岁，1996年9月患肾透明性细胞癌，手术摘除右侧肾，1998年11月复查时发现甲状腺病变，确诊为甲状腺乳头状细胞癌，左侧甲状腺全切，右侧也切除三分之一，不是转移癌。因为这两种癌对放化疗不敏感，而且易伤另一个肾，故都没有进行放化疗，只使用生物制剂和干扰素。并且我1989年就患有糖尿病，天天服药，血糖保持基本正常。2010年冬又患高血压、心脏病。每天练抗癌健身法和教功，这几种大病都没有对我造成什么大的影响。

十几年过来，我的基本做法是这样的：

第一，要做到两个正确对待。一是正确对待癌症；二是正确对待自己得癌。做到这两点需要经历一个彻底改变的过程。我的母亲1991年患胰腺癌经多方治疗无效，半年内病逝。我的同事患肺癌，经手术、化疗也没有留住生命，半年内也离开我们。我当时认为，一个人如果得了癌症也只有半年生存期。我确诊后，不住院、不手术，吃不下，睡不着，两眼发呆，脾气暴躁，在思想上整日算计我还剩几天活期。是家里人用哄骗的方法把我送进医院，硬逼我做了手术。现在回想起来，面对病症应该积极适时治疗，不怨天尤人，不恐慌悲观。

第二，郭林气功是我的救命之宝，我永生不停。出院第六天，老伴用三轮车推我去公园学练郭林气功，当时我不太相信，可是亲眼看到了很多比我年龄大，病情重的人通过练功一天天好起来了，加之老师耐心细致的帮教，使我逐步认识了郭林气功是抗癌的好方法，内心中明确了我当前生活中最重要的事情就是抗癌成功，夺回健康。

第三，练功要巧练，不要死板。结合自身情况（病情、体力……）确定适合自己的练功方案，并要落实到位，天天坚持，风雨无阻。天太冷可以找背风向阳的地方练，刮风下雨可在屋内练，要练养结合。前几年我每天“四出工”：早饭前在自家周围练 40 分钟自然行功，然后回家吃早饭、服药；7 点多钟再去公园练一遍自然行功、升降开合、中快功、点步功，练两个多小时，中间休息一个小时和大家聊天交流体会，最后一个功向公园大门口走，收功回家；下午 4 点左右在家周围练 1—2 小时自然行功；晚上 7 点左右又去公园练一步三点和三步一点功，1 个多小时，睡觉前再做一遍全身按摩（因我是肾癌不能泻的太多，吐音和特快只练了半年多），每天要练 5—6 小时以上，过年过节没有停，这样一直练了 7 年左右。

第四，练功要有量有度，不能随便减少或增加，更不能病好了就停，病重了复发了你就拼命练功，这是不科学的，而是应该对症练，勤练勤休，练休结合。我们练功中收回的是气，不是只存在气海，而是在气海穴中进行气化，使收回的天然之气和腹内的先天之气进行气化，产生真气，去消灭癌细胞，增强免疫力，增加抗癌活力细胞。

第五，练功要认真，动作要到位。练功方法对，动作准确到位，效果肯定就好。要严格要求自己，坚决按照教材中的要求去做，

“圆、软、远”“放松、入静”，尽量做到一丝不苟，形成不急不燥，达到修身养性的目的。

19 年过去了，我不仅自己坚持习练郭林气功，还作为北京抗癌乐园的主讲老师教授郭林气功，宣传推广抗癌健身法，让更多的癌症病人摆脱痛苦，走上健康之路，看到他们的笑容，我也快乐。

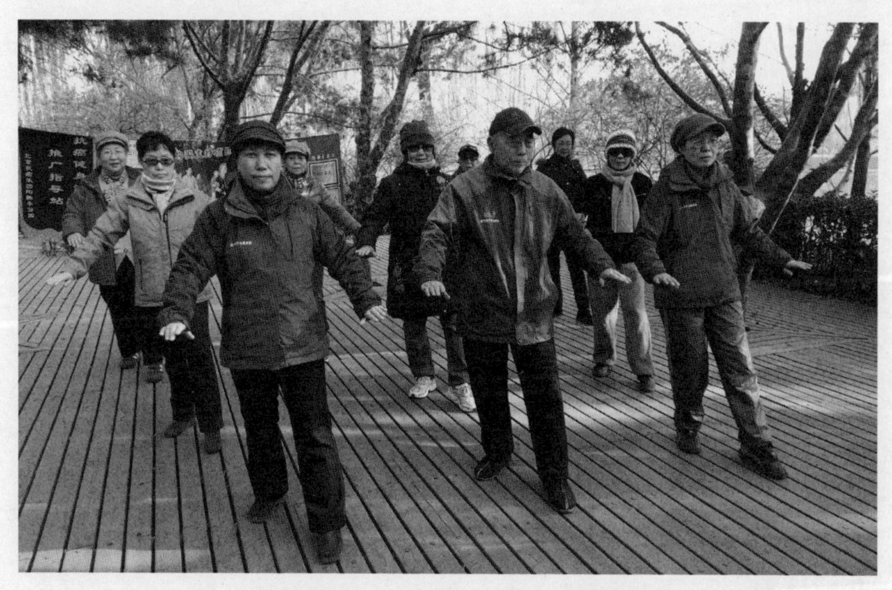

瑟瑟秋风寒 铮铮铁骨汉 刘忠正（前中）

两战癌魔我终于胜利地走过 19 年

首都最杰出抗癌明星、非何杰金淋巴瘤、乳腺癌 19 年患者

◎马桂芳

1994 年，我 61 岁，离休了。离开我毕生热爱的新闻工作，根据健康状况，我想发挥余热，继续为社会做一些有益的工作，应朋友邀约，我得以继续干本行工作。不想两年后，噩运突然降临我头上，我被确诊为非何杰金淋巴瘤，手术切除胃 3/4。正当我以一个癌症康复者的姿态，活跃在我的第二个家—北京抗癌乐园，积极参加舞蹈队和乐园组织的各项活动时，2007 年癌魔再次袭击了我，得了第二种癌—乳腺癌。从此，我又开始了与癌魔抗争的第二个回合。弹指一挥间，我在抗癌的路上拼搏了 19 年，今年已经 82 岁。在坎坷的人生旅途中，19 年不算长，可战胜癌魔的路却走得很艰辛。我终于胜利地走到了今天，有幸亲眼看到改革开放给国家带来的巨大变化，内心充满了幸福感。

我是怎样走过来的呢?

一、树立与癌魔抗争到底的决心和信心。有人说过，信心抵得上半条生命，我的抗癌经历证明了这一点。我在手术台上曾经死过一次，是医生把我从死亡线上抢救过来，闯过了手术关，接着闯化疗关。3 年内，我化疗 20 多次，头发脱光 3 次。化疗

的毒副作用，使身体极度虚弱，白血球低下，至今仍未达到最低标准 4000，免疫力低下，失眠、腹泻，以及各种疾病的不断侵扰：肠梗阻、脑梗塞、心房颤动，乳腺癌手术后的内分泌治疗又带来严重的骨质疏松等副作用，曾一度骨折。还有年年长的肠息肉（医学界称为癌前病变），也让我痛苦不堪，头年手术切除，第二年又长。因为我的体质不宜上无痛全身麻醉，每次手术我都得忍受钻心的疼痛，所有这些我都挺过来了。

二、保持平静、乐观、豁达和积极向上的心态。这是我战胜癌魔很重要的法宝。十几年来，我一再告诫自己，精神不能垮，精神一垮，就算有神医神药也救不了自己。我要快乐地过好每一天，把生命掌握在自己手中。但在乳腺癌手术后，面对肢体残缺这个坎，我差点迈不过去了，心里苦恼，情绪一度低落，是情同手足的北京抗癌乐园病友，帮我迈过了这道坎，使我重新振作精神，快乐地面对。我除了继续积极参加北京抗癌乐园组织的各项活动，还参加社区组织的舞蹈队和外语合唱队，逢年过节都要登台表演。许多人伸出大拇指，夸我说：“你哪里像个得过重病的人啊！”还有人说：“你一点也不像 80 多岁的老人，你的舞步那么轻盈自如，我妈还没有你年纪大，腿脚都不大灵便了”。

三、坚持锻炼身体。面对虚弱不堪的身体，除了积极配合医生治疗，还要选择能帮助自己增强体质的锻炼办法。我多年坚持练郭林抗癌健身法。能有今天充沛的精力，硬朗的体魄，健身疗法功不可没。我还从报刊杂志刊登的有关康复、保健的文章中汲取有益的医学知识，观看北京电视台的养生节目，从中学习中医通经络按摩穴位的办法，坚持早晚按摩一些重要穴位，坚持散步和跳广场舞。这些综合锻炼方法对改善我的健康状况起了积极作用。

四、坚持科学的综合治疗。我从没动摇过到专科医院坚持治疗的信心，我经历了手术、化疗、生物治疗、内分泌治疗、中草药治疗、体疗、食疗等等，特别是体疗和食疗对配合医生的治疗起了很重要的作用，懂得该吃什么不该吃什么，注意营养均衡，不乱吃补药和保健品。

五、心怀感恩，回报社会。我感恩社会，感谢医护人员对我的精心治疗和呵护，感谢单位领导和亲朋好友的关爱和支持，他们给了我很多很多，我要回报，尽自己所能，帮助需要帮助的人。我还引导孩子做善事，虽然微薄，总算尽了一点心意。平时，我主动关心帮助有心理障碍的新病友，鼓励他们鼓起勇气，决心战胜癌魔，坚强地活下去。这些，让我体会到帮助别人，快乐着自己。

六、构建和谐、包容、温馨幸福的家。我和老伴有个共识，我们不能再为社会服务了，但可以间接为之服务。我们甘愿担起照顾好、服务好儿孙的任务，让儿子、儿媳集中精力干好本职工作，他们事业有成，不也就有我们的一份苦劳。现在儿子、儿媳都是单位的业务骨干，孙女也顺利地考上北京的重点大学，一家人其乐融融。我们深感欣慰，更加珍惜来之不易的幸福晚年生活。

首都最杰出抗癌明星、胃癌肝转移 4 年患者

◎马石峰

我是一名 62 岁退休职工，在 2011 年 12 月经胃镜检查被确诊为胃癌晚期，当时真是晴天霹雳，欲哭无泪。心中想这种倒霉的事怎么让我赶上了，经过几天的思想斗争，亲人的安慰，终于想明白了，既来之则安之。既然已确诊就应该勇于去面对，要想好好地活下去就必须与病魔作斗争，人生自古谁无死，我已经活了 60 多岁了，还要怕死吗？所以我要积极配合医生治疗疾病。在做手术之前，我请我的所有亲朋好友大吃大喝一个星期，以示与朋友做告别，万一死去也不留遗憾。

在 2011 年 12 月 26 日我顺利做完了手术，手术很成功。术后半年内做了 6 次化疗，现在想起化疗时的生理反应，还心有余悸，用药后第一反应是手肿一点东西不能碰，吃不下任何食物，呕吐不止。在家人的照顾下，吃了吐，吐了再吃，这样我坚持了两个月，总算熬过来了，算是康复了，当时心情还是不错的，开始了新的生活。

但是在 2012 年 12 月底做康复检查时，结果出来医生说肝转移了，当时想这次完了，又进行了一次化疗，身体急转直下，由于身体太弱了，我准备放弃治疗。正在我走投无路时，我的妹妹从网上发现北京汇海中医医院。当时汇海教授鼓励我说："吃

我的药再活 30 年，但必须配合治疗，不许生气，心情一定要好”。我听从教授的话，吃药约一个月后，去医院复查把给我治疗的医生吓了一跳，因为我吃中药没给医生说，通过检查发现我肝上的肿瘤缩小了，心中别提多高兴了。后来继续服用汇海教授的药，用了两个月之后再检查，肝上的肿块没有了，完全消失了，真是奇迹。

两年多的经历，使我明白了患上了癌症并不可怕，只要自己树立战胜病魔的信心，再加上合理的治疗，癌症并不是不可战胜的。

患病时自己一定要心情放松，不要病没把我打倒自己就被吓倒了，所以心情很重要。一定要树立信心，战胜病魔。当然也离不开家人的支持与安慰、鼓励、照顾，在我患病期间，他们给了我无私奉献，在病重时期家人没有烦我而是无微不至的关心我，爱护我。病重期间我的爱人、儿媳妇天天给我按摩身体，鼓励我，照顾我的一切，在她们的悉心照顾关怀下，我身体渐渐康复了，又一次新的生命开始了。在此我衷心的感谢我的家人，谢谢你们，你们辛苦了，谢谢我的兄弟姐妹，谢谢汇海教授的细心为我治疗。以上是一点心得体会，希望病友们坚强起来，只要我们树立信心一定能够战胜病魔。

能为癌友服务我快乐

首都最具奉献志愿者、乳腺癌 11 年患者

◎马淑慧

我是乳癌患者，自 2004 年 11 月确诊右乳侵润性导管癌，经历过手术、放化疗，至今已经 11 年了，11 年来最让我值得庆幸的事，是我在刚做完手术，放疗期间就有幸在癌友的介绍下加入了北京抗癌乐园，是北京抗癌乐园带领我走上了正确的抗癌之路。在乐园组织下，听了许多医学专家的讲座以及抗癌明星的演讲，犹如一盏明灯，照的我心里亮堂堂的，我对生活充满了希望，真正认识到“癌症≠死亡”，命在我不在天，我的健康我做主。在以后的日子里，我以这种乐观的心态，一方面遵医嘱按时服药，定期复查，另一方面每天参加体育锻炼一小时，从未间断，身体素质得到了提高。同时，我积极参加乐园组织的活动，开阔了眼界，获得了很多科学抗癌知识，结识了许多朋友，我也加入到了志愿者的行列，担任了小月河地区的小组长以及分园的党小组长，积极协助分园做工作，发展新会员，和新会员一起聊天，畅谈抗癌体会，鼓励他们战胜疾病的斗志。对那些身体弱不能参加活动的会员，我经常打电话给他们，询问身体情况，有什么需要帮助等，从精神上给以鼓励。还经常和分园领导到家里或医院看望病友，给他们送抗癌康复杂志，买公园年票，虽然事情不大，却使他们感到组织上的关心。看

到她们脸上的笑容，虽然我不能帮她们解除身体的痛苦，但能给她们带来精神上的快乐和战胜癌症的信心，我的心里比什么都高兴。

做为一名志愿者，是要付出很多辛苦和时间，很多事情都是自觉自愿的。按照抗癌乐园群体抗癌，医患结合科学抗癌的精神，我代表分园主动联系了北医三院肿瘤科，听医学专家讲座，同时我们还为在座的癌友表演一些文艺节目，以我们的实际行动，宣扬乐观拼搏，战胜癌症的精神。分园每逢组织什么活动，我都主动帮助领导做工作，积极参加乐园在 2008 年首都癌症患者迎奥运以及 2013 年健身文节两次大的活动，并组织参加活动的人员在下面认真练习，圆满完成了《扇花秧歌》和《红绸腰鼓》的表演任务。过年了分园要开联欢会，我组织小组成员编排节目，挑选歌曲，排练舞蹈等，根据发生在我们自己身边的事，我自编自演三句半，没有锣鼓，大家就从家里拿来锅碗瓢盆做道具，朗朗上口，演出效果很好，大伙开心极了，我更开心。要搞好组里的工作，首先要把大家团结在一起，做事情处处为大家着想，让每个人都感觉是组里的一分子，都能感受到组织的关心。乐园有什么活动，鼓励大伙积极参加。有时组织的活动名额有限，根据活动内容尽量安排新会员参加，同时也关注老会员，充分发挥他们的积极性，利用他们的个人所长，为小组做一些工作。

总之，现在只要说分园里有活动，大家都积极参加，能在抗癌乐园这样的组织里活动，是我们的福分，在这个幸福大家庭里，我将继续为大家服务。

一切都是应该的

首都最具奉献志愿者、乳腺癌11年患者

◎马 晏

我叫马晏，今年60岁，2004年被确诊为乳腺癌晚期，并且淋巴转移。乳腺癌肿瘤最大时长到12*10*8，它盘根错节般地长在左胸骨上黑紫黑紫的像个小茄子，又象个冻柿子。

当时乳癌5项血液指标检测癌胚抗原CEA指标是119.1，比正常指标高出23.8倍。癌抗原CA153是67.26。那麽有同志不禁要问：你为什麽把癌养这麽大，发现了怎麽不去手术治疗呢？原因是我有一个非常不好的癌症家族遗传史。我爷爷、奶奶、父亲、二叔、唯一的姐姐、姑姑，以上六位亲人都因患癌症，积极地采取了医疗措施，可以说历尽千辛万苦，到头来还是人财两空。当我发现自己左乳房上长了一个小硬块时第六感觉告诉我，我得了乳腺癌。我痛苦，我恐惧，我失望，我无奈，我拒绝治疗，我抵触进医院，在我的潜意识里治疗和不治疗都得死。在错综复杂的心情控制下，我以为自己该死了，该离开我最热爱的生活和亲人了。那时我赌气什麽好吃吃什麽，加上恶劣的情绪使得癌细胞得到了温床，迅速的发展，长到了12*10*8，疼痛起来刀剁斧劈样苦不堪言。多数健康的人都说不怕死，但这样的疼痛实在难忍。为了止痛，我来到医院，恳请大夫赶快帮我拿掉肿瘤，然而已经太晚了，医生边摇头边将我送出门外，

把我的孩子叫进去说你们把病人领回去吧，治不了。后来为了止疼，我吃私人中药，每月要花掉4700元的药费，两年多花掉家里近十几万元，癌症只是得到一时的控制，没人告诉我什麽时候是个头。

2006年，我学练了开心保健，同年我有幸加入了北京抗癌乐园。在这两个团队里，癌友们战胜癌症的事例，鼓励着我走出了精神低谷，后来我担任了抗癌乐园日坛分园的园长。在中医的治疗下，通过修心养性我带癌生存。自己康复了，我决心用自己微薄之力，回报社会，帮助身边的癌症朋友们克服心理障碍和精神压力。9年里我积极参加社会上的公益活动，力所能及地为身边的癌症朋友提供帮助。当有些病友病痛比较严重时，经常打电话给我，他们需要我的帮助，我知道这是他们在最难受的时候要见我，我从来没有回避过，都做到了不止一次的出现在他们面前，给他们以支持、鼓励、帮助。有个病人甚至在临去世几小时前，路途又特别远，还在委托家人跟我联系，一定要见到我，当我一路风尘的来到他的病床前，告诉他：不要恐惧，没有绝望的处境，只有绝望的人，这个效果很好，他安心了，冷静了，满意了，这就是群体抗癌产生的效应。当我很晚回到家后仅3个多小时，他的家人打来电话告诉我，病人走了，感激我对病人的理解，和满足他的要求。是责任心让我这样做的，病人带走的是开心、安详无痛苦，留下的是对抗癌乐园的信任。

还有的病人，弥留之际反复的叮嘱我别忘了他，看着他们那一双双诚恳执着的眼睛，我微笑着点头，表示我做得到，他们满足了，快乐的，无痛苦的走完生命的最后一步。每当送走一位癌友我都会自己出钱为他们送上一个花圈，上面写着北京抗癌乐园，这就是群体抗癌！

有一位癌友家庭困难吃低保，患肺癌晚期，无钱治疗，一次因意外高烧不止，我自己拿出3000元为他治疗。后来他去世了，家里穷得没钱安葬，我自己又从家中拿出6000元，帮助他爱人为他送葬。当他8岁的女儿跪在我面前说谢谢时，我长呼了一口气。哈！哈！一切都是应该的！

几年来，我家的电话早已成为连接癌友和乐友之间的热线电话，能为身边的癌症朋友提供帮助，心贴心的交流沟通，这就是群体抗癌。哈！哈！一切都是应该的！

几年来我走访过很多癌症朋友的家，和他们交心，病重的帮他们做饭，收拾屋子，鼓励他们坚强，化解心理的压力，勇敢的面对困难，开开心心的生活。哈！哈！一切都是应该的！

几年来我到医院看过很多次重病号，我的理念是：只要谁有困难，我就一定会出现在谁面前，让大家体悟群体抗癌的温暖。哈！哈！一切都是应该的！

习近平主席带领全国人民实现美好的中国梦。群体抗癌，走中国特色癌症病人康复之路，让更多的癌症朋友实现康复之梦也包括在中国梦里！为社会公益事业担当责任是每个公民的义务，我会做好一名志愿者。

今天回顾自己加入北京抗癌乐园和任分园园长职务的过程，回顾自己治病疗疾的过程，回顾自己为癌友服务的过程，发现实际是真心改造个性的过程，是净化心灵的过程，是献乐得乐的过程，是学做道德，做完满的人的过程。是收获人间种种美好的过程，是有意义的，有价值的真心体验的过程。我今后的生活目标是，坚定不移，为促进社会进步，大家同康同乐做出贡献。再次真诚的感谢北京抗癌乐园！

我的新生之路

首都最杰出抗癌明星、恶性黑色素瘤6年患者

◎孟繁明

我叫孟繁明，是一名恶性黑色素肿瘤患者。历经6年的积极治疗，刻苦锻炼，我在家人，朋友，癌友们的呵护、鼓励、陪伴之下，在医护天使们的妙手神功的挽留下，我再次获得新生。之后，我又经历了转移，复发，先后共做了9次手术，一路走来，我在与癌魔斗争的道路上，漫步走过了6年，我庆幸，我骄傲。

6年前，即2009年5月22日，我被诊断确诊为恶性黑色素瘤。当时犹如晴天霹雳，瞬间击中了我，我在茫然失措中，度过了人生中最艰难的一夜，沮丧，抱怨，悲哀，恐惧，充满了我的头脑。怎么办？我该如何度过我的人生最后时刻，思前想后，彻夜难眠。

第二天，我怀揣着忧虑和恐惧，走进了中国医学科学院肿瘤医院的头颈科门诊的诊室，祁永发教授问诊阅读病理报告后，马上开出了进一步检查单，同时开出了住院单。此时，我忧虑恐惧的心获得了一点安慰，我心中感到了些许欣喜，我有救了！

接下来，检查，住院，术前准备等等。6月4日，我在忐忑不安，强颜欢笑的情景下，面对家人和朋友的目送，被推进了手术室。在祁教授和刘主任及麻醉师的共同努力下，一个半小时后，我鼻腔部位的肿瘤被成功地切除了。手术成功是教授和主任们的

医者仁心，就连共同参加手术，后来给我拆线的进修医生叶大夫都惊讶的说道：太棒了！

手术的成功只是抗癌万里长征中的第一步，今后在人生的道路上如何行走下去？就在人生的十字路口，我选择了北京抗癌乐园，走进了抗癌群体。开始，不熟悉的人员，不习惯的锻炼的方式，打乱了我曾经习惯了的生活方式。新生后的选择从接触开始，在乐园生活的初期，杨和平老师，刘老师和王老师就给了我温馨的鼓励和习练抗癌气功的具体指导。当时我还没有退休，作息时间很不规律。但是，几位老师不辞辛苦，打破教功的作息时间表，为了我能尽快学会郭林抗癌气功，无论我什么时间到公园，都能及时为我安排教学指导，一招一式，既严格认真，又耐心细致。使我初到乐园就迅速地感到大家庭的温暖。练功间隙，病友们还无隔阂地彼此交流抗癌心得，传授个人的抗癌体会。其乐融融的氛围让大家庭般的温暖浸润到我肌体中的每个细胞，在全身上下感到温暖的同时勇气倍增，无形中增强了我战胜癌魔的信心和勇气。

为了增强各位病友们抗癌信心，提高北京抗癌乐园对癌友们的凝聚力，乐园的各级领导积极奔走，寻找活动场地和赞助，开展寓乐于教的各项活动。为了提高自己，锻炼身心，在乐园的精心组织下，各种活动层出不穷。我们既是乐园的园民，也是抗癌事业的志愿者。在各项活动中，我都根据活动需要和自身能力，积极参加。并在活动中努力奉献自己的光和热。乐园每年为“五整生日”的园民举办大型庆典活动，为了使活动丰富多彩，各个分园都要安排人员参加演出。演练准备是辛苦的，我在多次参加排演工作中，不畏辛苦劳累，克服困难，很好的完成了组织交给自己的任务，为大家带来快乐的同时，也陶冶了自己的身心，快乐了自己。

在乐园生活的 6 年里，我积极参加各项活动的同时，还热心公益事业，无论时间多么紧，工作多艰巨，我都想方设法努力完成。特别是今年春节前，乐园与肿瘤医院联手慰问联欢，安排的老师因身体不适等原因，不能到场。为了乐园的荣誉，为了给医务工作者和住院患者送去节日的问候，我冒严寒，顾不上吃饭，准时出现在联谊现场，送去了乐园带给他们的节日问候，我的一首《鸿雁》赢得了大家的掌声。

抗癌无止境，爱心无疆界。癌友心连心，做为抗癌志愿者，不但自己坚持抗癌,更要鼓励身患癌症的病友。鼓舞他们的信心，提升他们战胜癌魔的斗志。6 年间，无论是在住院期间，还是在社会，我都会面对新病友，积极认真地与之交流抗癌体会，用自己的鲜活事例感染他们，传导“癌症不等于死亡”的理念，重燃病友们的生命之灯。

大家庭的温暖不胜枚举，小家庭的温馨更令人回味。得病之初，晴天霹雳不但击中了我，也沉重地打击到我家中的每位家人。当重创清醒后，我的家人不离不弃，不惧路途遥远，寻医问药，了解治病良方。而且，不怕辛劳，制作各种对抗癌有辅助作用的食品。用爱心陪伴，给了我巨大的精神支持。

我 6 岁了！在这 6 年中，我得到了来自亲人、朋友、以及方方面面的关心和鼓励。正是有了大家的关爱和陪伴，才有了我与癌魔抗争的今天。面对我的家人，我的恩人，关心我的朋友，我要大声呼喊:我爱你们！我会珍惜你们的爱心，继续坚持，绝不辜负你们的厚爱。

没有克服不了的困难

首都最杰出抗癌明星、鼻咽癌6年患者

◎蒲连发

2008年12月，我突然感觉耳朵有些聋，别人说话都听不清楚，鼻子也不通气了。我就去合同医院看五官科。当时拿了药，吃了一段时间，不见好，又去医治，经过一个半月左右的医治，进行耳膜穿刺6次和切片化验，还是不见好。为这病我花费了大约5000多元，就和当时的主任医师吵了起来，惊动了医院的副院长。院长了解了治疗过程和时间，又亲自为我做了内镜观察，对我很关心地说，我在内镜检查中看到了你头部五官咽喉部里边好像有一个像瘤子一样的血球。他建议我去北京肿瘤医院检查一下，不能再耽误了，还给我开了一张他给肿瘤医院大夫写的联系信。根据电力医院副院长推荐，我去了肿瘤医院，找到了主任医师黄教授，进行了全身大检查。

经过两周的周密检查，终于查出我得的是恶性鼻咽癌，肿瘤直径达到3.6公分。当时为我检查出结果的易俊林教授，要求我立刻住院治疗，不能再耽搁了，并为我安排了住院治疗的方案。第一阶段，做放疗35次，化疗8次。经过将近50天的放疗和化疗，再次体检，发现肿瘤真的小了，从3.6公分缩小到1.5公分左右。根据我治疗后的身体状况，决定让我继续进行放疗、化疗12次，大概一周左右。经过加强放疗12次后，再一次全

面检查，结果肿瘤缩小得更多了，直径不到 1 公分，而且成黑色炭状，决定先停止放化疗，回家进行吃药调养，并要求我树立恢复身体健康的决心，鼓励我一定要度过治疗期的恢复难关，尊重教授提出的要求，按时吃药，按时输液，输营养蛋白，慢慢的恢复体力。

由于我得的是恶性肿瘤，经过检查治疗一共在肿瘤医院住了 72 天，我的体重由刚进医院时的 214 斤下降到出院时的 140 斤,72 天减了 74 斤。当时情况很不好,已经不能吃饭,不能喝水，脖子表皮都已经大面积溃烂，不能走路，就靠每天输两瓶营养蛋白维持我的生命。为了恢复自己的身体，每天咬牙按时让家人把我送医院输液，抱着让自己重新站起来的坚强信念，每天坚持慢慢的活动四肢，从头到脚，上下一点点的活动。终于在回家的 12 天能站了起来，能围着输液病床用手扶着床慢慢走几圈了。输了 3 周的营养蛋白，在家里慢慢的适应新的生活环境，每天起得很早，除了刮大风、下大雨，都要坚持到户外走一段时间，一个小时左右，由于治疗后身体虚弱，身上出的汗把衣服湿透，活动回来站都站不住，马上就要躺在床上。

为了战胜病魔，我给自己制定了严格的恢复训练日程，安排得很仔细。每天早上 5 点半起床，刷牙、洗脸、吃药，6 点出去遛，去抗战雕塑园里面走 3 圈。由于当时身体很虚弱，走完 3 圈至少要一个多小时，但我一直坚持，半年以后，我加到五圈，饮食从吃了大半年的蘑菇，慢慢改成适应吃各种主食。经过将近一年的锻炼，我复查结果身体状况比治疗结束后时好多了，已经能吃一些软的食品了，但都是要配着水，剩余的黑碳似的瘤子小了，根据当时我的身体状况和检查结果，还有教授的指点，我在以后身体恢复中加大了运动量，并增加了小区健身设施的锻炼。从第二年、第三年到今天，我的健身项目脚踏车从最早的每天100圈达到今天的两千圈左右，双臂吊轴从每天的100个到今天的两千下左右，俯卧撑从每天的十几个到现在的一百五十多个，前胸撞柱子从每天十几下到现在的一百下，后背也是一样，30公斤的握力棒从每天的十几个到现在的二百个左右，每天的蹲下站起由原来的每天十几个到现在的一百多个。

将近6年的努力，我的体检复查结果是从一个弱不禁风的人变成了一个很结实的男子汉，生活各方面都和正常人没啥大的差别，有些地方还要超过没得过病的正常人。

我总结的经验是，只要有信心，有决心，有不屈不挠的精神，只要还有一丝希望，就要尽百分之百的努力，就没有克服不了的困难，就能得到我们想要的结果，达到我们期待的目标。让我们携起来手来，坚定战胜癌魔的信心，坚持不懈的锻炼身体，在困难面前不屈不挠，我们就会有美好的明天。

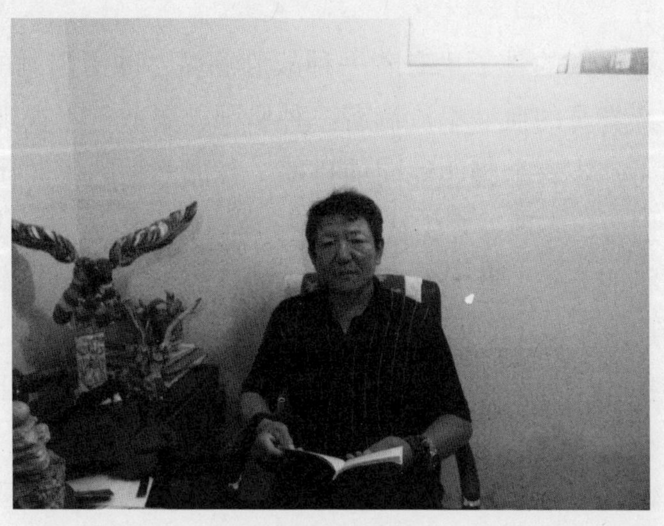

学习思考中进步

面对癌魔我要活！

首都最杰出抗癌明星、肺癌 11 年患者

◎秦文艺

我叫秦文艺，男，70 岁。2004 年 4 月患肺癌。

10 年前正是我事业上乘，家庭幸福的关键时刻，不成器的身体让我不得不停下脚步，那是因为生命之舟在风雨中突然搁浅。自己曾经是一名军人，又是一名共产党员，我当过兵扛过枪，从没想过当一名病人，而且是一名差点丧失生命的人。老天为什么如此这般绝情的对我，也只有在那一刻，我才感到生命对于我们来讲是多么的重要，才感到人活在世上是件多么美好的事情。

我那军人的骨子里有着一种战胜癌魔，冲出围剿的倔强；我那共产党员的血液里流淌着一种坚强，要敢于正视现实，面对厄运，一步一个脚印地向前拼搏；我那当兵的生涯让我养成了珍惜生命，实现美好生活的愿望。我不能死，我要活！

那年的五一节我是在医院度过的，医护人员，家属，还有朋友们那般不离不弃对生命的温暖关爱让我感动，我下定决心，一定要振作精神，不畏惧癌魔，重新扬起生命之帆，让生命活得更精彩。

顿悟人生之后的我，积极起来，阳光起来，特别是学习了中国特色免疫疗法，知道了做人的真正意义那就是把爱心传递

出去，奉献出去，主动营造和谐社会，和谐家庭，和谐人生。

现在我迈开腿把自己融入到社会当中，积极宣传中国特色免疫疗法和健康健美长寿的科学道理，走出病房，积极参加北京抗癌乐园的活动，做有意义的社会公益事情，走科学防癌抗癌之路，效果非常好。

我还做到科学养生管住嘴，对身体有害的食品坚决不吃，身体的内环境调理得非常好，各项指标一切正常。

生命之帆重新扬起，我感恩党，感恩社会，更感恩身边的每一位亲人，每一位朋友。今后我会用来之不易的第二次生命更多地去关爱他人，奉献社会，让生命活得更精彩！

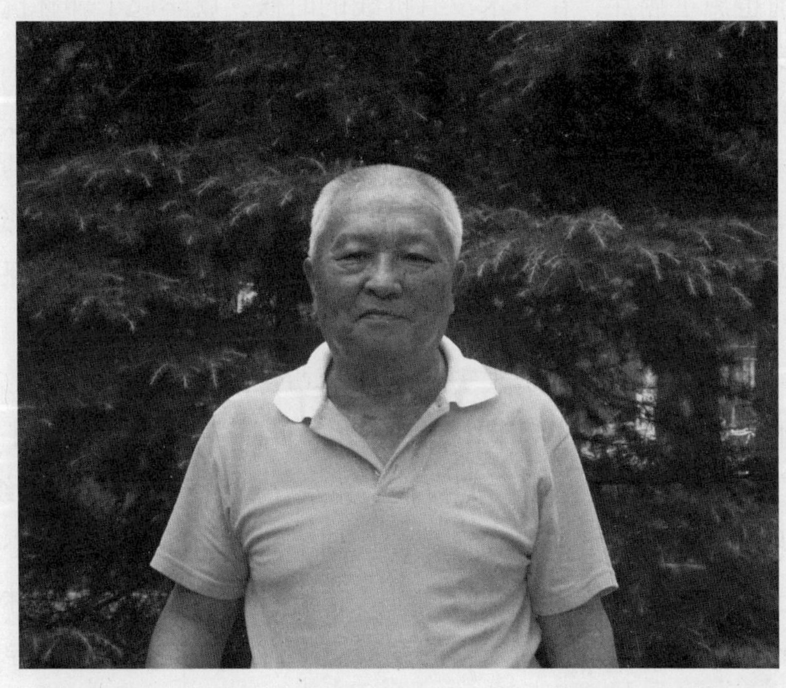

名叫文艺 穿着更文艺

奉献着并快乐着累也值得

首都最具奉献志愿者、郭林自然医学教师

◎舒晓云

我的双亲都是癌症病人，术后不到一年去世。我得病14年了，是北京抗癌乐园倡导的群体抗癌给了我新生。我的妹妹6年前也患了癌症，在手术没有拆线的时候，就学起了郭林抗癌健身法，是郭林功帮助她度过了困难时期，并且一直练功，康复的很好。

2007年底，我参加了郭林老师名弟子何开芳老师开办的教师培训班，从此进入郭林抗癌健身疗法的教师行列。作为郭林抗癌健身疗法的受益者，我有责任和义务去传授能救命能保命的功法。

每年有许多新学员来天坛公园学功，很多都是重病人，家属跟着，痛苦、迷茫的眼中含着泪花。此时，我就想到2001年的自己也是这样，从得病的孤寂、无奈，到融入群体抗癌组织，在大家的帮助下重新找到自我，找到了快乐和健康，我决心用自己的真心、真情去帮助新病友。我讲自己的经历；讲郭林气功的渊源；讲北京抗癌乐园的发展史；讲北京抗癌乐园倡导的群体抗癌是政府支持的公益项目。鼓励他们用“自强不息、自娱自乐、自救互助”的三自抗癌精神科学抗癌。为了更好的生存，一定要好好练习郭林功，调动自己身上的潜能，疏通经络调和

气血，坚持不懈，才能提高免疫力防癌抗癌。

一位学员她来电话哭了，她说自己转移复发要死了，医院不收她了。她绝望了，在家里处理衣物，把能卖的卖了，能送的送人，该扔的都扔了，成天和爱人、孩子嚷嚷。我听了心里真难受，这种判了刑的日子可怎么熬过！我想到天坛分园的姜园长常常对我们说的话——不放弃，不抛弃！就赶紧拿着《抗癌乐园》杂志、《抗癌明星实录》，买了点吃的去她家里，听她倾述，告诉她癌症是个慢性病，想在她的心中点起一把火，树立抗癌的决心、信心和恒心，用群体抗癌的方法，争取早日康复，战胜癌症！举好多例子，好话坏话说了一大筐，整整一下午说得我口干舌燥才走。后来又给她的组长打电话，组长又联系其他的病友做她的工作，去看她，相互鼓励。过了两天，她来信息：说自己好好的想了想，想通了，谢谢老师给了她正能量，精神上好多了，对家人的态度也改变了许多，表示从现在起，即使不久人世，也要好好的过每一天。

7 年多的教功，无论遇到多少困难、麻烦，风风雨雨、家里家外，自己始终坚守着内心的那一份执着，不辞辛苦向癌症患者传授郭林气功。按照总园的要求自己教功同时要练功，和老师交流，学习功理功法，不断的提高教功的水平。当看见病友哭着来，笑着走的时候，当看到他们的指标逐渐正常的时候，当听到带瘤生存的患者瘤子消失的时候，当他们戴上“五整生日”大红花的时候，我觉得这就是给我们的最好最好的奖赏啊！

除了在天坛公园教功，我还在伟达医院坚持教功 6 年，传播郭林气功和群体抗癌的知识。不少是外地朋友，只要你愿意学，我就认真的教，常常在电话里、在网上随时指导。为了更好的授课，尽快让病友掌握郭林气功，我为每一位病友不但教功，而且交心成为朋友。一位在医院门诊碰到的山东病友，向我述说，自己手术后，肿瘤转移到脾，专家说别抱其他幻想了，赶紧住院手术吧。她的腹部经多次手术，没有好地儿了，自己再也经不起那种手术痛苦。我向她介绍了郭林气功，于是当她再次来北京时，我带她到双环亭学练郭林气功，我们老师天天轮流的教她，10 天后回山东了。以后只要来京取药，我就给她查查功，松腰啊、气沉丹田、吐音啊等等，电话也常联系，要求她从思想上放松。她每天坚持练功 4–5 个小时。一年后，脾占位神奇的消失了，原来给她看病的医生都不相信自己的眼睛。我们老师们都为她高兴，她要请客。我说：不用，你好了就是给我们最大的奖励，以后还要坚持练功。她连说："一定的一定的"。后来，她从山东带来了家乡的金丝小枣和虾皮给我和其他老师，分享她的喜悦。

第一次听万柔柔老师的课时，她要求我们："无论你有什么苦恼、烦心事情，到了这里一概忘记，对待学员要像自己的亲人一样。"这句话我始终放在心上，并且这么去做。一次从香港来的病友，年龄稍大，不会讲普通话，交流就比较困难。我发现他很心急，出汗，就让他坐下来歇着，我慢慢的给他讲，尽量的进行沟通，思想放松了，学起功来就轻松了。两年后，我接到香港的一位女士的电话，是他的侄女，说他叔叔一直练功，身体很不错。她要请我帮忙再买 5 套抗癌健身法的书和盘，送给自己的亲戚朋友当礼物。

我深深地感谢郭林老师，感谢抗癌战线上的前辈们，我是郭林抗癌健身法的受益者，当然的要做传承者。在这个集体里，我觉得心情非常舒畅，奉献着并且快乐着，累也值得！

"三自精神" 伴我走过 12 年抗癌路

首都最杰出抗癌明星、望京分园园长

◎宋素蔚

2003 年 5 月，被确诊为乳腺癌之前，从来没有感觉到时间的快慢与人体健康的关系是那么的紧密。48 年的时光几乎都在不知不觉中匆匆流淌，只有在病床上才感受到时间是种煎熬，等待每项检查结果是煎熬，8 次泰素帝和法玛新缓缓流入血管是煎熬；看着满头乌发几乎同时流淌到下水口时是煎熬；术后从全麻状态清醒后，抚摸着乳房永远缺失的伤口，更是身体精神双重的、长久的煎熬。那时我和所有的患者一样，最害怕同事朋友们的电话与看望，害怕重复叙述那些自己都感到恐怖厌恶的种种感受。这段最昏暗、最漫长的时光是从 2003 年 7 月中旬开始的。记得每个化疗间歇，都有亲朋好友的电话询问，我的回答总是一样："正在过着猪狗般的幸福生活"。那时候尽管老公天天为我调剂饭菜花样，衣来伸手，饭来张口，什么事情都不用做，但是感觉不到一丝老公的爱意，生活像是化疗反映期里的饭菜一样索然无味。当一个人对亲人、对朋友、对社会不再有任何付出的能力时，生命显得毫无意义，有心无力地活着，每一天竟是那么漫长。

2004 年 5 月末的一天，我来到八一湖畔生命绿洲，看到了许许多多已经逐渐康复的患者。很多老师和老病友在热情解答各种提问，他们目光坚定，神情自若，面带微笑，虽然容貌我早已淡忘，但他们所具备的热情真挚，从容淡定，温柔坚毅深深留在了记忆里。原来有这么多癌症患者都还活着！原来这么多患者能活得这么轻松自如！！他们能做到的我也能！！！随后我加入了北京抗癌乐园，度日如年的感觉一去不复返，对时间的感觉从此又不一样了。

在王英梅老师的指导下，我逐渐学会了郭林新气功，对“以健康的精神为统帅，以自我心理调节为先导，首选西医，结合中医，坚持抗癌健身疗法锻炼，讲究饮食疗法，注意生活调理”的科学抗癌理念和抗癌模式逐步加深了理解，自觉与日常生活习惯相结合。自己习练郭林气功时，不好意思在大庭广众之下摆动着特殊姿势在公园里大模大样地走。北京抗癌乐园领导的话就像一盏灯照亮了我的心：“一个人走在漆黑的山路上，感觉很害怕；两个人一起走，人的胆量就会大一些；很多人一起走，就可以说说笑笑，不再恐惧；一万人一起走，他们的力量就能征服这黑暗。”是靠群体抗癌的力量帮助我战胜了心理障碍。那时候雾霾天气没现在那么多，几乎每天 8 点前就赶到四得公园，我不是王老师的好学生，自然行功，特快功，点步功坚持的很好，升降开合、吐音功以及“双棍”、头部足底按摩功坚持的就不大好。即便如此，一个多月后，感觉体质有了明显提高，从缓步半里难、变为健步三站不停歇，从可以买菜，到可以下厨，想做并能做的事情增加了，手脚麻木，关节疼痛，头晕目眩，冷热无常等许多化疗后期毒副作用的表现症状逐步消除，吃饭香了，睡眠足了，精神爽了，生活有了节奏，日子就过得越来越快了。身体好转了，想法也在转变：什么时候跻身公共汽车的目的地不是晨练健身的公园而是上班的单位呢？有时竟会忽然怀念跻身地铁，匆匆赶路的时光。

第一次参加“五整生日”是加入乐园不久作为旁观者参加的。王英梅老师鼓励我去感受一下氛围，偌大的会场座无虚席，每个人都兴高采烈，神采飞扬。领导讲话传达了来自社会各界的关注与关爱，精彩演出中，看到了患者对生命、生活的热爱，以及乐观、自信与坚强，我第一次感受到“自强不息自娱自乐自救互助”的力量那么强大，像是强大的电流直接撞击着灵魂，原来在害怕别人同情的话语和目光背后掩藏着深深的自轻与自卑，面对人生的各种灾难，需要战胜的强大的对手不是别人而是自己！我由衷赞叹“三自精神”！是她抚平了我内心的创伤，给了我巨大力量。

我是热爱工作，喜欢做事的人，在不到退休年龄时结束职业生涯心不甘啊。“自强不息”像是对我的召唤，2004 年 10 月终于回到了阔别 15 个月的办公室，看着曾经熟悉的一切，依然是那么亲切。在领导关怀下，工作岗位多次调整，从经理办到 2008 奥运新闻中心，之后又到党办。在企业重组过程中，还经历了再下岗内退，不久又服从企业需要重返岗位，对我来说，每一次变动都要做出积极调整，不管在哪里、在任何岗位上，我都非常珍惜有限的工作机会，因为曾经那么思念重返岗位。不能工作对我来说就是失去了生存价值。加入北京奥运会国际新闻中心市场开发部项目团队，让我奋发搏击的渴望得到了极大满足，要知道我们公司就是为组织承办奥运会而产生的，多少员工都以打入奥运团队为荣啊，我很幸运！回想起奥运会开幕在即的日日夜夜，我和大家一样加班加点，大家不再记得我是癌症患者，甚至都没有人想起提醒一下说别太累了！那种感觉真是美妙极了。奥运会期间，我经手的奥运比赛门票上百张，却一场现场比赛都没观看过，遗憾吗？不，自豪与骄傲早已超越了微不足道的遗憾。

2008 年秋，迎来了属于我的第一个“五整生日”。我当了主角戴上了红花。记得当时邀请中央电视台的主持人来主持大会，会场气氛十分热烈。在有奖抢答的环节里，主持人刚提出“三自精神”是什么的时候，很多人都举起了手，也许是胸前红花抢眼，我争到了抢答的机会大声说到：“自强不息、自娱自乐、自救互助”，从此，“三自精神”更深深烙在我的心底，工作更带劲了。有限的工作时间很快到了尽头，2010 年 6 月是永远告别工作岗位的时候，领导们要组织话别活动的好意被我们几位婉言谢绝，我害怕在正式场合宣布此时此处是我工作 40 年的终点，害怕告别工作岗位的复杂心情引来热泪止不住地落下，所以选择了悄悄离去。

站在人生的叉路口，不免又在想：退休生活该怎么过？没有了工作、没有了事做，时间仿佛停滞，感觉又会度日如年吗？我想到了望京分园，想到了王英梅老师。记得初次来到四得公园时，只有王老师一人在坚韧不拔地作着弘扬郭林新气功和“三自精神”的志愿者，她年高体胖，腿脚经常疼痛，每到教功日，都由老伴帮着肩背手拎，赶上发放季刊，都要来回推着小车换乘两三次公交车，非常吃力。那时候有过一闪念：有机会一定帮帮王老师的忙。两年后我再次走入四得公园，在望京地区抗癌的主战场加入了志愿者队伍。2011 年 3 月望京分园正式成立，一开始，只是绑绑小旗、背背书刊，在王老师的影响下，我对志愿者的工作意义与内容逐渐增加了理解。秋季，我第一次有幸参加了由教功老师参加的弘扬郭林新气功研讨会，会上听取了各个分园园长们的发言，使我对“三自精神”的内涵加深了了解，对北京抗癌乐园教功老师这支特殊的志愿者队伍更加敬佩！我意识到，仅有“自强不息”的精神是远远不够的，必须要掌握自救互助的本领，绑小旗、背书刊远远满足不了“自救互助”的需要，要想成为一名合格的志愿者，必须能为病友提供切实的帮助。在王老师鼓励下，我也学着开始讲课教功。刚开始磕磕巴巴，有时候像突然忘记台词，紧张的前言不搭后语，冬季也会浑身冒汗，讲不下去的时候，就盼着王老师救场……尽管漏洞百出，但毕竟在“自救互助”道路上迈出了第一步。从此，帮助了别人，快乐了自己，退休生活又掀开了新的一页。

11 年一晃过去了，我迎来了属于我的第二个五整生日。2014 年春季，我接受了总园的聘书，担任了望京分园园长职务。我知道担任这个职务十分需要勇气和奉献精神，在松散的民间组织中，园长们的付出与回报是无法成正比的，既要量力而行，还要无怨无悔。曾经为是否接受聘任纠结了很久，甚至引发失眠。不是因为别的，是因为没有心理准备，没有像王英梅老师那般高尚境界、丰富经验以及高昂的斗志，唯恐干不好。可喜的是又有 4 位病友同样在“三自精神”感召下走进了志愿者队伍，在王老师的指导和志愿者的支持下，我们成功举办了“自己的春晚”、春游，有了自己的网站、QQ 群和微信群，大家有了抒发情感、展示才艺、切磋康复经验的平台。我在“自救互助”中，深深体会到作为一名志愿者，不仅是在付出，也有很多收获，不仅是帮助他人收获快乐，更重要的是阅读了更多的人生，在倾听交流中，学会了感恩、学会了选择、学会了思考、学会了珍惜生命，学会了更好地生活。

仔细想来，我是雌性激素受体阴性的患者，内分泌治疗完全派不上用场，比其他乳腺癌患者少了一条抗癌的途径。手术、化疗结束后，一是服用两年多王振国的活力源、参威口服液、宫颈片等中成药，二是服用了两年多广安门中医医院王桂绵教授的汤药。除了这些药物在体内发生的神奇作用之外，还有什么力量能让我和健康人一样在日常工作及奥运会组织工作中同样奋力拼搏呢？一是化疗结束后及时练习了郭林功，虽然并不那么精准，有的功被偷偷省略，但就那么几下子为康复打下了坚实基础；二是接受了北京抗癌乐园的科学抗癌理念，优化了生活习惯；三是“三自精神”给了我无穷力量。在今后的抗癌路上，我仍选择与她继续相伴，直到永远。

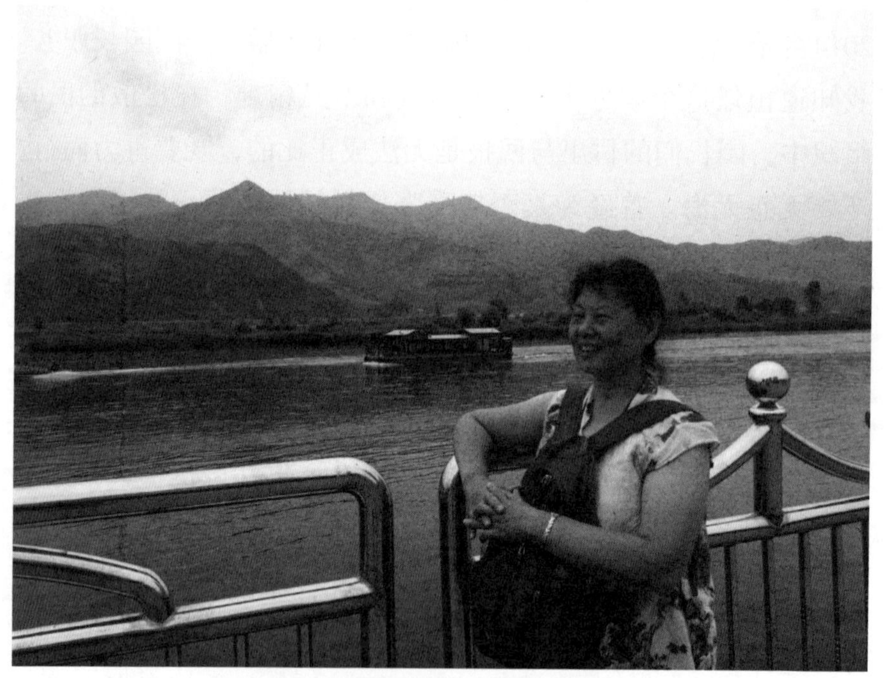

青山碧水舟行缓 人生旅途涉险滩

焕发第二生命光彩

最具奉献志愿者、乳腺癌25年患者

◎王宝敏

我叫王宝敏，1990年被海淀医院确诊为右乳粘液腺癌。当时真是晴天霹雳，紧接着就做了改良性根治术，后又开始了漫长的化疗，在化疗期间，吃不下饭，睡不好觉，恶心呕吐，一直到吐了血，最后连床都起不来了，那时真是叫天天不应，叫地地不灵。此时，医院改变了治疗方案，采取免疫疗法，在我最低谷的时候，医院的护士、护士长及病友都在鼓励我，从精神上慢慢增强了战胜疾病的勇气和信心。特别是参加了抗癌组织，通过“话疗”和病友建立了联系，互相鼓励，一路走来，使我也开始帮助其他的病友，走出阴影。但接连不断的打击一而再再而三向我袭来，先是丈夫离我而去，在我还没有从悲痛中走出来，儿子因车祸去世，接踵而来的打击一下子让我彻底垮了。尤其是儿子的去世，白发人送黑发人真的让我难以接受。是命运这样的逼我，又是病友的一次次鼓励让我从悲痛中走出来。后又被查出糖尿病。在为群体抗癌的工作中，看到了很多病友需要我的帮助，我不能倒下去，这样我开始学郭林抗癌健身疗法，身心都有了很大的改变，我又走出困境。

我积极参加乐园组织的活动，并帮助病友一起参加“话疗”，走进大自然，进行郊游，参加登山活动，走进社会，参加各种讲座，

和病友一起吐露心声。在群体抗癌的过程中，增添了战胜癌症的信心和决心，身体素质大大提高。在群体抗癌中，我积极参加到志愿者队伍当中，每次参加活动时，我都不辞辛苦的联络大家尽量让每一个癌友都能感受到集体的力量。在工作中获得自信和快乐。

25 年过去了，在活动中发现能面对现实，积极治疗，坚持下来成为“抗癌明星”的人越来越多了，从内心感到欣慰。自己的努力没有白费。由此曾被北京市共青团评为“阳光人”称号，还得了一枚抗癌勋章，参加了中国老年服装表演，并获得特别奖“松鹤奖”。当癌症病人穿着并不华丽的表演服装出现时，全场发出雷鸣般的掌声，这时我心情非常激动，当时我的眼泪不由自主地往下掉。以后又一起参加了八大处登山活动，卢沟桥醒狮杯马拉松赛，八达岭登长城等等活动。从那时起，我便从事各项活动并组织各项活动，还参加糖尿病患者的各项活动，并被选为中华糖尿病协会的理事。还为癌症病人进行咨询，受到癌友们的好评。

总之，25 年来，面对癌魔，我没有被吓倒，没有退却。现在，更加努力结合自己的情况，振奋精神，树立必胜信心，保持乐观的心态，积极治疗，适当活动，科学饮食，提高自身免疫力，焕发第二生命的光彩。

八一湖抗癌分园永远是我的怀念和牵挂

首都最具爱心家庭、乳腺癌 21 年患者

◎王惠兰

我于 1994 年 4 月，经北大医院肿瘤研究所确诊为乳腺癌，5 月做了手术，为乳腺单纯癌属阴性，肿物为 3.5*2*2cm，腋下淋巴转移为 2/10。因当时单位给上了保险，术后保险公司赔付 4000 元，属三期理赔（当时我的退休工资只有 400 元）。

癌症是一种慢性病，康复需要一个漫长的过程，而且不像其它病症治好了就没事了。它的特点就是好了还会复发和转移，所以必须做好长期的思想准备，绝不能当时治好了就忘乎所以。抗癌是每一位癌症患者终身的事情，有一个良好的家庭环境也是癌症康复的重要条件。

我得了癌症以后老伴和女儿全力以赴的安抚和帮助我，住院期间他们轮流到医院陪着我，老伴做好可口的饭菜，送到床前。手术后老伴就坐在床前给我捋胳膊预防水肿。出院后看中医老伴早起给我去挂号，看完中医拿回药后，又忙着给我煎中药，无怨无悔地承担了全部的家务劳动。老伴不善言辞，但在行动上给了我很大的支持，自从我得了癌症以后，他不但家务活全包，还特别支持我做抗癌乐园的服务工作。记得 1996 年北京抗癌乐园在东单公园开展活动，乐园让我去发抗癌的相关资料，因当时我的体力不是很好，他就把我们需要发的资料给我送到现场，

当时在现场的领导都很感动。说实在的，由于老伴的大力支持，我的抗癌道路走得很顺利，使我能够全身心地投入到抗癌乐园的工作中。无论我回家多晚，都有老伴为我做好的饭菜，吃完就可以休息，20 年如一日，没有一句抱怨的话。

因为我腋下淋巴有转移，化疗了 12 个疗程，历时半年。化疗期间，在老伴的陪同下到八一湖抗癌分园学练郭林新气功，教功老师那种认真、负责的态度，对病人热情周到的服务以及他们乐观拼搏的精神，深深地感染了我。当时我就暗下决心，等我好了以后，一定要以他们为榜样，继承和发扬他们的精神，传承他们开创的事业。

在八一湖抗癌分园我先后跟耿慧文、于大元、孙云彩老师学了好几遍郭林新气功，在 5 年的时间里我与吴桂美、刘玉英结伴而行，在八一湖练功，无论是春、夏、秋、冬，还是下雨刮风，我们都一起进公园，一起练功，一起休息，一起“话疗”，一起为乐园的园民服务，被称为抗癌乐园的“三姐妹”，成为当时八一湖抗癌分园一道靓丽的风景。我们 3 人的癌龄均超过 20 年，可以说我们是战胜了癌症的人。

北京抗癌乐园所提倡的群体抗癌，不是癌症患者单打独斗而是组织起来共同抗癌，成为战胜癌症的有力武器。群体抗癌、快乐向上，病友之间相互鼓励、相互支持、相互友爱、乐观拼搏的精神，会给人们带来与癌症抗争的勇气，它给了弱者以力量、给勇者以鼓舞，会使正能量无限的放大。乐园所提倡的“话疗”及我们坚持 20 年来的月末大咨询，解开了无数癌症患者的心结。

20 年的抗癌经历使我认识到，乐观积极向上的心态是战胜癌症的关键。高兴、心情舒畅，免疫功能就会提高，好细胞的战斗力就会强，癌细胞就会被杀伤。要战胜癌症必须调理好自己的内环境：1. 养成良好的生活习惯，调整好自己的生物钟，不要轻易打乱它；2. 要广交朋友，多谈心，有不顺心的事要说出来，生气不要超过 5 分钟；3. 任何事物都有两面性，要看积极向上阳光的一面，不要只看负面，这样就能保持天天都有个好心情；4. 饮食要多样化，常吃一些五谷杂粮，不要只吃精米白面，多素少荤，少吃辛辣食品，食物一定要多样化。

20 年来我兑现了自己的承诺，继承和发扬了抗癌乐园创建者无私奉献的精神，为广大的癌友服务。在八一湖分园的工作中，我平等待人，尽自己所能，帮助他人，用自身康复的经历鼓励新癌友树立信心，积极乐观的面对疾病。每当看到新病友康复得很好，我心里就特别的高兴，这就是帮助别人快乐自己吧！

北京抗癌乐园八一湖分园是我新生命起航的地方，它已融入了我的生活，是我生命的一部分，永远是我的惦念和牵挂。

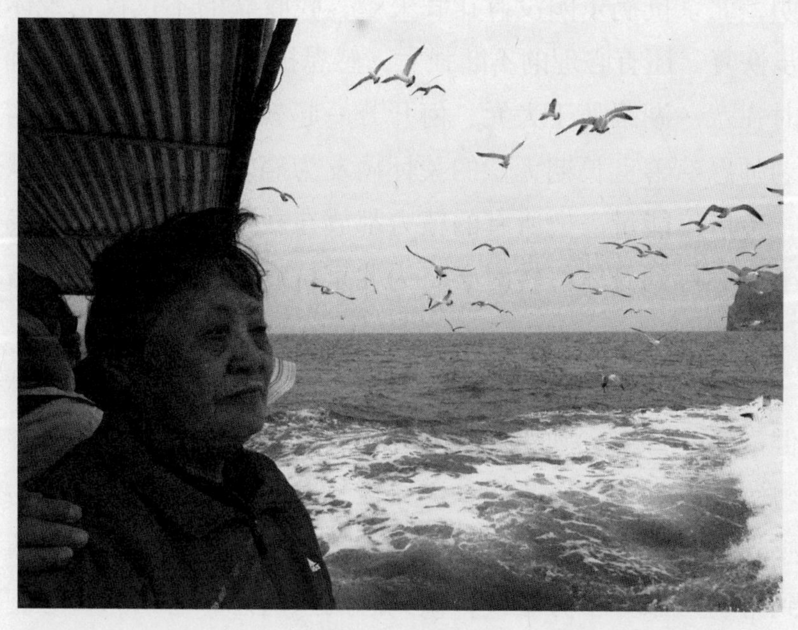

海洋胸怀 波澜壮阔

为群体抗癌服务再苦也心甘

首都最具奉献志愿者、郭林自然医学高级教师

◎吴素琴

与北京抗癌乐园结缘已经24年，当时刚刚做完乳腺癌手术，心灰意冷，为了认识更多的病友，为了抗癌健身，我满怀希望走进八一湖畔的抗癌乐园。在乐园亲眼看到抗癌勇士于大元、高文彬、孙云彩、何开芳，是他们与癌症抗争的事迹深深地打动了我，我内心充满敬意。人生的新篇章从此开始，事实证明，北京抗癌乐园没有让我失望，我收获的不仅仅是身体的逐步恢复，还有心理的不断强大，感恩抗癌乐园的所有老师们。当时在八一湖跟随于大元、何开芳一起教练郭林气功，耳闻目睹老师恩慈善良长期无偿的关怀癌友为癌友服务，无私奉献爱心，传播正能量，把所有的精力都放在救助病友上，那时我也暗下决心待到身体好转时必将为北京抗癌乐园、为癌友服务尽自己的努力。

1995年，当身体逐步好转后，开始义务辅导、教练郭林抗癌健身法。每当看到癌症病人能与病魔抗争，带着拼搏精神坚持习练抗癌健身法，身体一天天恢复，心里感到甜甜的，为她们感到欣慰，至今已21个年头了。我从开始练功为了自己活下来到为病人服务不分昼夜，做到急病人所急，想病人所想。只要病人需要我都欣然前往，尽个人的能力帮助他们，教她们学

练抗癌健身法，虽然苦点累点，但能帮助她们心里也感到快乐。对我所教的病人不忘经常联系他们，随时调整练功方案，对需要查功的病人无论多忙也要给她们查功。我的手机、家里的、乐园里的座机，公之于病人，随时保持畅通，无论早晚，都给全国各地来电咨询的病人解答各种各样的问题，不厌其烦。每当和病友们分享他们的抗癌心得和经验，一起快乐“话聊”，一起健身、养生，都非常的高兴，看到他们已经走过5年、10年、15年……感到无比欣慰。我很感恩给我们温暖和爱的群体组织——北京抗癌乐园，也懂得回报这个群体，我会更加努力奉献自己的一份力量。

在服务于抗癌乐园的千百个日日夜夜里，我奉献着、我快乐着。乐园成立初期没有办公地点，我把单位宿舍传达室作为乐园的收发点，每天义务为乐园传送文件、信息、杂志，不辞辛苦，一干就是18年，有时为了急件无论多晚也要送到负责人手里，毫无怨言。乐园初建服务部时由杨增和、何开芳老师牵头，我做具体工作，负责为各分园做好保健品的服务工作，哪个分园要产品，我二话不说坐上公交车就给送去。从海淀到团结湖、方庄，到清河小营、北航等等无论多远、多苦、多累，我都坚持着、快乐着，与大家一起辛苦着，奉献着。乐园没有固定办公地点，经常搬家，条件十分艰苦，但是想到能为病人分忧解难，为乐园服务再苦也心甘。

总之，在北京抗癌乐园的20多年里，无论做财务工作，还是推广宣传郭林抗癌健身法，有关防癌抗癌公益事业等方面都做出了自己的努力和奉献。我愿意在以后的防癌抗癌事业和群体抗癌工作中，继续为北京抗癌乐园发光发热，为之奉献。

共奏一曲精彩绝伦的生命华章

首都最杰出抗癌明星、乳腺癌 10 年患者

◎许会英

人生匆匆，每个人都在生命的舞台上寻找自己的位置，都想在历史的长河里溅起一朵浪花，可是每个人的命运却是那样的不同。那时的我事业有成，家庭幸福美满，然而恰恰就在此时，在无任何症状的情况下，噩梦就从这一天开始了。2005 年 10 月一次例行体检中，我被不幸查出患了乳腺癌，随即住进北京人民医院做了乳腺切除手术。并先后做了 8 次化疗、25 次放疗。炼狱般的痛苦至今难忘。

生活中视死如归的英雄毕竟不多，当死神突然向身患癌症的不幸者招手时，从开始的恐惧、惊骇、悲伤，到愤怒、孤独，最后到消沉、绝望，这个过程始终伴随着我。当时，因为我内心非常痛苦所产生的情绪变化，使我的家庭整天笼罩在一片阴影下。我应该面对现实不该只顾自己的感受，整天沉湎于痛苦中，因为此时的家人比我更痛苦，所以我一定要调整好心态，不但自己要好好的活下去，而且还要照顾好年迈的双亲及年少的女儿。想通了这点我的心也坦然了。我自己努力调整好心态抱着必胜的信念以及决不轻言放弃的决心，我要为自己创造一个战胜癌症的生命奇迹。

出了院我就想顺其自然吧，过一天是一天，但是每一天一

定要过得有价值。让自己开心，保护好自己的身体，也就是保护了全家的幸福。生病就像打仗，你要是败了你就被它消灭了，但是你要赢了的话，你就活了。所以当你不怕死的时候，也就什么都不怕了。

但是现在不同了，我拥有正确的生活方式，科学饮食，坚持体育锻炼，有一个积极的、正能量的圈子，消除一切消极的、负面的信息要为身体修筑最好的防御系统。

现在的我活力无限，我在 2008 年 1 月 1 日有幸参加万人登长城活动。元旦群众登高健身大型活动是国家体育总局每年的第一项活动，在社会上有广泛的影响。2008 年元旦群众登高健身活动规模空前，八达岭长城上彩旗招展，威风锣鼓，舞龙舞狮。元旦期间，大江南北，长城内外，喜迎新年的各族人民以登高健身的方式唱响“全民健身与奥运同行”的主旋律，展现了中国人民喜迎奥运，重在参与的风采，为北京奥运会营造了浓厚的体育氛围。

因弘扬我们民族尊老、敬老、爱老、助老、孝老的传统美德，做到了孝敬父母，赡养老人，关爱老人，任劳任怨，2001 年度我被评为北京市丰台区“孝星”。虽然我做的还很不够完美，但得到了社会的广泛认可和普遍赞誉，大兴助老之风，尽自己的微薄之力促进社会发展更加和谐，更加美好。

2013 年，世界抗癌日来临之际我和我的癌友们到瑶医院看望那里的癌症病友，为他们买了水果慰问他们并和他们进行了交流沟通，叮嘱他们注意合理饮食，放松心情，适当锻炼身体，鼓励他们走出心理的误区，积极抗癌，战胜癌症。病友及家属们看到我们生龙活虎的样子都露出笑脸表示要向我们学习，努力战胜癌症。

我的厨艺很好，一直以来对于营养搭配比较有研究。2013年11月底，我报名参加了北京市残疾人体育训练和职业技能培训中心举办的为期一个月的公共营养师培训班，并取得了营养师资格证书。2014年6月18日起至今，我又应聘到卢沟桥试验幼儿园工作，负责给孩子们搭配并做一日三顿营养餐。每每看到孩子们吃得饱饱、香香的样子我的心里都会升起一种满足感，一种成功的快乐。孩子们是幸福的，我是快乐的，为孩子们付出的再多我也值得。

现在的我和家人生活的很幸福。我拥有健康的身体，乐观的情绪，良好的心态以及必胜的信念，我经受住了严峻的考验。患上癌症是不幸的，但结识这么多癌友是幸运的。在康复路上，你我同行一定会走出迷茫与困惑，重享健康与快乐，充满信心走向未来，共奏一曲精彩绝伦的生命华章。

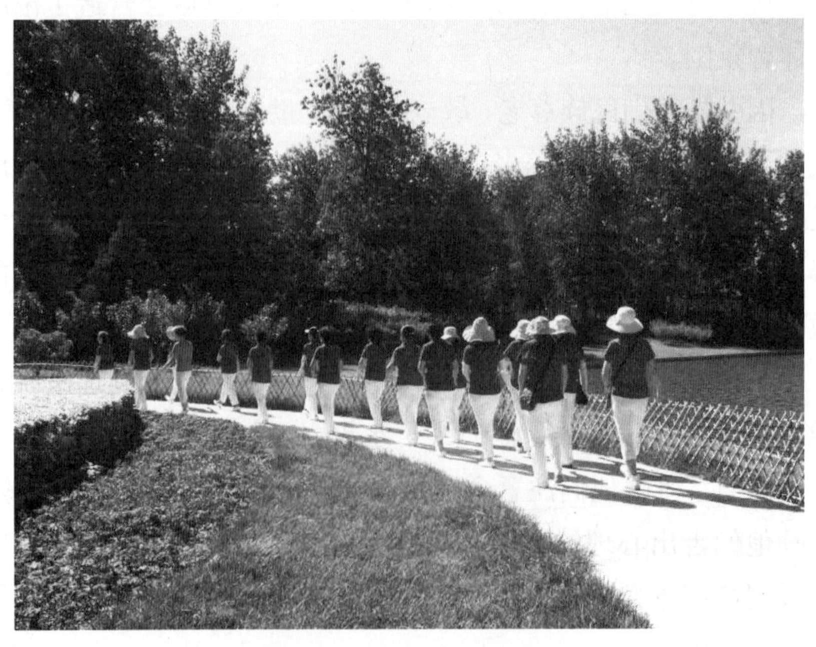

渐渐离去的身影 重新来过的生命

同郭林抗癌健身疗法结下不解之缘

首都最具奉献志愿者、郭林自然医学高级教师

◎续　梅

我是一名乳腺癌患者，患侵润性导管癌，于1996年9月在北京友谊医院做了改良根治术，当年45岁。手术后做了放疗和化疗，在化疗即将结束时，了解到郭林新气功能够防癌、抗癌，于是和病友一起学练郭林气功，并看到了柯岩老师写的《癌症≠死亡》一书，书中活生生的人物让我明白癌症患者练功不但可以活下来，而且可以活得很好、很快乐。

1997年冬天，我和病友参加了八一湖抗癌乐园，也就是北京抗癌乐园的前身，当时我是陶然亭小组的负责人，带着陶然亭小组成员参加八一湖抗癌乐园组织的活动，如：春游、春节茶话会等，从中找到了快乐，找到幸福，我又找到了一个“家”。

1998年9月，我有幸参加了“生命绿洲”落成典礼和中外抗癌明星“五整生日”庆祝会，亲眼目睹了当时的北京市委书记、市长贾庆林为“生命绿洲”揭幕，心情非常激动，感到抗癌乐园是北京市政府支持的乐园，生命绿洲是癌症患者的家，我要为这个“家”做点事情，为抗癌乐园尽一份力。之后，孙云彩老师找到我，让我在八一湖为癌症患者收园民费，从那时起我开始走上了为癌症患者服务的道路，这一走就是19年，19年中作为一个志愿者做了大量工作。

1999年3月，为了培养教功老师，乐园举办了辅导员培训班，由郭林老师的大弟子于大元老师任教，培训全国各地教功老师和辅导员，我有幸参加了这期培训班，并取得了辅导员证。同年7月与刘忠正老师一起，第一次参加了于大元老师教授的郭林气功新学员互助班，当上了辅导老师，从此，我与教授郭林气功结下了不解之缘。多次跟随于大元、何开芳等老师教功，从一个辅导老师到现在培训班的教师，这些变化都是在北京抗癌乐园这个大家庭中不断磨练成长进步的结果。我要感谢那些信任支持帮助过我的老师和朋友，对于他们的恩惠我终身难忘。十几年的风风雨雨，我教的学员有数千人，除了有北京、外地的患者，还有世界各地的患者，我不但常年在八一湖“生命绿洲”教功，有时根据需要还去外地教功，去过武汉、福州、深圳、洛阳等地。教功有时很累、很辛苦，但乐在其中，看到我教的学员哭着来、笑着走，从惧怕癌症到树立起抗癌的信心，心里感到极大的欣慰和快乐。尤其看到他们通过练功逐渐恢复，不断传来复查一切正常的好消息，更感到教功这项工作意义非凡。

现在经常接到全国各地不同患者的电话咨询，对他们的提问，我都耐心地一一解答。在此特别感谢于大元、何开芳、孙云彩三位老师对我的信任和培养，他们在教功过程中做出的榜样，受益匪浅。同时还要感谢现在的法人代表杨增和老师，是他为我们教功老师的成长铺路搭桥。

这些年，我对家人照顾较少，在乐园收获很多，从一名教功辅导老师成为培养教师、辅导员的授课教师。这些变化都是在抗癌乐园这个大家庭中不断成长、进步和升华的结果。多年来，我不但完成教功任务，还兼任抗癌乐园办公室的其他工作，除了日常咨询外，还有库房管理、对外联络、杂志发行等。有时忙到午饭到下午一两点才吃，随着年龄的增长，老年病、慢性病也增多，我也有失眠和力不从心的时候，对于各种困难，我尽力克服、无怨无悔，我只有一个信念:做一名爱心传递的使者，只要身体允许，就要尽自己所能，帮助新患者走出困境，让他们感受到乐园的温暖和关怀。我愿做一名爱心传递的志愿者。

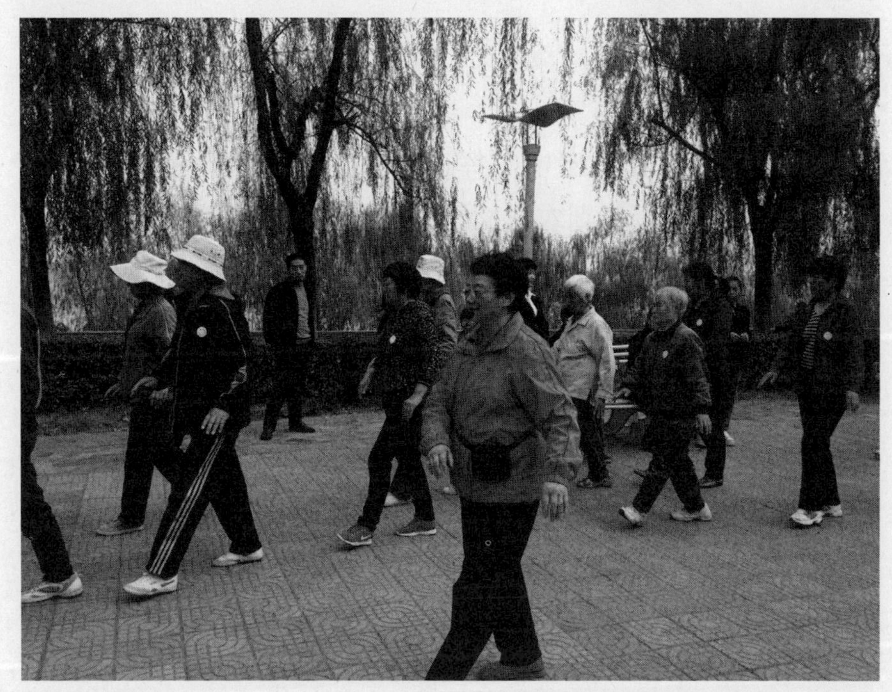

足迹遍神州 桃李满天下

战胜前列腺癌我充满信心

首都最具奉献志愿者、前列腺癌 5 年患者

◎杨德保

正常的心态在抗癌中发挥正能量。记得上世纪七十年代，我奉命带领知识青年到农村插队，见到当地一名 20 多岁的青年男子被诊断得了癌症时，思想负担十分沉重。吃不下饭，睡不着觉，旁人劝说都无济于事，历经 9 天便离开人世。之所以如此，问题不在癌症，而在于心态失常。

我从小喜欢体育与文化娱乐活动。成年后烟酒不沾。但进入花甲后糖尿病、高血压、胆结石接连而来。我分析其原因不在生活习惯不良，而在于家族病史所致。因而有充分准备应对更重的病魔来骚扰。最好的方法是自强不息防病抗病。退休后除应聘承担一点教学任务外，绝大部分精力都投入健身活动。从玩篮球、排球、网球、乒乓球、羽毛球直到玩老年软排球，还参加学校诗笔会、合唱团等，乐在其中。73 岁时，写了一首感怀诗：

人云七三有坎沟，夫子先行莫忽悠。

科学指航人增寿，顺风避浪荡轻舟。

健体宽心穷胜富，抚琴调律乐忘忧。

翻越坎沟迎八四，来旬更上一层楼。

2010 年我步入 74 岁。不出所料，8 月查出我患前列腺癌必须进行手术。因为我早有思想准备，一切都从容应对。9 月初

在家人陪同下入医院办住院手续时，接待者问："病人来了吗？"我答："来了"。他又问："病人在哪里？"。我答："我就是"。接待者上下打量一番，心想如此从容面对癌症的病人实在少见。其实并不稀奇，因为我早有全面思考。自强不息，才会战胜病魔。在与大夫默契配合下，手术与辅助治疗历时40余天，效果良好，获得大夫与病友的赞赏，我很得意。

离别医院不久，我参加了一个旨在自娱自乐的老干部合唱团。此时该团正准备全校离退休人员新年联谊会，为支持我增强抗病毅力，老干部处有关领导及歌友鼓励我在联谊会上出一个独唱节目。我鼓足勇气果真在两千多人的联谊会上，在10余人的管弦乐队伴奏下，独唱了一首"再见了，大别山"。在唱尾声"再见了，乡亲们……"时，我招手向观众致意，迎来一阵热烈掌声。下台时，老同志们有的拍我肩膀，有的向我翘手指。此时疾病带来的阴影一扫而光，我忘记了离开病床才两个月。抗病是一个长期的过程，必须持之以恒。此后我除坚持锻炼身体。调理饮食外，还四处寻找户外活动场所。几经选择，找到一个远离闹市的柳荫公园。此处丘水相依，树木繁茂，是唱歌跳舞、吟诗作画者首选之处。初到这个公园时，有感而发，写了一首诗：

金秋乐赏柳荫园，疑是桃源在眼前。
日照柳丝呈雪景，风吹湖面起波涟。
小桥横跨丘间水，曲径绕连泊外轩。
幽境人稀君忘返，何需巴马享天年。

从此，我把文明和谐气氛使人陶醉的柳荫公园作为我常游之地。功夫不负有心人，年近80的我，在家人精心照料下身体状况良好。癌症指标PSA稳定于0.003（正常为0—-4）。我充满信心，在实现中国梦的复兴路上度过幸福的晚年。

谢谢你，丈夫！

首都最具爱心家庭、郭林自然医学疗法教师
直肠癌 15 年患者

◎杨和平

前几天，新闻媒体曝光了一个电影演员婚外情的事情，我听了以后气愤的同时也感到惋惜。有些人，不懂得珍惜现在拥有的幸福，只想着自己一时的快乐，不顾及轻浮行为给家庭造成的危害。我庆幸遇到了一个好老公，在我患病以后，不离不弃地陪伴着我，使我克服了恐惧与忧愁，树立信心，战胜癌症，康复到今日。

我愿意晒一晒我的幸福与大家分享。15 年前，刚过了不惑之年的我被确诊为直肠癌，和所有的患者一样，不能接受得了癌症的现实，尤其是医生说，“我的手术方案是不能保肛，需要做人工造瘘”。这个事实就更加残酷了，就是说：即便能够生存，今后的生活也会存在很大困难。当时的我，恐惧极了，一方面不知道自己的生存期有多长，害怕给家里带来负担，成为老公的累赘。另一方面，手术后由于身体的生理改变，害怕老公嫌弃离我而去。当时我的老公 40 多岁，人也很帅，所以，我非常的纠结，情绪一度严重抑郁。

开始我老公也不知所措，不知道怎样来宽慰我，只是拉着我的手，模仿着小品“黑土和白云”里面的台词说：“别怕，有

老头呢”就这么几个字，不是甜言蜜语，胜过甜言蜜语，温暖着我那颗沮丧的心。之后老公向医生咨询，跟病友打听，怎样才能使患者快乐起来，怎样才能走过这段人生之路？得知北京有个抗癌群体，有很多的抗癌明星，就带着我找到了八一湖北京抗癌乐园，学练郭林抗癌健身法。在这个群体里，倾听了老师、抗癌明星的现身说教，我的心也开朗了许多，坚定了信心，为了不辜负老公的一片心意，我决心一定要与癌魔抗争到底。

2006年受总园领导委托，我担任了龙潭湖分园园长兼教功老师的工作。我很高兴和乐于有机会为他人服务，回报社会，公益活动多了，照顾家庭的时间就少了许多。因为对外公布的联系电话是我教功的固定电话。这样一来，家庭的正常生活也受到了影响，有的外地病友来到北京下火车不管什么时间，有的时候是凌晨，有的时候是半夜，就往家里打电话，因睡得正香呢，不免我就有点不耐烦了叨唠几句，老公就会安慰我说：“咱们也经历过迷茫，经历过无助，他们这种急于求助的心情，我们应该给予理解和同情”。老公这么一说，我也就平和多了。

老公不但承担了家里的家务，减轻我的后顾之忧，而且只要他有时间一定会帮助我为乐园服务，帮助我从乐园取回杂志、书籍等，特别是有大型活动时，会早早的跟我来到会场布置，拉会标，分发宣传材料。有时候还与前来咨询的病人家属交流防癌抗癌知识。散会以后，还要帮助收拾会场，我跟老公开玩笑说：“你是北京抗癌乐园的最佳名誉园民”。

最近几年，家里的经济条件好转了，买了汽车，老公也就成了龙潭湖分园的“专职司机”，我们分园去外地开办郭林健身法培训班，都是老公开车接送，过路费，存车费，汽油费以及食宿费都是由老公自己承担。老公经常说：“为乐园服务，帮助他人，把它当做一件快乐的事去做，来充实我们的生活内容，甭计较个人的得失”。正是他这种积极乐观的态度，影响着我，使我也能尽自己的能力为大家服务，老公也是用他的行动一直在支持和鼓励着我。15 年了，不离不弃的陪伴着我一同抗癌。我觉得自己比健康人还要幸福好多倍，谢谢你，老公！

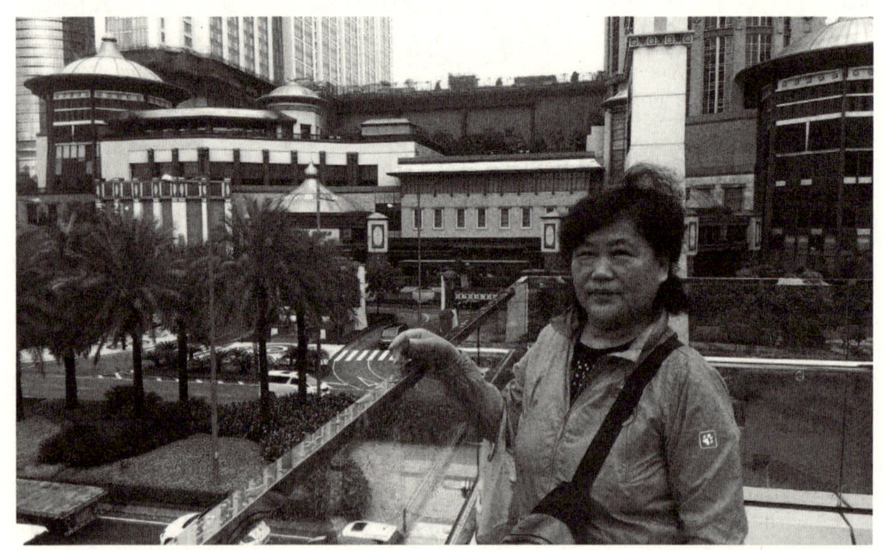

平静中观望

爱能胜癌

首都最杰出抗癌明星、乳腺癌 6 年患者

◎杨丽君

俗话说：天有不测风云，人有旦夕祸福。6 年前我患上了乳腺癌，这对于我来说犹如晴天霹雳，在家中我是中流砥柱，上有 90 高龄的老父亲，下有尚未工作的孩子。平日里家中大小事务都是我去操办。然而在诊断治疗和康复的各个阶段中，我得到了来自家庭成员和抗癌乐园病友们各个方面的爱心和帮助，至今我依然健康幸福的生活着。

2009 年 2 月的一个早晨，我刚要起床穿衣服，由于天气寒冷，本能地用手划过乳房的时候，突然感觉有些异样！于是我又仔细摸了一遍，似乎感到了一个硬块，使劲按了按不疼也不动，我立刻把这件事告诉了身边还没有起床的丈夫，爱人提示我要及时去医院看医生。于是立即带我到附近医院进行乳腺常规检查，接诊的大夫对我进行了初步检查，要求我尽快去肿瘤医院做进一步核查。

经过周六、日的两天煎熬之后，周一我在爱人的陪同下走进了中国医学科学院肿瘤医院，在肿瘤乳腺科医生的诊治下做了穿刺、钼靶、胸透、验血等相关的检查。3 天之后检查结果全部出来了，当我拿到诊断书之后，看到上面清楚写着是右乳侵润性导管癌，需要住院手术治疗。癌！我突然感觉天都快塌

下来了，得癌症的人为什么是我？为什么？从这一刻起我的心理压力非常大，吃不好，睡不香，身体比往常更加虚弱，体重也减轻了 20 斤。这段时间，爱人看在眼里，急在心中。他对我说：生病不可怕，关键是你的精神不要垮，你踏实去治病，家里的事情交给我吧！很快，我做了乳腺手术，这是癌症治疗中的第一步，也是重要的一步。手术进行得很顺利，但是为防止手术之后残余的肿瘤细胞转移和扩散，还要进行下一步的放疗和化疗等治疗。在我住院期间，我的爱人忙前忙后，既要兼顾我的治疗，还要负责照料家中的老人。最令我感动的是，他担心我吃不惯医院里的饭菜，坚持每天给我送一顿饭，使我术后的营养得到了充分保证。

近 30 天的放疗治疗之后，我又开始了 6 个疗程的化疗。化疗是医学上常用的癌症后续治疗方法之一，每个疗程相隔 21 天。可就当我进行第一次化疗之后的第 3 天，就开始持续发高烧，浑身虚弱无力。当时正巧儿子出差回来，进屋之后发现我精神萎靡，体温超过 39.5 度，马上和我的爱人冒着大雨把我送到了肿瘤医院急诊室诊治。当时白血球已降到了 600，医生紧急收治我住院，对我进行相关检查。在急诊室中我输了两天两夜的液，家人也形影不离地陪伴了 48 小时。当我烧退了，白血球也升了上来时，忙碌的爱人和儿子已经累得精疲力尽，面如土色。出院之后由于化疗的反应非常大，我每天开始数次呕吐，几乎将吃的东西全都吐了出来，正如娄乃鸣所说：它比所有的呕吐都难受，它让你看见任何一种东西都会吐，你永远不想喝任何一口水，不再想吃任何的食物，简直恶心的痛不欲生。在这种情形下我爱人又把熬好的小米粥端到我面前让我喝下去，就这样喝了吐，吐了再吃，直到我能吃为止。由于我化疗期间我爱人还在上班，他每天很早起床就把我的早点做好，把洗好的水果放到我面前，并买好一天的新鲜蔬菜。我的两个弟弟和弟媳也利用休息时间轮流照料我。那一阶段，我充分体会到了家庭的温暖。

经过一年多的恢复调整，懂事的儿子在我生病之后计划着等妈妈身体好了带妈妈去宝岛台湾游玩，因为那里寄托了妈妈许许多多的愿望和梦想，经历了人生中的坎坷，我感觉儿子突然长大了，懂事了。在我人生中最黑暗、恐惧，最无助的时候，是家人给了我无限的关怀,使我拥有了勇气和信心,战胜了疾病。

重生的经历不仅让我明白生命的可贵，更让我懂得健康快乐的人生对实现人生价值的意义，只有自己拥有健康的身体才能有条件去关心他人，帮助他人，服务社会，为社会奉献自己的爱心，自己才能获得更多的快乐。所以我感谢命运对我丰厚的馈赠。

生活中，我坚持中西医结合，定期复查的科学治疗，开始注意合理的饮食搭配，寻找到适合自己的锻炼方式，培养自己的多方面的兴趣爱好。修身养性每天保持积极乐观向上的生活态度。

当我接过抗癌乐园志愿者的重任之后，在北海分园里的各项工作中起到了模范带头作用，默默的履行自己的职责。在工作中勤勤恳恳，任劳任怨，从不计较个人的得与失。在历年的春节联欢会召开之际，我们会走进社区与什刹海街道服务中心领导进行沟通交流，并邀请他们一同进行联欢，在我们的盛情邀请下，他们无偿地给我们提供联欢会场地。我还协助分园领导建立了完善的小组长值班制度，无论刮风下雨，都会坚持为癌症病友与患者家属对抗癌健身法进行咨询解答，为癌患者搭建学练郭林气功的平台，得到了社会的好评。现在我爱人退休了，每天陪伴我一同去北海锻炼，我家离北海公园非常近，分园里的事情就是我家的事情，我爱人经常义务帮助分园里做一些事情。他的这种行动得到了分园领导和病友的好评，大家开玩笑的说，你爱人就是一个优秀志愿者。

最后我想告诉大家的是：得了癌症不可怕，可怕的是你失去了生活的信心和勇气，只要大家心态好，积极治疗，癌症一定能被我们打倒，要相信自己是最棒的。再次感谢亲人、朋友们对癌症患者的关心关爱和帮助，衷心祝福大家：好人一生平安！

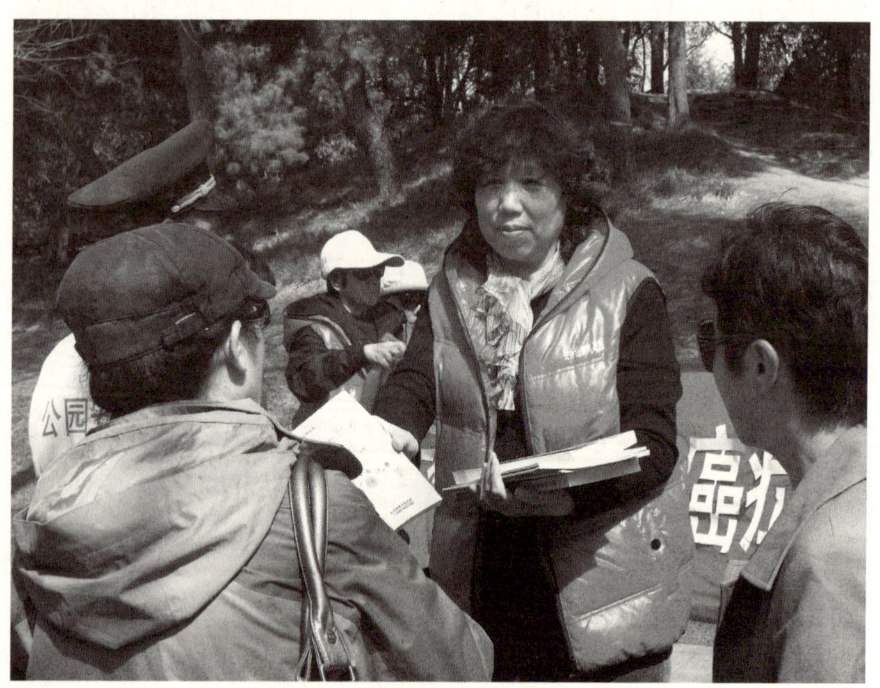

志愿服务在公园

不放弃生的希望活出精彩人生

首都最杰出抗癌明星、乳腺癌 27 年患者

◎杨瑞英

我叫杨瑞英，1988 年 7 月，在首都医科大学肿瘤研究所被确诊为乳腺癌三期，并做了改良手术。在经过放疗、化疗、服中西药和练郭林抗癌健身疗法，以及注意饮食、生活有规律等多种方面的综合治疗调理后，至今我已经重获新生 26 年了！

患癌症那年我 36 岁，女儿刚上小学。无可奈何的我心情沉重，就像掉进了无底深渊不知所措，寝食难安。我默默地把无助和无奈融入到一针一线，为孩子做了三件棉衣一件比一件大。一想到孩子没了亲妈的样子，我的心都碎了。这种心境想必很多癌友姐妹都会与我有同样的体会！经过了数日彻夜难眠的辗转反侧，我想就是为了孩子也不能放弃生存的希望，要振作起来与死神做一场拼争！在这种信念的支持下我走过了 26 年的抗癌历程活了下来。奋斗的经历使我感到：战胜癌症靠的不光是药物治疗和坚强的信念，更蕴含着母亲对儿女的万般牵挂。如今每当在我过生日看到女儿捧着蛋糕为我祝福时，心中便充满着温暖和难以言表的幸福。我能顽强的活下来靠的是亲人们的温暖、是社会的关爱和癌友们互助互勉的鼓励，这一切强大的精神力量为我的生命架起了一座抗癌生存的桥梁。

我是一个有理想，热爱事业，喜欢文学艺术，追求生活丰

富多彩的人。在养病期间我不断的思考着，应做什么，该怎样活？人奋斗的动力是出自于对生命的渴望！为了早日康复，我下定决心要走一条自救互助、综合治疗的抗癌之路。

1994年当我看到在《北京晚报》上刊登评选抗癌明星的消息时，仿佛久旱逢春雨如饥似渴。自那时起我走进了玉渊潭公园的八一湖抗癌分园，踏进了“生命绿洲”这个癌友们的家，我的生活从此变得快乐和精彩！

在这个温暖的大家庭里，我和癌友姐妹们一起排练节目；朗诵、唱歌、跳舞、学说相声和时装表演，还有幸在抗癌乐园庆祝《五整生日》的大型文艺演出中做过节目主持人。是抗癌乐园给了我展示生命的大舞台，使我的特长得到了充分的发挥。2000年癌友们推选我担任了八一湖时装队队长，一干就是十年常常忙得不亦乐乎。我和姐妹们参加过许多文艺演出和社会活动。大家开心得忘了年龄，忘记了癌症。

在抗癌乐园八一湖的“生命绿洲”，我们经常与全国各地癌友们一同联欢，互相鼓舞和交流抗癌的经验体会。北京电视台《人生风景线》栏目曾对我们的时装队做过专题报道。我和姐妹们还应邀在北京电视台的春节节目中展示过风采。记得令人开心的一件事是学说王鲁彬老师编导的群口相声“欢笑总动员”。功夫不负有心人，我们的相声在区文艺汇演中获得了二等奖！更让我一生中难忘的是2009年11月我参加了“振国杯”全国肿瘤患者红歌才艺网络大赛决赛。在这种与命运抗争的氛围激励下我参赛的诗朗诵《生命绿洲之歌》得到了评委们的一致赞扬，并获得了北京市的一等奖！2011年6月我又参加了振国肿瘤医院举办的《报党恩贺新生》全国肿瘤患者诗歌朗诵大赛，并且获得了全国二等奖。同年9月参加了全国中老年才艺大赛，经过多次比赛晋级到前 30 名。与此同时我还有幸获了北京红十字会和北京抗癌乐园共同授予的“特殊贡献人物”的光荣称号；每当我站在隆重的颁奖舞台上手捧奖杯时真是心潮澎湃。回想二十多年来我在抗癌路上拼搏的日子不尽感慨万千……有所失就会有所得。我感到患癌反而使我因祸得福，圆了自己多年爱好而没有机会实现的梦。

我本人性格内向，患癌前很少与人交往，有痛苦烦恼闷在心里，精神郁闷日久积怨。听过有这样一句养生的顺口溜：“心不邪遇事不发怒，少吃荤腥多吃素，饭后走百步……。”因为人要紧张、着急、有压力免疫力就会很快低下，因此我认识到只有心平才能气和。于是开始注意饮食和心态的调整。饮食中我没有过高的要求，五谷杂粮从不挑剔。少吃药多吃菜，少在家多出门。一些想做但因条件有限难以做到的事就下决心放弃！为使心境放松我常去游泳、唱歌和到公园练抗癌健身功，同时对自己和别人多宽容让胸怀豁达舒畅。如今我更加体会到怎样生活才能健康、快乐和充实！

另外我认为患癌症后也要做一个有用的人，努力实现自身价值。因此我在力所能及的情况下干起了印刷业务。经过几年风里来雨里去的艰苦奋斗和努力，我不但改善了自身的经济条件，还尽力的帮助过生活困难的癌友。如今我担任了八一湖乳腺咨询的组长和志愿者,每个月末咨询日都到八一湖“生命绿洲”为全国各地来求助的病友排忧解难，用自己切身的抗癌经验鼓励她们树立生活的勇气和信心！我觉得自己这些付出都是在体现自身价值为社会作贡献，所以也由衷的感到欣慰和快乐！

我认为：对于生命没有人可给第二次选择，不知明天会怎样但今天决不能放弃！要坚定地走综合治疗群体抗癌的科学之路，在磨难面前不能泯灭生存的希望！因为身体健康免疫力增强了才会有快乐的心态活好每一天。只要心中青春常在，就能战胜癌症活出精彩人生！

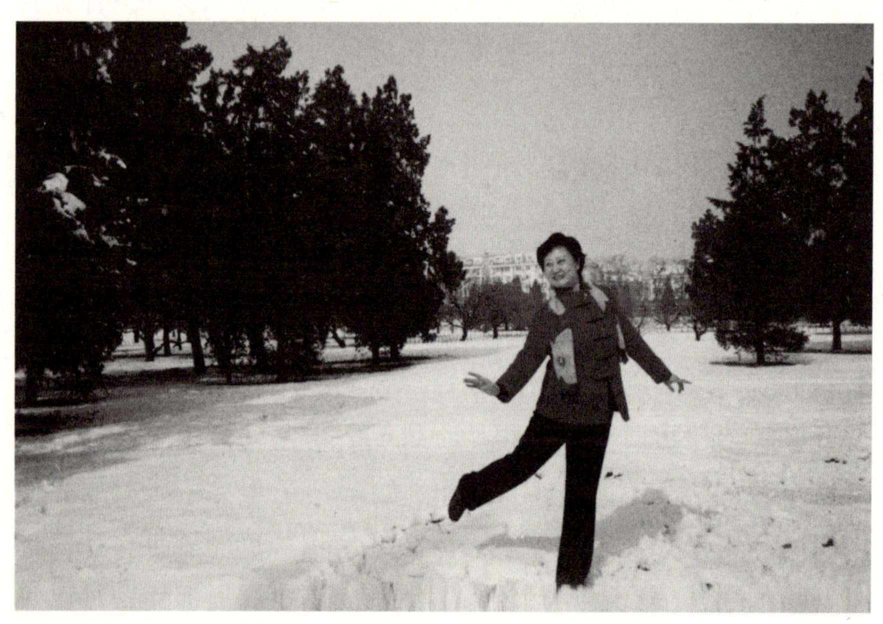

雪地是我大舞台

老有所为克服种种困难为癌友

首都最杰出抗癌明星、郭林自然医学教师

◎姚桂芳

我叫姚桂芳，1939年1月15日出生。劳资员，现任北京抗癌乐园石景山分园园长，教功老师。曾做过多次手术，包括子宫、卵巢、胆、肛门等。2006年心脏病又做了3个支架。1994年我给孙子穿袜子，左乳房被他的小脚碰了一下，顿感一阵剧痛，第二天去医院检查，确诊为乳腺癌，淋巴转移8/10，已到了中晚期。根据病情医生说前景不太乐观，要抓紧治疗，于是我在1994年底在北新桥乳腺专科医院做了根治手术。

在抗癌的道路上，我没走弯路，首先我选择了西医手术、中医调理，适当锻炼等治疗方法，两年后我的身体基本上恢复了正常。一次，去玉渊潭公园玩，偶然间看见好多人排队在走步，我一问说是练抗癌防癌的郭林气功，第二天我就去报名，加入到了这个队伍里了。一个月后，感觉身体很舒服，吃得下睡得好了，从1996年开始我坚持每天练功。开始每天都要练3—4个小时，那时不管三九严寒还是三伏酷暑，风雨无阻，身体越来越好，定期检查，各项指标都正常。已20年没有复发转移。10年前，由于运动多、吃得多得了糖尿病，现在打针吃药，身体很好。

自从当了分园园长，时间上不够用了，我感觉，担子重了，

责任大了，要做的事也多了。后来总园又要求各分园成立郭林抗癌健身疗法辅导站，我积极响应，克服重重困难。当时，石景山区气功协会不同意我们成立，经过多方面沟通，最终成立了石景山抗癌乐园郭林气功站。架子虽然搭起来了，却找不到练气功的好地方，送老师去亦庄培训，回来后我们四处寻找，终于找到了北京国际雕塑公园这个不错的地方，解决了困难开始教功练功了。两年后这几个老师都有了孙子，为了照顾孩子，不能再来为大家服务了。后来我主动挑起了教功这副担子，教功时总是认认真真的教，新病友来到分园不管是咨询还是报名，我都会笑脸相迎相送，让他们感觉到有一种亲切感，让她们愿意到我们这个群体里来，寻找健康，寻找快乐。这样可以增强他们战胜疾病的信心，让他们正确认识癌症，科学防治，不走弯路。

每当我看到病友们坐在冰凉的椅子上做静功时，心里很不是滋味，有一天我回到家，把孩子们不要的沙发拆了，用里面的海绵和旧衣服做了 20 几个小垫子，然后用我的小“宝马”分几次拉到公园里，发给病友。当时我看到他们开心的笑容，一股暖流涌上心头。另外我还定期给居委会、医院和病房以及合作单位送抗癌乐园书籍，让社会多方面了解我们北京抗癌乐园这个组织。

去年有 3 个病友由于生活困难不想买学功教材，为了让他们早学会早受益，我分别把自己的光盘和练功书籍送给他们，病友们见了感动得热泪盈眶。2013 年有一名澳大利亚癌症患者来北京看病，他从网上看到了我们北京抗癌乐园石景山分园，便与我们联系，约我到医院去教功，我见到病人感觉病情很严重，他勉强能下地行走，我只能让他坐在椅子上学功。春节将临，他请我陪陪他，腊月三十那天，我到医院陪他一起聊天，一起练功，为了增加节日的气氛，我特意为他买了一盒草莓和一盒桂圆，祝他心情愉快，早日合家团圆。3个月后，由于他的病情急剧恶化，终于离世而去。病人去世后，家属请我帮他们料理后事，我答应了，从遗体告别到请八大处的和尚念经超度，我做的十分圆满。事后，患者家属给了我两千元现金以表答谢之意，但我没有自己收起来，而是到总园开了收据盖了章交给病人家属，然后经总园同意作为分园的活动经费。

我非常爱我的核心领导成员，我觉得自己是主要领导，事事处处都应走在前面，在领导核心里面做到表率作用。同时我觉得，他们癌龄短，身体弱，更需要我的关心和爱护，所以在工作中我处处以身作则要真正成为他们的知心人。

2011年，总园杨增和园长在神农庄园会议上要求各分园要和社会接轨，要进社区、进医院，会后我们核心组就地讨论方案，当时想的很简单，做起来就不是那么回事了，社区并不了解我们抗癌组织，要别人了解必须经过磨合。我们用了一个半月的时间，克服了种种困难，终于走进了社区和医院。医院的病人出院后可以到我们乐园来，进行康复治疗，练郭林气功，参加分园各种活动，我还可以把我十几年的抗癌经验和心得体会讲给他们听，以增加他们的抗癌信心和勇气。我今年虽然76岁了，但是当我看到病友那种灿烂的笑容时，我身上就有一股使不完的力气，我决心在自己的有生之年用自己辛勤的汗水培育出朵朵更加光辉灿烂的抗癌奇葩。我们分园有一个文艺小分队，有20多人，在排练节目时经常人不齐，我想这样老师教起来比较费劲，我就成立了北京抗癌乐园石景山分园志愿者小分队，让大家知道自己是一名志愿者，有责任有义务为小分队出力，为癌症病人做奉献。我还做了红袖标，每人发一个，我们分园有活动时大家都会带上红袖标，为病友服务，为社会服务。由于总园对我们的关爱，常务副理事长孙桂兰老师还特意为我们石景山分园安排了电视台录制节目，不但是北京台还有中央4台。每次做完节目后，我都向导演问：您满意吗？导演都会说：挺好的。我没有上电视台前曾经想过，我要有机会和所有的癌友说得了癌，要面对，得了癌症并不等于死亡。我都20年了不是活得好好的嘛！不用怕，抬起头来往前走，光明就在前面。孙老师，谢谢您给了我这个平台，圆了我的梦。今后我在抗癌的路上一定带领癌友勇往直前，和癌魔斗。

我的生活很充实，要没有其它事我便拉着我的小宝马到公园去，挂上我们的红旗，然后和大家聊聊天，交流交流抗癌经验，给新病友打打气，加加油，让他们对自己的病情有个了解，对自己战胜疾病有信心，并告诉他们，我们要用自强不息、乐观拼搏、自娱自乐的精神过好每一天。

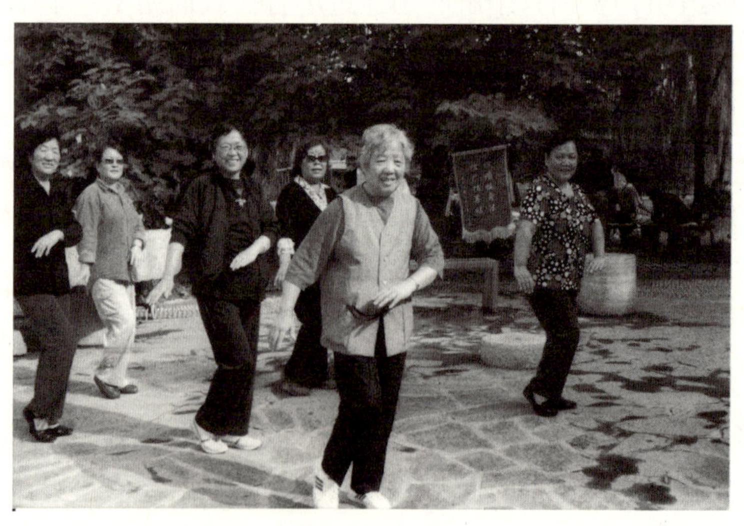

艰难中 笑然前行

选择了护理就选择了奉献

首都最美护士、北大医院护士长

◎姚秀彬

我叫姚秀彬，来自于北京大学第一医院肿瘤化疗科，目前担任北京护理学会肿瘤分会委员。迄今为止，本人从事护理工作已经35年了，在这30多年里我从一名普通护士做到护士长。在日常的护理工作中，我情注病人，心系岗位，勤勤恳恳，任劳任怨，忠实履行了一名护理工作者的神圣职责。肿瘤内科几乎都是晚期肿瘤病人，他们有着特殊的心理特征：恐惧、焦虑、怀疑、愤怒、抑郁，对护理治疗更需“人性化”。我深知“三分治疗，七分护理”的道理，因而把护理工作做得更深更细。病人有任何困难，我都是竭尽全力为其解决，他（她）们常说:“院外有困难有警察帮忙，在化疗病房有困难就找护士长，她会尽其所能帮助我们的。”

一次，一位带有PICC导管的患者出院，因为导管需要每周换药，患者居住地远离我们医院，所以患者想在附近找个医院换药。我得知后，首先问患者居住在哪里，然后帮他联系附近的医院看能否进行PICC换药工作，在得知那家医院可以进行时,我立刻将此消息告诉患者,并告诉他具体的换药地点在哪里。患者欣然，久违的笑容又重新浮现在患者的脸上。虽然是一件小事，但却感动了患者的心灵。

我在工作中一直坚持这样的理念："病人对我的信任，就是我最大的满足"。

作为护士长，我有较强的组织能力和协调能力，业务上更是精益求精，有着一身过硬的护理技术。一位乳腺癌晚期患者，全身多处转移，腰椎受损。这一次，无情的肿瘤细胞又侵袭到她的膀胱、输尿管，患者排不出尿液，痛苦表情不堪入目。要知道这个患者体态肥胖，而且患者只能趴在床上，为这样的患者插尿管是一件多么困难的事呀！责任护士觉得束手无策，有些胆怯，不敢去尝试。我二话没说，准备好用物，推治疗车到患者床旁，帮助患者摆好体位后，我蹲下来进行着一系列有条不紊的动作：消毒、建立无菌区、再次消毒、插入尿管……除此之外，我还在不断地安抚患者，和她聊天，以缓解患者紧张的情绪。费了九牛二虎之力，尿管最终被顺利送到患者尿道内，引流出 500ml 的尿液。患者的表情一下子轻松了许多。当时的我已是汗流浃背，直不起腰，虽然很累，但是当我看到患者轻松的笑容，听到患者感谢的话语，我打从心眼里也笑了，觉得一点都不累。

我曾目睹过无数的悲欢离合，也曾感受过患者面对疾病折磨那种无助的神情。其实我的内心也是充满哀痛的，让我担心的事情最终还是发生了：一位膀胱癌全身转移的患者，在生命的弥留之际，选择了快速解脱方法——坠楼自杀。当时的我已经下班回家，听到噩耗，我整个身体酸软，眼泪夺眶而出，他才 50 岁，是我的同龄人。在悲痛中，我急忙赶到了医院，看到逝去患者的妻子泣不成声的样子，赶忙安抚。妻子在自责中打自己，不小心抓伤了我，而当时我知道他的妻子已经不能自已，没有选择离开，而是继续抱着她，让她发泄。虽然我身上留有淤青，但我并不觉得痛，真正痛的人是她。次日，她来院办理手续的时候，知道自己抓伤了我，赶忙向我赔礼道歉。感谢的话语伴随着悲痛的眼泪，当时我的心都痛了。安慰她的时候我向她说："以后无论有什么困难，有需要帮忙的，您就找我，给我打电话，我会竭尽全力帮您。"

虽然本人家中有个生病的孩子，但我从未因为孩子放弃或影响工作，反而使我的工作热情度更高。我知道我选择了护理就选择了奉献，把苦、累留给自己，用自己的爱心、耐心、细心、诚心、责任心换回病人的舒心、放心和安心。我认为在护理工作中，多给病人一些理解，病人也会给你一份关心！

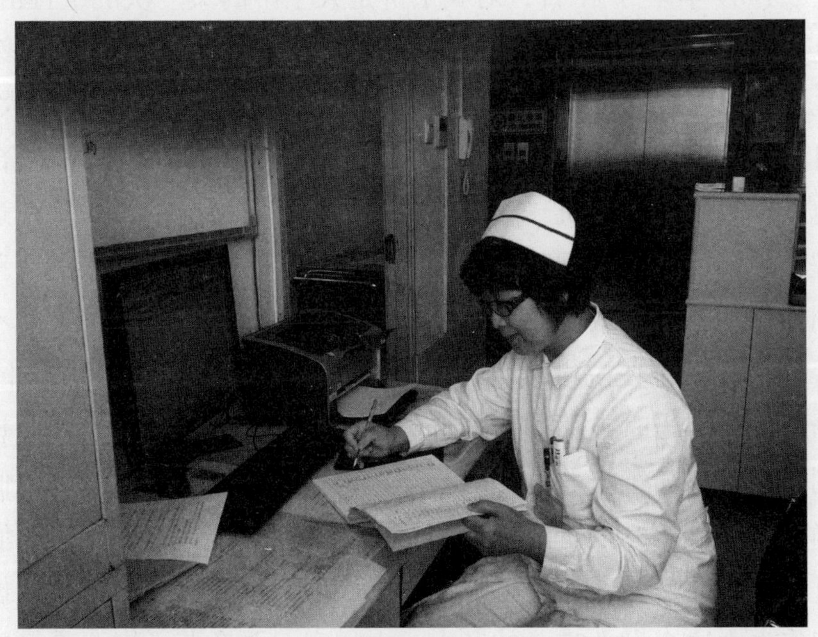

深夜独自一人

用吸吸呼奋战癌魔服务大众

首都最杰出抗癌明星、郭林自然医学教师

◎易净瑜

人生总会经历很多波折，总会品尝酸甜苦辣咸。当各种苦难来到我们面前，只有勇敢面对，积极应对才是最明智的选择。

1989 年 4 月 21 日，对我来讲是人生中的又一次沉重打击。这一天，我因罹患乳腺癌（浸润性导管 III 型，伴部分淋巴转移）在北医三院接受了左侧乳腺根治切除手术。由于伤口创面过大，且皮肤组织坏死又未经植皮，术后历时一年多伤口才基本愈合，也就错过了放疗时机。随后等待我的是痛苦万分的漫长化疗过程。最初，医生安排我在门诊接受化疗，可是化疗带来的严重副作用，导致血象指数过低，白血球指数曾一度低于 2000。不得已，被安排住院继续化疗，化疗的药物反应让我呕吐不止，痛不欲生。当时被那种痛苦折磨得我曾想放弃治疗了，转念想到自己含辛茹苦抚养的一双儿女，他们还在读书；又想到他们的父亲，早在 19 年前因公牺牲了……作为烈士的后代，孩子们过早失去了父爱，如今再由于我个人原因放弃治疗势必造成他们将失去这个世上唯一的亲人——母亲。两个孩子岂不是将成了无依无靠的孤儿……我实在不敢想下去。为了孩子，作为母亲，我都必须咬着牙坚持下去。“坚持”和“不放弃”是最大的原动力。同年 10 月，我开始恢复上班。在术后两年内，我前后接受四个

疗程的化疗、中西医结合治疗，外加练郭林气功。重返工作岗位后除去住院化疗外，我一直坚持工作直到退休。在我住院及休养期间，海淀区民政局、双榆树街道民政科和我单位的有关领导们，或到医院探视或来家里探望，更有单位的女职工们自发组织来医院陪护，他们陪我一路走来，他们不是亲人胜似亲人，让我又一次深切体会到社会主义大家庭的温暖。

术后当年，儿子在《参考消息》看到郭林气功对癌症康复有治疗作用，于是就用自行车带我到紫竹院学习郭林新气功，当别人还沉浸在甜美的梦乡中，我已经迈着坚实的脚步，和着“吸吸呼”节拍，走在通向康复的幸福大路上。通过两个月的学习，我在睡眠、食欲等方面均得到明显的改善，自此“吸吸呼”就成为我战胜病魔的又一法宝。花谢花又开，冬练“三九”，夏练“三伏”，早晚练功，在“郭林气功”的陪伴下，加上科学的中西药相结合，保持积极向上乐观精神，我迎来了我的第一个“五整生日”。在这5年里，孩子们也都大学毕业工作了，我呢？也退休了。这5年是我和病魔抗争最辛苦5年，也是最终战胜病魔奠定坚实基础的5年。2004年9月，我被评为北京市抗癌明星。

我们得了癌症是不幸的，来到北京抗癌乐园又是幸运的，在这个温暖的大家庭里，我们得到了来自社会的关爱。

参加抗癌乐园组织的医学科普讲座，聆听于大元园长讲解：“以健康的精神为统帅、以自我心理治疗为先导，首选西医、结合中医，坚持郭林气功锻炼，讲究饮食疗法，注意生活调理”的抗癌理念，开阔了眼界，增长了知识，为大家进行科学抗癌提供了理论依据，让我们受益匪浅。

转眼26年过去了，真是弹指一挥间。正如歌中所唱“不经历风雨，怎么见彩虹……”如今两个孩子各自拥有稳定的工作，都有美满家庭，我还有可爱的孙女和外孙子，自己身体状况不错，感觉生活很幸福。

回想自己抗癌多年经验：树立战胜癌症的信心，正确的药物治疗，与郭林气功习练相结合，并配以正确的饮食习惯、良好的作息时间、乐观的精神状态、和睦的幸福家庭，当然，还离不开乐园各级领导以及社会各个方面对我们的关心和帮助。我们更应该怀着一颗感恩的心回报社会。

每位病友战胜癌魔一路走来，的确都很辛苦，同时也有宝贵的抗癌经验可以和大家分享，彼此关心、帮助、鼓励。作为一名志愿者，我们的工作让大家真正感受到了“一方有难八方支援”。这些年，作为北京抗癌乐园双秀分园的负责人，我为病友们及其家属提供了大量的咨询服务工作。2010 年，在乐园总园的大力扶植下，我们建立了郭林气功辅导站，向新病友教授郭林气功；探望危重病友，送去乐园的问候；组织参加植树活动，为北京市绿化建设添砖加瓦；组织大家积极参加乐园的各项活动，也开展了不少分园的活动。颐和园、北海、景山、圆明园等景区则是我们交流抗癌经验、愉悦身心的好地方；长白山、绥中、北戴河、德天瀑布等地，都留下了我们朗朗的笑声和坚实的足迹。我们在亲近大自然，领略祖国大好河山秀丽风光的同时，也为我们能够拥有美好的生活而高兴。

我们要百倍珍惜今天的幸福生活，积极参与各种社会活动，丰富自己，我也将继续怀着一颗感恩的心，一如既往地为广大癌友们服务，尽己所能做好一名志愿者，为构建和谐社会传递正能量奉献终身。

从癌症包围之中获得新生的启示

首都最具奉献志愿者、小细胞肺癌 12 年患者

◎尹世华

当一个人患上癌症之后，死亡的威胁时时会环绕在自己的脑海之中。恐惧死亡，不愿意走向人生的终点也是每位癌症患者天天苦苦思索的主题之一。

全国每年都有 300 多万人患上了癌症，而能活过一年的也只有三分之一，也就是大约 100 万左右。为什么有近三分之二走上了不归之路。首先来讲很多肿瘤病人当发现自己患上肿瘤已经是晚期了，这给治疗带来了极大的困难。所以说早期发现、早期诊断、早期治疗尤为关键。其二，患有癌症后要进行规范化的治疗，不走弯路尤为重要。患有肿瘤一定要在正规的医院做规范化的治疗。北京有很多著名的肿瘤医院做我们的坚强后盾，这也是我们北京肿瘤病人的福祉。

我是 2003 年 8 月份查出患有小细胞肺癌，当时肺部肿瘤面积是 6×4 厘米，伴有纵膈淋巴转移，根据医学界定是 3 期 B 肺癌，一般这种病人的生存时间只有半年了。当我拿到检测报告找到医生时，他要求跟我的家属谈谈。我告诉医生，我知道病情的严重性，您就跟我直接说吧。走出医院大门，我自己独自在肿瘤医院外一个没人地方暗自流泪、哭泣着，很是伤心。我母亲也是小细胞肺癌晚期病人，从检测出患有癌症到死亡只有

五个半月。为什么我会和自己的母亲患有同一种疾病。有位著名的免疫学专家陈昭妃给出了明确答案：肿瘤是不传染的，传染的是生活习惯。确实是我母亲吸烟，我也吸烟，不良的生活习惯让我和母亲走上了同一条道路。现代医学告诉我们，患有小细胞肺癌和鳞状肺癌的病人绝大多数都是吸烟者。而一些不吸烟的人患的是肺腺癌。从这里可以看出不良的生活习惯是我患有小细胞肺癌的主要原因。改变不良的生活习惯和生活方式是逐渐根除肿瘤的首要先决条件。

小细胞肺癌患者 5 年生存下来的病人很少，因为这种癌细胞毒性强、复制快，这是世界上公认的事实。我为什么能够在恶性肿瘤夹缝中生存下来，这里是有很多因素所决定的，这也是我今天要告诉大家的。

肿瘤病是需要综合治疗才能达到控制其发展的目的。所谓综合治疗包括西医为主的规范化治疗，中医为辅的辅助治疗，病人的心理治疗，病人的运动治疗，病人的饮食治疗等 5 个方面。

我的经验就是；首先，在受到死亡威胁后，病人首先要逐步调整心态，正视现实，振作精神。树立起一种责任感，你的存在就是一个整体家庭的存在，为了家庭的圆满，你要顽强拼搏，敢于面对。我曾被断定生存期只有 6 个月，随着时间的推移在我进行第 5 次化疗之后，忽然感觉到我已经活过 6 个月了，这岂不是已经闯过医学的禁区了吗，我能活过今天不就是赚了吗！自己暗下决心继续努力，活在当下。

其二，要选好西医治疗方案。治疗肿瘤首选是手术根治术。由于大多数病人发现肿瘤时已经是晚期了，丧失了手术治疗的最佳机会。但通过放、化疗还是能挽救很多病人的生命。我的治疗也曾有多种途径，无论是根治性治疗还是姑息性治疗。考虑到各种原因，手术机会错过了，走放化疗同步治疗要比断续治疗更加稳妥，这是我找了很多专家才总结出来的最佳治疗方案。

发现病情的早期诊断固然很重要，但是发现病情后先不要盲从的进入治疗，肿瘤的治疗容不得你走一丝弯路！要多找几家医院的专家仔细咨询，从中寻求选择最佳治疗方案更为重要。尽快的多掌握一些肿瘤专业知识是选择最佳治疗方案的基础。

有些病情可能让你带癌生存也未必是一件坏事。我从发病到6个月之后就有了右肾占位性病变，虽然也进行过各种治疗，但效果甚微。我的主治医告诉我你就带癌生存吧。右肾占位性病变至今已经是10年了。

第三，千万不要拒绝中医，那是你康复的基石。我第一次化疗出院后，马上到北京广安门中医医院肿瘤科找林洪生主任看病，林主任看到我的诊断书后，曾给我指出了治疗小细胞肺癌应采用的方案，这使我对中医也产生了浓厚兴趣，为此，我把中医治疗作为放化疗的辅助治疗手段之一。西医驱邪，中医扶正，这是很多病友亲身经历总结出来的经验。包括西医专家支修益也曾讲过，治疗癌症要采用手术、放化疗、中医调理和气功锻炼。因为我们癌症病人放化疗后气、血两亏，脾、胃、肾、肝都受到不同程度的伤害，化疗引起的肠胃抑制、骨髓抑制等等情况，这些全都需要由中医来调理。也只有这个时候才显示出中医特殊的治疗效果。而汤药最能对各种病加以调理。

第四，练习郭林抗癌健身法，那是我们癌症患者的救命之宝。郭林抗癌健身法受古典哲学思想的影响，为了健身强体，讲究调身、调息、调心。郭林抗癌健身法非常讲究动静结合的功法，其效果会加速血液的流通，从而消除癌细胞落床生根的空间。

这也是肿瘤综合疗法的一个重要组成部分，跟中医治疗的理论相一致。气功能调整五脏，正气内存，斜不可干。癌细胞是厌氧的，每天到公园去练习郭林气功可以大量呼吸到很多负氧离子，也能减少癌细胞在身体内的生存空间。

需要知道的是每个正常人的身体天天都在产生好几万的癌细胞，也正是因为正常人的免疫功能强大才使这些癌细胞逐渐被消灭。化疗不可能将身体内的所有肿瘤都杀灭光，总有一些癌细胞残存下来。练习郭林气功，提高自身的免疫力，能够有效的控制肿瘤的发展。天天练习抗癌健身法成为我当时的一项重要任务。

现代医学证明：在进行正规化疗的时候，有些癌细胞却处在休眠期，也正是这样才使这些处于休眠期癌细胞逃过了正义之剑的惩处。几个月之后它们却以几何速度发展、卷土重来，使经过好几个月正规治疗的成果顿时丧失殆尽，病情的复发和转移让医院的治疗专家有时也举步维艰，很难控制住其蔓延的趋势。郭林抗癌健身法的作用就是逐渐调整病人的心态，让你建立起战胜癌症的必胜信心。通过天天抗癌健身法的锻炼逐渐恢复自身的免疫系统，让那些从休眠期逐渐苏醒过来的癌细胞时时处处在你的免疫系统监控之下并用你自身的免疫力把它逐一加以消灭。

第五，改变过去生活方式，调整饮食结构，拒绝烟草，这是我们告别癌症的有效途径。

烟草是肺癌的主要根源之一。在我国，烟民在生活习俗的怂恿下，不但自己要吸烟，而且还要给所有会吸烟的每人一支，让周围的人都一同“享受”烟草的侵袭。而西方人在自己想吸烟的时候，首先要征询周围的人，我可以吸支烟吗？他们在自己享受的同时也要尊重别人不吸烟的意愿。这就是文明与愚昧的差距，也是肺癌为什么成为我国癌症的首发癌症的主要原因。杜绝烟草的侵袭，是减少癌症的有效途径。

小细胞肺癌和鳞状肺癌的病症都发生在肺门附近，这是吸烟人为主的癌症。远离烟草就是远离癌症越来越得到更多人认同。

很多肿瘤病人在饮食上不会太注重养生的。目前人类肺癌、食道癌、胃癌、肝癌、乳腺癌的频频发生，饮食起到了一些推波助澜的作用。改变生活习惯和生活方式就显得至关重要了。少吃腌制品、熏制食品越来越得到大多数人的认可。

考虑肿瘤病人化疗后的各种指标低下，必须补充充足的动物蛋白和植物蛋白，身体的各种指标才能得以恢复，病人每天可以食用二两肉质蛋白，少吃红肉，多吃鸡鸭鱼肉，可以有效地减少脂肪在肝脏的堆积，减少脂肪肝的发生。每天食用一斤蔬菜且要有 5 种以上的品种，就可以有效地补充各种维生素。每天食用一斤以上的水果，根据自己的病情挑选适合自己的水果。

大部分肺癌患者初期都是热盛伤阴，可以经常吃一些养阴润肺的食品，如:梨、西瓜、葡萄、百合、白果、白木耳、藕等。

白萝卜也是止咳化痰的较好食品，但是也是破气顺气的食材，如果你在吃中药里面有补气方面的药材，如：人参、党参、黄芪等药材就要避免食用白萝卜了。

对我感触很深的事情是我曾陪同一批上海癌症患者登长城。

2003 年，上海有一批癌症患者开始了一项每人每天存 2 元钱，5 年后来北京为奥运助威的活动。每天存 2 元钱，立下一个生命的希望，去追求生命的光彩。

潘健桦2002年确诊为癌，当时医生说她最多有3个月生存期。2003年她和丈夫一起报名参加奥运助威团，每天在两个储存罐里放入4元钱，她用坚强的毅力坚守着去北京看奥运“一个不能少”的信念，5年来用她自己的话来讲：四肢、大脑、肾能长肿瘤的地方都长了，圆梦的信念，使她足足的活了5年。7月26日距奥运会开幕还有13天时潘健桦倒下了。与她结成奥运帮扶对子的中国移动上海分公司的志愿者张静娴回忆说：在和潘老相处的最后的日子里，我们感受到生命的坚强。感受到生命的意义不在于“长度”而在于“亮度”的深远意义。

有位乳腺癌的患者已经肝转移、骨转移，从2003年到2008年一直在顽强拼搏。她说我非常想到北京为奥运健儿加油，更想爬上八达岭长城，当一次英雄好汉。2008年8月北京抗癌乐园特意组织了志愿者，愣是把她推上了八达岭长城，圆了她登长城的夙愿。

奥林匹克创始人顾拜旦曾谈到：奥林匹克精神不但有助于增强人体的耐力和活动，而且有助于培养人们的崇高、纯洁的精神道德。

我们应从顾拜旦所推崇的奥林匹克精神中悟出一个道理：在与癌症做斗争所追求的不是长命百岁，而是在有生之年生活得更有价值，这才符合北京抗癌乐园提倡“自强不息、自娱自乐、自救互救”的三自精神。

让生命绽放

首都最杰出抗癌明星、志愿团团长张丽新

提到肿瘤二字，张丽新已经很坦然了。毛主席说过：与天斗其乐无穷，与地斗其乐无穷，与人斗其乐无穷。这句话用到张丽新身上那就是与癌斗其乐无穷！

她是一名身患输卵管腺癌中晚期的患者，至今已走过 11 年的抗癌历程。2004 年退休后的她正活跃在市场经济大潮中，突然感觉身体不适，一向阳光漂亮的她感觉总是莫名的疲劳和消瘦，经医院检查，被确诊为输卵管腺癌。晴天霹雳般的病情让她不知所措，突如其来的打击使她彻夜难眠。她无数次的问自己我的末日就要来临了么？经过一段时间的煎熬，她终于冷静下来。我绝不可以消沉下去，消沉意味着死亡！癌也无非是一种病，不是死亡的代名词。既然得了病就要坦然面对，懊恼逃避都无济于事。恐惧只能加速死亡。与其坐以待毙不如奋起抗争，说不定就会柳暗花明。在以后的手术化疗中，她咬紧牙关坚强的挺了下来。经过一段时间的康复，她又精神抖擞地融入了社会。

（一）愿把夕阳化春雨，服务居民在社区。

出院后，张丽新一面加强康复锻炼，一面积极参加社区的各种活动。无论是支部活动还是为灾区捐款捐物现场，到处都有她的身影。2007 年迎奥运构建和谐社区活动，她以志愿者的身份受到胡锦涛总书记的接见。总书记的关怀和鼓励更使她坚

定了抗癌的决心和意志。同时也坚定了为社区居民服务，在社区文化活动中奉献自己聪明才智的决心。

在社区文化活动中她发现人们的歌声很白，都是在扯着嗓子喊，调不准，节拍也不对。于是她决定把喜欢唱歌的人组织起来成立一个合唱团，发挥自己能歌善舞的专长。合唱团成立了，但问题接踵而来。团员歌唱水平参差不齐，不懂乐理知识，不会识谱，要一句一句的教歌，经常是累得她口干舌燥嗓子哑。没有活动场地，晴天在公园里树荫下，雨天在地下车库里。没有乐器伴奏，更没有活动资金，强烈的服务意识支撑她一路走下来。她买来乐理资料不厌其烦的反复讲解，把资料复印发给大家，反复的教大家练气息，练发声，慢慢的歌声好听了，慢慢的人气也旺起来。

为了找场地她几乎跑遍地区的所有社区，软磨硬泡只为有一个遮风挡雨的活动场所。为了获得街道办事处的认可和支持，她积极带领大家排练，并积极的参加各种层次的演出，既锻炼队伍，又推动和活跃社区文化生活，在各种参演中获得了较好的成绩。

2010年，在市委宣传部、市卫生局、市卫生促进委员会联合主办的《健康北京人》歌咏大赛上荣获三等奖。

在朝阳区举办的《社区一家亲》歌咏大赛上荣获三等奖。

在朝阳区《魅力朝阳和谐社区》文艺汇演中获优秀表演奖和优秀组织奖。

在呼家楼地区《红色大舞台》合唱大赛上荣获二等奖。

在北京电视台体育频道《快乐健身一箩筐》栏目《红歌达人赛》上获红歌健康达人奖、红歌演唱实力奖和红歌精彩演绎奖。

同年在朝阳区文委组织的品牌团队评定汇演中获三等奖，

并成为品牌团队。

2012年，在北京市第七届《金五星杯中老年合唱大赛》上获和谐奖。

在文化部艺术服务中心、中国社会音乐研究会、中老年文艺汇演组委会主办的《盛世欢歌》第二届中老年文艺汇演初选和复选中成功晋级总决选。

在北京市老年艺术协会、中国网络电视台喜乐乐频道、中国音乐家协会合唱联盟以及北京广播电视报社联合主办的《奏响时代旋律，高歌北京精神》的第七届北京市中老年合唱大赛中荣获铜雀奖。

2013年,在央视《歌声与微笑》栏目里参加比赛获得二等奖。

如今的金玫瑰合唱团受到街道办事处的极大重视，成为金台艺术团的一员。张丽新被聘为合唱团团长兼指挥。他们有了固定的活动场所，有了钢琴。办事处还整合地区文化资源充实了队伍，并聘请了专业声乐老师进行指导。合唱团也由原来的两声部上升到四声部，且能驾驭较复杂的曲目了。

可以说这个合唱团倾注了张丽新的全部心血，同时也奉献出了极大的爱心。演出路途远，她自掏腰包租车带大家前往。

参赛赶上中午，她掏钱给大家买盒饭。参赛须化妆，她掏钱买化妆品作公用。几年下来，也不知她无声奉献了多少，可是团员们看在眼里，记在心里，大家都被这和蔼可亲的大姐所感动。同时大家都非常认可这个多才多艺的团长。张丽新用一颗炽热的心温暖着歌者，感动着听众。她为社区文化倾注了无限的真诚和热情，被社区居民誉为最有活力的志愿团长。

张丽新除了担任金台艺术团的合唱团团长外，还被街道残、联街道侨联聘为艺术指导老师。在她的精心指导下，街道残联连续3年在朝阳区残联歌咏大赛，小剧小品大赛中获得一等奖；侨联在朝阳区合唱大赛中获优秀奖，受到残疾人朋友的爱戴，受到侨联领导的赞誉。

（二）默默奉献，无怨无悔。

在术后3年的时候张丽新加入了抗癌乐园，不久就被推荐为总园文化活动中心主任。她在心里谨记：乐园是个特殊的弱势群体，必须要用一颗滚烫的心去呵护大家，不管做什么事要有耐心和诚心，要时时处处以园民的健康快乐为前提。她是这样想的也是这样做的。身上的担子重了，但是看到老园长和常委们非但是癌症患者，且都是在为乐园的公益事业默默的奉献着，而且无怨无悔。榜样的力量是无穷的。她决心向老园长等人学习，学习他们顽强的抗病精神和乐观的生活态度。

在迎奥运的大型活动中，参与和组织了教员教材的编排，在迎接建国60周年大型活动中组织了一台既丰富又有内涵的欢庆节目，受到园民们的交口称赞。在庆祝建党90周年庆祝活动中编排并演出了歌颂党和祖国的群口快板，充分表现了乐园患者对党和国家的感恩之情，同时展现了园民健康快乐的心态。

2013年，乐园又举办首都癌症患者首届抗癌健身文化节活动，张丽新为总导演。她多方奔走，查阅资料，刻录光盘，带队学习取经。从分散的排练到联排和彩排，她都亲力亲为，一次次的现场指导，一回回的改编和提升节目的质量与艺术性。作为总导演的她跑前跑后和大家一样冒酷暑，顶骄阳，晴天一身汗，雨天一身水，有时竟忙得顾不上喝一口水。老伴深知她的拼命三郎的秉性，经常带着伞和水跟在身边。排练时值三伏天，每一次现场指导，她都把大家尽可能的安排在有阴凉的地方，她自己站在太阳底下。园民们心疼她，给她送帽子，递扇子，还有的特意从家里带来绿豆汤。来自身边的感动，经常让她热泪盈眶。她把这种爱焕发成冲天的干劲，竭尽努力把活动搞得有声有色，色彩纷呈，精彩绝伦，向各界领导和首都的癌症患者们递交了一份满意的答卷。

乐园是一个特殊的群体，每年的“五整生日”活动，她都跑遍分园，走遍北京城。不但督促检查，还亲自指导节目的编排和排练，有时甚至手把手的教动作。从而保证了节目的质量。达到了活动快乐健康，战胜病魔的目的。

张丽新今年 67 岁，和乐园的园民们一样身带炸药包，不知何时引爆。但是，乐观向上的生活态度，顽强的奋争精神，燃烧自己照亮别人的奉献精神，支撑着她一次次的出色完成任务。乐园和街道的领导赞扬她，园民和社区的居民爱戴她。在社区的居民眼里她是一个和蔼可亲有魅力人格的大姐；在乐园园民的眼里她是一个乐于奉献的合格的志愿团长。她的行动让我们看到了，人要有一种精神，要有追求，有信念，心胸要豁达坚强，更要有一颗温暖的心。

莫道桑榆晚，为霞尚满天。人老了精神不能老，人病了精神不能倒。只要有梦想，有追求，明天就会更精彩！张丽新就是这样一个充满活力的志愿团长。

为挽救他人的生命而出力

首都最杰出抗癌明星、子宫体癌28年患者

◎张梅英

1987年5月，我在北京复兴医院刮片检查，确诊为子宫体癌，中期。后转到北京人民医院，先放镭治疗，休息一周后，6月8日做子宫全切手术。从患癌做手术到现在我已精神振奋地生活了28个春秋，信心百倍地奋斗在北京市城市河湖管理处直到2001年退休。由于工作成绩突出，自1987年以来，先后6次被评为首都绿化美化积极分子，4次被评为市水利局先进工作者，多次被评为优秀共产党员，1999年被评为北京市"三八"红旗手。这是拼博奋发的成果，也是综合治疗长期坚持郭林抗癌健身法锻炼的效果。

癌症靠单一的治疗方法是不够的，最重要的是坚持综合治疗。我在住院时，听病友说，紫竹院公园有教郭林气功的，有的病友练习多年，身体得到恢复。出院后我爱人陪我到紫竹院公园教功点找到林晓老师报了名。当时教功的是李素芳老师，她很耐心地一个动作一个动作教，我就跟着她一步一步地学，她还为我制定了练功方案。按照李老师定的方案回到八一湖自己练，每天5点多钟就起床练3个多小时。练了一段时间，吃饭香了，睡觉好了，体力增强了，身体免疫力提高了。以前冬天春天我经常感冒，练功后不爱感冒，即使感冒吃两袋感冒冲

剂就好了。以前经常患慢性咽炎，需打针才能好，练功后很少患。我还有牙周炎，一刷牙就出血，练功后不出血了。定期到医院复查，一次比一次好，从而更坚定了我练功的信心、决心、恒心。28 年来，不管刮风下雨，也不管严寒酷署，我都坚持练，从没有间断过。哪怕是大年初一，我都要到八一湖去练功，同病友拜拜年，心里很高兴。

我的同事常夸我真有毅力，说我身体比病前还好，要向我学习。我说这都是逼出来的，到公园练吸吸呼就好比打狼，若你不去打它，它就要来吃你，因为癌细胞是厌氧细胞，吸吸呼能大量吸氧，可以杀死癌细胞。俗话说“一日不练十日松，十日不练一场空。”练抗癌健身法需要有毅力，必须坚持才会有明显的效果。抗癌健身法能增强生命活力，还能增强免疫力，对病有泻实补虚的双向调节作用。我原来有肾积水，练功几年后肾积水没有了。腰腿痛病也好了。抗癌健身法不单使我战胜了癌症，其他的病也无影无踪了。

除自己练好功外，我还在抗癌乐园服务部配合老师教功做一些服务工作：一是讲自己亲身经历，去打消新癌友的顾虑，稳定他们的情绪，尽快投入到练功中去；二是宣传抗癌新理念，讲抗癌乐园里正反病例，使他们少走弯路，不走错路，尽快康复，活得更好；三是热情耐心地为病友服务，尽量给癌友提供方便，有买抗癌保健品的，我就把保健品送到练功的地方，甚至给他们送家里去，随叫随到，并给他们讲怎么吃，如何搭配，应注意事项等。我觉得能够帮助别人，尤其是在别人危难之时能拉上一把，能为挽救一个人的生命出点力是最值得的，也是我最快乐的事情。

我经常想，我能活下来不容易，郭林老师的抗癌健身法功不可没，抗癌健身法救了我自己，我也要让它救更多的病友。因此我经常给新癌友以及他们的家属解答问题；同时也经常向身边的亲友、同事和外来新癌友宣传抗癌新理念，宣传乐观抗癌、自救互助、综合治疗、战胜癌症的精神和方法，帮助癌症患者早日走出癌症的深渊。鼓励癌友们和癌症奋力抗争，让更多的癌友早日康复。因此得到癌友们的赞扬，

一位内蒙古的病友孙云娟去年来复查，到八一湖来看我们，聊一会后，她突然拥抱我说：张老师您真好，您是我们学习的榜样，也是我的偶像！我说这都是我应该做的，能帮助癌友走出癌症的深渊，这是我最高兴的事情。我工作做的还很不够，但抗癌乐园领导和园民给予我很高的荣誉：2004 年被评为“爱心家庭”，2009 年我荣幸地参加了世界华人公益慈善家年会，2010 年 1 月被北京抗癌乐园八一湖分园授予热心抗癌事业无私奉献荣誉称号，2011 年 6 月 18 日被北京红十字会、北京抗癌乐园、中国生命关怀协会特授予特殊贡献人物光荣称号。

今后我要更加努力为抗癌事业做出更大的贡献，做一个名符其实的首都最杰出抗癌明星。

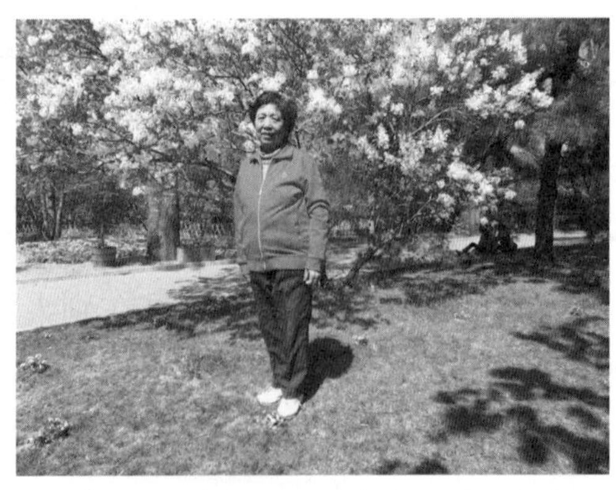

脚踏实地 科学抗癌

恶性淋巴瘤 9 年患者

◎张瑞云

我叫张瑞云，患淋巴癌至今已 9 年，性格刚毅的我是一名共产党员。我的性格是自信，自尊心强，对工作对家庭有目标，有理想执着于自己的理念和信仰。2006 年我被确诊为恶性淋巴瘤，这对于要强的我真是阴影笼罩。2007 年刚刚结束治疗出院的我，还没来得急喘口气，还无法走上自己的康复之路，又赶上比我大 6 岁的爱人第二次患脑血栓（爱人 1990 年患心梗，1991 年患脑血栓）。

那年他的吃喝拉撒睡一切不能自理，还不能说话。身体虚弱的我，和唯一的儿子一起承担起照顾爱人生活起居的重担。

那年我 72 岁，一日复一日的搬着年近 80 岁无比沉重的爱人，挪到这，挪到那，一口一口的喂着他吃饭喝水，一把一把的洗着被爱人尿湿拉脏的衣服被褥，我算是尝到了癌症病人遇到雪上加霜滋味，苦不堪言！

那年在我最困难的时候，骨子里那种自强不息的韧劲由衷的显现出来。我下决心，只要有我在，就一定要跟爱人把康复之路走到底，我们那种相依为命，不离不弃的情感迸发出爱的火花。

那年我学练了开心保健乐疗，并且加入了北京抗癌乐园。

身边一个个抗癌明星的感人事例教育了我，激励了我，我想明白了，要找回健康，找回欢乐，先要找回自己。要找回原本善良快乐的自己。要改变自己。我当下就一个信念，在我张瑞云面前就没克服不了的困难。

那年我找到了自己和爱人共同走上康复之路的办法，这就是笑对人生。我不但要求自己先笑起来，还要想办法让爱人也笑起来，我们共同听辅导老师和乐友的交流录音磁带，从中吸取别人抗癌防转移的先进经验，学习别人快乐生活的经验。我真情实意的想方设法伺候好爱人，跟他心贴心的交流沟通，尊重他，让他打心里体会虽然身体活动不便，这不是家庭的累赘，他还是一家之主。我们心心相印，爱他帮他伺候他，我毫无怨言，换回来他的一次次感动和满意，日积月累的付出，换回来爱人的康复。后来，爱人能不用人扶着走路了，渴了自己喝水，还能自己用微波炉热饭了，我还积极地参加抗癌乐园群体抗癌的各种活动，生活因快乐而充实，幸福。爱心家庭源于大家心往一处想，劲往一处使，我的身体也在温馨的家庭中不知不觉的得到康复。我是一名共产党员，我和爱人康复了让我心满意足，我有义务把它传播出去，帮助更多的家庭实现和谐梦想，让更多的病人康复起来是我的愿望。后来，我安排好自己家务，为爱人准备好饭菜，走出去传播快乐，跟身边的朋友交流快乐生活的经验和克服困难的方法，仅去年我就正式交流过 187 场次，有数百人受益。多次到医院，到病人家，为他们树立康复信心和快乐生活的理念，接过无数个热线电话，畅谈快乐生活的好处。我还积极参加社区党小组活动，发挥一个退休后共产党员在街道的积极作用。我对外的一切付出，得到爱人和儿子的大力支持和认可，我由衷的感谢我的爱人和孩子。

以上是我的爱心家庭康复之路，我真诚的希望在生活中遇到困难的朋友，不要惧怕，笑对人生，一定成功！

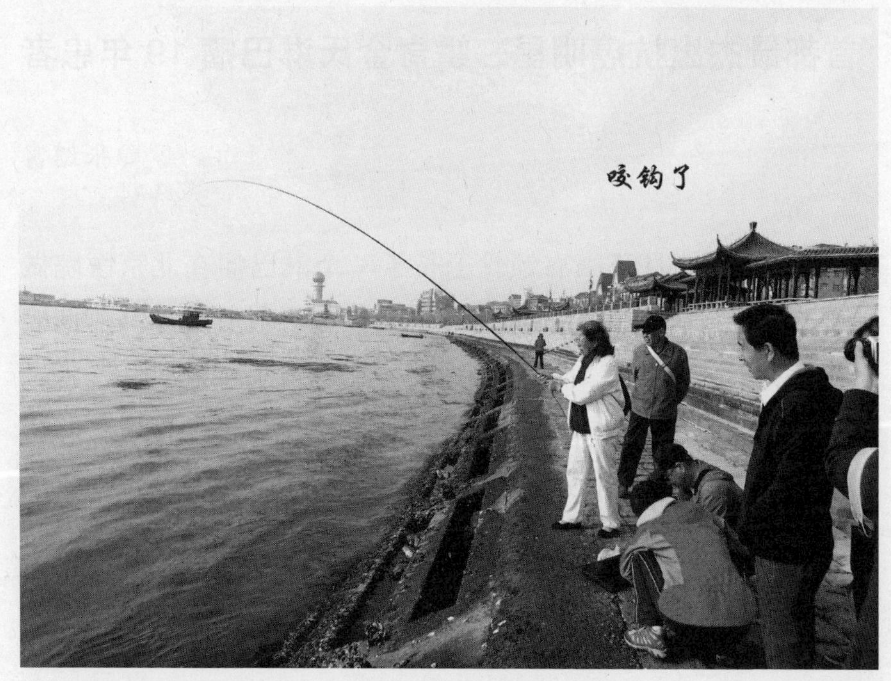

情趣昊然 太婆海钓

战胜霍奇金氏恶性淋巴瘤

首都最杰出抗癌明星、霍奇金氏淋巴瘤 19 年患者

◎张绍富

1996 年 10 月我因右锁骨上长了一个淋巴瘤在北京医院做了手术，经确诊是霍奇金氏恶性淋巴瘤。经过 6 次如同酷刑般的化疗，身体变得更加消瘦，虚弱。在我最艰难的时候，张忠恭老师给我介绍了一种修心养性的道德功，这是一种崭新的快乐的生活方式，用以善为乐，以乐求善的生活态度，主动营造和谐社会、和谐家庭、和谐个人。这样的生活态度，不但提高了自己的道德水平，而且还激活了自身特殊的免疫功能，心平气和了，起到了有病治病无病健身的作用。

我加入了北京抗癌乐园北海分园，丰富了自己科学抗癌防癌的知识，增长了抗癌的勇气，知道癌症不等于死亡，面对绝症要依靠医患结合。我因 1958 年患肾结石被医生切掉半个肾，淋巴癌 6 次的化疗又给自己带来很大的毒副作用，元气大伤，血糖也从那时起不正常。面对这样一个特殊的身体，我 19 年来是坚持打持久战，按照医嘱随时监管自己的各项指标，采取中医调理，科学饮食，积极参加社会公益活动，培养自己的爱好（我现在是北京老年摄影协会的会员）。19 年的坚持得到的是好效果，自己的身体也一天天的康复了，而且既快乐又充实。在自己治病疗疾的过程中，我就又想，自己身为一名共产党员，受党多

年教育，自己也应该积极地行动起来，让更多的癌症患者享受科学抗癌的智慧和群体抗癌的乐趣，把医院治疗的后期康复工作延续。于是我就主动地跟北京抗癌乐园杨增和老园长谈了自己的想法，当时就得到了领导的支持并达成了共识，研究成立日坛分园的具体事项。我们感激乐园各位领导的博大爱心，我们在这样一个特殊的大家庭里，得到的是关注和关爱，提高的是健康生活，快乐生活的质量。由于北京抗癌乐园走的是科学抗癌防癌和群体抗癌的道路，使我们癌症病人的生存率大大提高，病友们积极参加乐园组织的各项活动，并且每年新入会的会员不断增加。这就是科学抗癌和群体抗癌的魅力和威力。我们在会员中倡导互助抗癌，2009 年有个患胃癌的会员生活困难，无钱医治，身体虚弱，我积极参加日坛分园在康乐场组织大家为她募捐，有 40 几位乐友几天的时间就捐了 16000 多元，给这位癌友在治疗疾病方面以经济上帮助和精神上的鼓励。当自然灾害来临，乐园多次组织大家募捐，把钱通过上级组织，转交到灾区受难的群众手里，传递我们的爱心，每次自己都积极参加，把自己的爱心融入到群体抗癌团队里。今后我们不但自己要享受科学抗癌的好处，还要在北京抗癌乐园的带动下，宣传科学抗癌群体抗癌，让更多的患者在医患结合治疗的同时，来到抗癌乐园，参加这个组织，使生命得到延续。为政府分忧，为癌症朋友解难，搞好科学管理，使每一位癌症朋友，健康长寿。

在抗癌的路上继续前进

首都最杰出抗癌明星、乳腺癌10年患者

◎张素芳

2005年12月我被确诊为左乳腺癌（导管内半浸润性）。在抗癌的路上我已走过近10个年头。10年来我感慨万千。我的体会和感受是“三个坚持”。

一、坚持良好的心态，正确面对。

要长期保持一个好的心态是非常不容易的，特别对我们这些患有癌症的病人，情绪极易波动。要保持一个平和的心态，是非常重要的，它能减轻精神压力，能帮助思想放松，有利于病情的治疗。记得刚住院化疗时，一进病房我主动与病友打招呼，可病友们对我只点点头算是对我的欢迎。她们面无表情，也不讲话，她们的家属及亲朋好友也都愁眉苦脸。看到如此压抑的环境，我惊呆了，恐慌、紧张、焦虑、悲观的复杂心理使我心神不宁，寝食不安。因为癌症毕竟是威胁人类健康和生命的第一杀手。当我面对家人那期待眼神时，我开始冷静思考了，自己得了癌症（大部分人都认为癌症是绝症，是不治之症），家人和亲朋好友们和我一样痛苦，除了害怕着急外，还多了一份小心，他们够操心受累的了，不能让他们再受精神折磨了。我只有振作起来，自己从悲观中解脱自己，才能让家人放心。想了这些后我的情绪稳定了，积极配合治疗，每天与陪我的亲人

聊天，讲故事，开玩笑，空闲时就看书。所以我每天有说有笑，过得很充实。而且还带动周围的病友,使他们从恐慌中解脱出来。正是这种坚持不断调整心态的精神激励着我正确面对自己的病情，正是这种精神激励着我顺利闯过化疗关，正是这种精神激励着我在康复的路上走过了10个年头。

二、坚持科学治疗，定期进行复查。

要彻底战胜癌症光有信心和勇气显然是不够的，还必须依靠科学的治疗手段，并且在康复过程中认真对待每个阶段。按照医生的要求，我术后进行了6次化疗，同时选择了中西医结合的治疗方案。通过中西医综合治疗和调理,提高自身的免疫力，我才康复的如此快。

癌症患者术后都要定期进行复查，因为咱们毕竟是得了癌的人，抗癌是咱们终身的任务。定期复查，是早发现问题早治疗的唯一手段，是在康复过程中不可忽视的一环，千万不要掉以轻心。每次复查我都认真对待，每次复查的各项指标我都要与上次的进行对比，分析。遇到不理解的，及时与医生沟通，请医生帮着分析和指导。10年来我一直坚持科学治疗,定期复查，从未间断。

三、坚持锻炼，持之以恒。

10年的实践使我深深的体会到：康复阶段是每个癌症病人在抗癌道路上的关键时期。而这一时期又往往被认为手术了，化疗了，基本治愈了而被忽视。事实上癌细胞是很难全歼的，一有机会就死灰复燃。因此坚持锻炼增强体质，巩固疗效是康复阶段的重要任务。我刚结束化疗，经朋友介绍参加了北京抗癌乐园，参加各种有利于康复的活动，如听各种讲座，了解各种疾病的发生原因，以及如何治疗，如何预防等。同时结识了许多病友。通过网络等信息交流抗癌的经验，既丰富了许多康复方面的知识，也使自己的康复取得更好的实效。在抗癌乐园里，我学到了很多有益的东西：以抗癌明星们为榜样，根据自身的情况，除坚持练习太极拳外，我还每天快走 30 分钟，每周游 2–3 次泳。10 年来持之以恒，从未间断。

日月如梭，在抗癌的路上已走过了整整九年。但我深知抗癌之路还很长，也不会一帆风顺。我将继续和广大癌友一起坚定信心，巩固成果，在抗癌的路上继续前进！

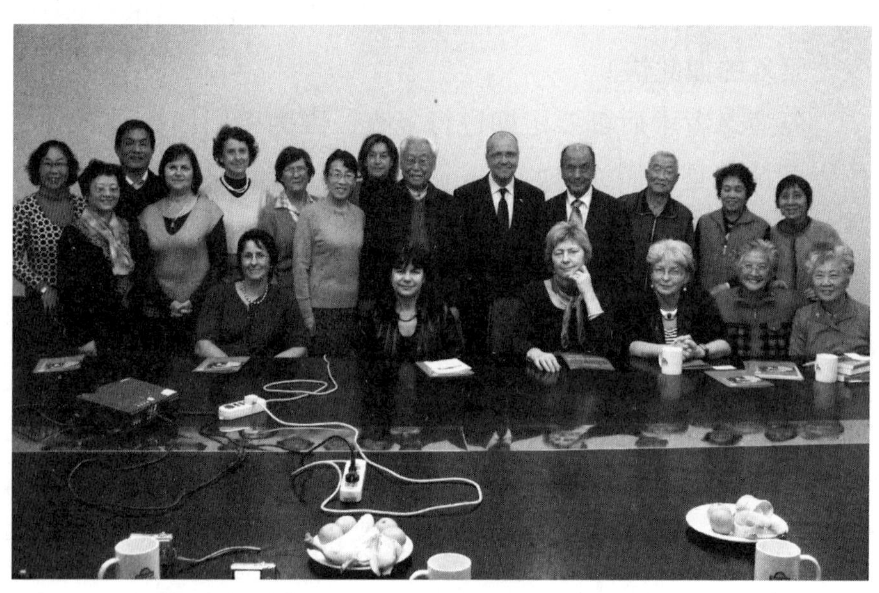

来自波兰抗癌组织访问团与北京抗癌乐园领导人合影

家庭成员的相爱和坚守

首都最具爱心家庭、乳腺癌 9 年患者张秀芳

她叫张秀芳，女，1937 年生人，中共党员，原中国农业科学院科技干部、研究员。2006 年罹患乳腺癌，左侧根除手术，癌龄 9 年。

凡是见过张秀芳老师的人，见她思维敏捷、脸色红润、步履稳健，根本猜不到她是患过乳腺癌的 77 岁老人。她的乳腺癌发现纯属偶然。2006 年 11 月因胸部疼痛，她以为冠心病旧病复发，赶去人民医院，在心内科专家汪文惠教授的建议下到乳腺中心做了钼钯检查，被确诊为乳腺癌的。病理诊断为左乳浸润性导管癌Ⅱ级，11 月 13 日在该院做左乳切除术及左边腋下淋巴切除术。由于是偶然发现罹患癌症，张老师一家经历了从毫无防备的惊慌恐惧、到全家上阵共同努力去战胜癌症的刻骨铭心的阶段。

张秀芳老师和丈夫王子聪都是中国农科院的科研人员，两个儿子已结婚，膝下已有小孙子，原本就是个融洽、和睦的大家庭。张老师罹患癌症，王老师马上辞去手头的工作，下决心要全心全意地陪伴妻子，共同面对未来。用王老师的话说，要好好还债，心甘情愿地担当五大员，即管理员、采购员、炊事员、服务员、警卫员。丈夫的举动深深感动了张老师。她深知这一变化对一个从不管理家务的门外汉来说实

在是太难了，能有这样好的丈夫真是幸福！她便默默地配合丈夫。自己胃口不好，丈夫厨艺又差，饭菜经常不合口味，她却不停地说：好吃，好吃。他们夫妻间的恩爱、默契，在妻子患病的难关面前升华到了更高的境界。儿子儿媳也都很孝顺，不仅在张老师病中忙前忙后，还尽量满足父母的心意，接送母亲看病检查、陪父母节假日郊游，平时常给老人买些爱吃的食物，忙时不忘打电话关怀二老的身体和生活。4岁的小孙子最爱和奶奶一起玩耍、讲故事，常逗得一家人开怀大笑。特别让张老师夫妇感动的是儿媳的孝顺。患病初期，张老师需要做30次放疗，儿媳自告奋勇地承担了接送婆婆往返医院的任务，她是怎样克服工作、家庭和路途等等的困难的？从没有和公婆提起过。病痛虽然可怕，有了家人的照顾和关心，张老师扫除了恐惧癌症的心理阴影。

张秀芳老师做乳腺癌手术至今已经9个年头了。期间，她遵医嘱吃了5年的瑞宁得药品，并坚持中西医结合用药，通过中医中药，改善了肠胃功能，提高了免疫力。她抗癌有成效，受益因素很多。一是及时手术治疗、遵医嘱吃药、按时检查；二是身处一个和睦、温馨的家庭，既温暖又安全，增强了信心，巩固了疗效；三是心态乐观的参与丰富多彩的活动。她像健康人一样和丈夫应邀参加院庆、所庆，参加党支部活动；充满爱心地和癌友们话疗抗争病魔的体会，鼓励病友共同抗癌。更重要的是，她参加了北京抗癌乐园、北京癌症康复会，参加健步走、听讲座、献爱心等有益身心的活动，更加强抗癌的恒心和耐心。现在，张秀芳老师是北京抗癌乐园、北京癌症康复会活动的积极分子，还是农科院老年大学的学员，和丈夫一起到各地去旅游、访友。双出双入、形影不离地享受着正常的晚年生活。

正是家庭成员的相爱和坚守，增添了癌友们的信心和力量，才造就了张秀芳老师这样的“最有爱心家庭”。

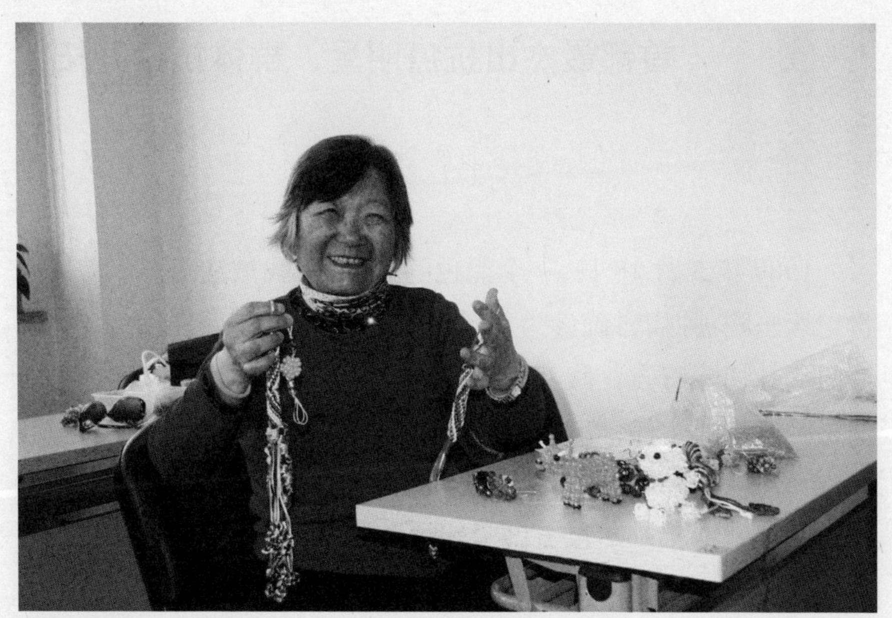

秀一下吧！

医生说能活半年如今活了26年

首都最杰出抗癌明星、群体抗癌开拓者

◎张义全

1989年5月18日，一个黑色的星期四，我被铁路总医院（现世纪坛医院）肿瘤科确诊为直肠癌。7月3日全麻行根治手术（将肛门病灶切除缝合，腹部造瘘，终身靠腹部的肛瘘排便）。主刀的是肿瘤科的主任，出了手术室他对焦急等候的老伴、女儿讲："术中发现腹腔内淋巴广泛转移，肠系膜淋巴结大小不一，骨盆内都已经粘连，已经尽力做了刮除。但是，肝叶上有3处占位，有半个黄豆粒大，不排除有转移病灶……"。

术后，当我从昏迷中苏醒时，感到原肛门和刀口处疼痛难忍，身上插满了各种管子：鼻饲管、氧气管、引流管、导尿管、输液管，左下腹多了一块红红的肠子，这就是人造肛瘘，正常的生理结构已不复存在，每当想到这里，除了刀口处疼痛外，我的心也阵阵刺痛。

1990年2月，熬过了两个疗程的化疗后，我感到全身及内脏异常痛苦，特别是腰痛得下不了床。送医院检查后，大夫一方面让家属作好病情恶化的思想准备，同时又加强了化疗。化疗的痛苦随着化疗结束就过去了，但是腰痛难忍、行动不便，我当时的情况又完全不适合按摩，怎么办？病痛难以忍受的那段时间，绝望的念头时不时光顾我，不怕大家笑话，我还要求

过“安乐死”。求生的欲望让我想起了针灸。我酷爱针灸推拿，尤其是针灸，年轻时在部队里学过，复原后继续自学，我自己和亲朋好友们小小不言的拉肚子、胃疼、发烧感冒啥的都能靠针灸治好。甚至有个老朋友任俊斋半身不遂，我坚持去他家给他扎针灸近一年，他后来居然能拄着拐杖，每天下午从他家走到交通大学，经过我家时找我老父亲聊会儿天顺便休息会儿，再返回家中，往返一次差不多四里地的路。我看着自己“学有所成”很是高兴，也积累了不少经验。这一次我的这个“一技之长”又有了用武之地。我让老伴把针灸针和按摩工具从家取来，自己扎针按摩。经过一段时间的自我治疗，腰痛居然逐渐缓解，能下床，进而下楼去活动了。尽管腰痛的折磨减轻了，但癌症死亡的恐惧仍然笼罩着我，心理的压力无以消解。就在惶恐烦闷的时候，机缘巧合，我在下楼活动的时候，碰到了我的老上级——铁道部副部长布克同志，在他的引导下，我开始了从与癌症抗争到“周旋”再到“和谐相处”的别样人生。

布克同志处在直肠癌术后第二疗程化疗，正忍受着脱发、呕吐、厌食、乏力种种痛苦，可我却分明感受到他的乐观。他教我习练郭林抗癌健身疗法，又给我引见了高文彬同志——一位可敬的“抗癌司令”。住院期间我分别跟两位“前辈”一起练习郭林气功；出院后为使我练功更得法，他们指引我去参加八一湖的活动，结识了更多顽强乐观的病友、教功的老师和可敬的志愿者，听着郭林老师的行功、吐音的授课录音，老师现场指导，癌友们无畏的精神和乐观情绪感染着我。从此，我坚持早 4 点起床练功，一直到 9 点收功，每晚 7 点还要加练 2 个小时，晚 9 点半休息，注重生活作息的规律，按摩经络自我保健，至今已 26 个年头了。

在这26年中，我对一路帮助、支持我的朋友们无限的感恩，并通过发挥自己的光和热对社会上众多癌友予以回馈，特别令我骄傲的是，这些行动实实在在帮助了许多的癌友，发挥了积极的作用。特别是近20年，我抱着“自己活下来了，还要帮助更多的癌症患者战胜癌魔”的信念，积极投身到“抗癌”健身法的机理研究和“抗癌”组织的各类活动中去，参加“郭林抗癌健身法研究小组”，研究宣传“郭林健身法”抗癌机理，曾经担任“北京癌症康复会”、“北京抗癌乐园”理事，“北京抗癌乐园农铁科分园”园长等职务。常年战斗在为“癌症病友作奉献”的第一线，奔波在医院、寓所等探望“患难朋友”的路途上，来往于家和邮局之间为外地的“癌友”们邮寄抗癌杂志和药品，每周一天老伴儿陪着我到大肿瘤医院值守交流抗癌经验、指导练功、提供咨询；定期守候“抗癌热线”为各地来电话咨询的癌友和家属答疑解惑……。前年，癌友们照顾我年事已高接替了我的各种工作，但是只要有癌友和家属找我，我都热情接待，尽我所能提供帮助，虽然整天忙得不可开交，但我心里充满了幸福感，感到自己很有价值。

有个事情现在已成了趣谈。我康复后，老伴儿告诉我，她曾经偷偷问过医生我还能活多久，医生估计大概半年左右，而如今我已经“傲然挺立”26年了。在这26年的经历中，自己对癌症的心态从恐惧到搏斗，从“与之周旋”到“和平共处”，越来越平和了，生命力也愈加顽强：2012年10月，我在北京大学人民医院成功地实施了心脏搭桥术（四个桥）。在与疾病的较量中，带着身上多处“刀疤”我又一次胜利地站起来了。我把这看作是对我尽力为社会做贡献，为癌友们提供帮助，命运给予我的最幸福的回报和奖赏。

让更多人有了多彩的人生

——记首都最具奉献志愿者、葫芦丝班的赵清河老师

天坛公园的双环亭景区是人们非常喜欢的一个地方。每当人们走过这里常常会被一阵阵美妙的葫芦丝声所吸引，人们不约而至来到这里，经常会看到一位满头白发戴着眼镜的清瘦老人，在那认真地指导着很多五六十岁人在吹奏葫芦丝。他的那份投入与耐心和他的那些老学生们形成了一副温馨的画面。这情景吸引了很多路人的羡慕和敬佩的眼光。他就是天坛抗癌乐园葫芦丝班的赵清河老师。他的那些学生们都是一些患了癌症的患者。

赵清河老师今年有70多岁了，其实也是个癌症患者。但是他从没有把自己看成一个病人，心里总是想为大家，为那些癌症患者奉献点力量。

2011年赵老师与田老师在园里组办了第一个葫芦丝班。当时参加的人年龄不同，更谈不上什么水平了。大多数人不识谱，不懂音乐，很多人都不知道该怎样去拿葫芦丝。赵老师就手把手的教大家。为了让大家能更好的理解乐理知识他会把谱子和图结合起来给学生讲解。遇到难懂的曲子，他会一遍一遍地带着大家吹。在他的努力下，这些大龄学生掌握了很多演奏葫芦丝的技巧。现在他们也会自己哼哼新歌谱，吹出新的曲目了。随着葫芦丝班的水平不断的提高，这让很多癌症姐妹对自己有

了自信也增加了他们生活中的很多快乐，同时这也吸引了更多的人加入了这个集体。于是，赵老师又开办了两个葫芦丝班。他在这三个班中来回奔波，看着他那疲惫的身影大家都很担心他的健康，怕他累坏了。可是他老人家从不把自己得病当回事。他的口头禅是：大家快乐了，我就快乐！

在天坛公园有很多教葫芦丝的人，但是他们都是为了盈利，唯独赵老师是一分钱都不收。3 年风雨无阻每次活动都拉着那个大音响，他把欢乐带给了大家。是他的奉献让那么多癌症患者有了多彩的人生。是他的那份爱把这些癌症病人从人生的低谷中解脱了出来。是他的那份执着让他的学生们有了今天的成就和欢乐。学生们感激他。病人的家属们更感谢他。相信这社会也一定会赞赏他，因为他的奉献让这世界又多了一份爱。

赵老师不仅奉献于他的学生，也奉献于社会，七十多岁的他曾多次自己坐公交车去房山做义工。用自己的相机给那些脑瘫的孩子照相，陪他们聊天，给那些走不出家门的孩子演奏葫芦丝，在他的努力下，这些瘫痪在床的孩子终于有机会看到了外面那多彩的世界。为了给更多的人带去欢乐，他还带领他的葫芦丝队参加社会上的各种义演，他们来到医院给那些重病患者演奏葫芦丝，来到养老院给那些孤寡老人送去了人间最珍贵的亲情。他的奉献让更多人有了多彩的人生。

赵老师的退休工资并不高，住房也很拥挤，家庭的负担也很重，但是他从没有因家庭的原因影响到乐园的工作。每当乐园有活动他都主动的为乐园做节目做录像，回到家里还要整理、刻盘，有时甚至要忙个通宵，从不抱怨。所有接触过赵老师的人都为他这种无私奉献的精神所感动。我们要向他学习，就是要学习他那种不为名不为利的奉献于人民的精神。

当舞蹈老师向癌友奉献爱心

首都最具奉献志愿者、胃癌患者

◎朱玉珍

我叫朱玉珍，虽然我身体不太好，有胃癌，但是我仍是抗癌乐园石景山分园一名光荣的志愿者。

抗癌乐园起初找到我，让我当她们的舞蹈老师时，因为我对她们并不了解，我也犹豫不决，害怕她们的身体状况不能顺利的完成舞蹈动作。但当我参加了她们的一次集体活动后，就被她们的精神和热情深深打动了，毅然决然的参与到她们的队伍之中，成为她们的舞蹈老师。

自从成立了舞蹈队，大家每周都能准时到雕塑公园，风雨无阻的练习。看到大家这么积极认真，满满的正能量，也让我更加的暗下决心，要通过跳舞健身帮助大家战胜癌魔。所以除了每周定时的集体练习舞蹈外，我也在家里通过各种途径多找资料、影像等编排舞蹈，动作好看又简单，再配合一些欢快的音乐，让大家能够主动的跳起来，开心的跳起来。大家集中活动练舞的时候，我认真的指导大家的舞蹈动作，和大家一起探讨研究怎么能让舞蹈动作更加欢乐,更加整齐。边唱边跳的时候，看到大家脸上洋溢着快乐，我那种快乐感觉真是溢于言表。

日复一日，年复一年。我们的舞蹈队成绩越来越显著，大家的动作也越来越整齐富有情感，渐渐地，抗癌乐园举办活动我们也积极参加，让更多的人看到我们的努力，我们积极向上的精神，我们战胜癌魔的决心和对未来美好生活的向往。随着活动的频繁，有时候家里人会对我产生意见，因为我本身身体也不太好，血糖高，有胃病。在家的时候一心想着舞蹈动作，怎么修改能让舞蹈看上去更整齐，更完美等等就会忽略了时间，忘记吃药。而到了每周定期的两天集体活动中，我也会因为要纠正动作一遍又一遍的分解动作，让大家能看得更明白，所以在生活中有时候也会忽略爱人和孩子。他们会开玩笑的问我：参加的这个比赛，那个活动你又不挣钱，为什么那么认真？参加集体活动准时准点，绝不迟到早退，回到家又累又乏，这是图什么？我一听这个就会很严肃的回答她们：因为我在各位病友的身上看到了一种正能量，她们不论严寒数九、酷暑三伏，风雨无阻的练习舞蹈并且非常认真，通过锻炼，我能看到无论是她们的身体状况，还是精神状况都能蒸蒸日上有所加强，这对于一名最普通的舞蹈老师来说，是最好的回报，这种困难是不能用任何东西来衡量的，因为抗癌乐园就是助人为乐，并且以快乐为本，这在大家心中是多么的重要啊！虽然我没有其他技艺之长，但我也希望在空闲的时间内编排出的舞蹈能为广大的病友和有需要的人们尽我的能力为其服务，这也是我的荣幸。有些人可能会认为从事志愿工作是乐善好施的表现，把志愿服务看成一种单方面的给予。但是我不这么认为，我觉得在帮助别人、服务社会的同时，自身会得到提高，精神和心灵得到满足，这样不仅可以帮助别人还可以充实自己，何乐而不为呢？我说这段话，孩子和爱人都表示深深的理解和赞同，并且强力的支持着我，使我更有心气儿，把所有精力用在教大家跳舞这件有意义的事儿上来。我们舞蹈队参加了乐园组织的 2013 年首届抗癌健身文化节，表演了红旗舞“精忠报国”，取得良好的效果。我和大家都很满意，也得到观众的认可和鼓励。

在以后的日子里，我们会继续继承和发扬乐园的优良传统，在园长的带领下，我们无时无刻无处地奉献我们的爱心。并且呼吁身边更多的病友能够参与进来，共享其乐，在欢声笑语中锻炼身体，越活越年轻！

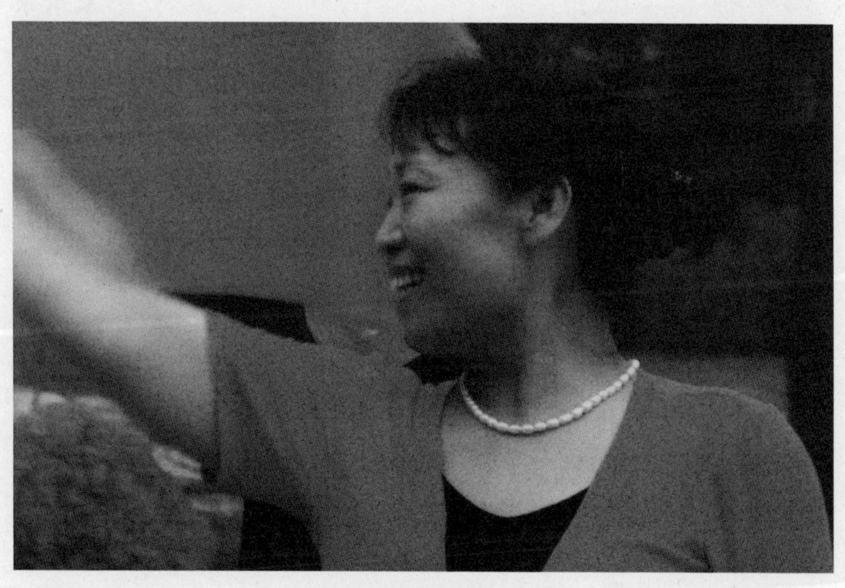

我快乐 我健康

风雨抗癌 16 载再接再厉谱新章

首都最杰出抗癌明星、八一湖分园

◎卓承永

我叫卓承永，1945 年生人，1999 年被诊断为原发性肝细胞肝癌，到 2014 年“癌龄”就 16 年了。当初选择微波消融治疗。三年后，在一次例行的复查中发现肝右叶出现了一个新的病灶，在这一年，我遭受了肝癌复发的 3 次袭击，真是“福无双至，祸不单行”！然而重要的是接连不断的复发转移引起我的深刻思考，经过反复的推敲，研究出一套新的康复治疗方案。根据新的方案，一是把过去天天吃的抗癌的中成药改成了个体针对性更强的中草药汤剂，以便随时根据自己的身体状况作出全面的调整；二是制订出一套全年的生物免疫治疗方案。比如注射胸腺肽、适当地用一些免疫核糖核酸、干扰素、白介素 –2 等；三是选择多种清理自由基、抗氧化能力强以及防止细胞突变的功能性食品；四是继续坚持郭林抗癌健身法锻炼；在生活上注意食疗，如多食用抗癌效果强的姬松茸、灰树花等；五是注意阶段性进行保肝治疗，比如适当地用一些辅酶 Q10、还原型谷胱甘肽等；六是适当配合服用中成药、复合维生素、微量元素硒之类的药品；七是保持积极乐观、平和宽容、开放进取的心态。经过几年坚持下来，终于遏制了反复复发的势头，取得比较满意的康复效果：灭活了的病灶被逐渐吸收至几乎发现不了的程度，生活质量和身体状况保持在较好的状态。

由于生病休养不再工作，通过读书、看报、听讲座、查资料、上网学习等使自己得到不断的充实和提高。在公园里经常与病友们“话疗”交流，并得到了越来越多的认同。自己也觉得能为新癌患者答疑解惑，帮助他们从绝望、迷茫与困惑中找到一条治疗与康复的有效途径，给他们注入信心与希望，帮助他们走出困境，这不仅仅是对癌症患者本人和他们的家庭是一个很大的帮助，对于我们的社会也是一个奉献。后来，抗癌乐园邀请我当抗癌乐园的“义务咨询员”，一年四季无论寒冬酷暑，天天去公园锻炼，为病友提供咨询服务，每年为患者朋友提供咨询至少超过1000多人次，还经常为全国各地甚至还有国外的病友提供电话咨询。此外，还积极参与社会活动，例如每年抗癌周中国医科院肿瘤医院的抗癌咨询活动，进医院社区向住院患者进行交流宣传等等，无论到哪里都受到大家的尊重和欢迎，被大家称赞为“王牌咨询员”、“我们癌症患者的宝”；还参加了生命绿洲义务工作者队伍，积极参与抗癌乐园组织的各项社会义务工作者活动，更从中体现了人生新的价值，体验到新的快乐。

为了帮助更多癌症患者并满足他们对于癌症的治疗和康复的知识渴求，经过不断的努力，将自己积累的部分经验和知识整理、提炼、总结出来，2011年由金盾出版社出版，将《延长生命的秘诀——一位肝癌病人的抗癌心得》奉献给广大癌症患者。该书的出版受到癌症患者及其家人、亲友和关注癌症防治的人们的热烈欢迎。许多患者不但自己买了读，还热心地向其他患者推荐，还有的患者买了好几本分送给病友。更为感人的是除了北京市以外，还有分别来自黑龙江省、山西省、山东省、天津市、河北省、贵州省的许多外地读者，带上读过的书和他们心中的问题，专门找到玉渊潭公园“生命绿洲”北京抗癌乐园活动园地来，希望当面跟我进行交流，有的还多次跑来咨询。所有这些不仅让我深为感动，也给了我极大的鼓舞。2011 年北京市红十字会、北京抗癌乐园、中国生命关怀协会还联合授予我“特殊贡献人物”荣誉证书，更加激励我要加倍努力为癌症患者做好义务咨询的工作，当好他们的抗癌好帮手！为了补充和完善更多的抗癌知识，为癌症患者“充电”，同时扩大北京抗癌乐园的社会影响力，以通俗的问答方式，2013 年又不辞辛苦编写并由天津科技出版社出版了《抗癌好帮手—癌症康复治疗 238 问》一书（作为北京抗癌乐园抗癌丛书），受到了社会上的热烈反响和赞扬。真正达到了作为一名义务咨询人员心中的期望——那就是通过努力能让更多的癌症患者“雄起”，达到既独乐乐更众乐乐的目的！

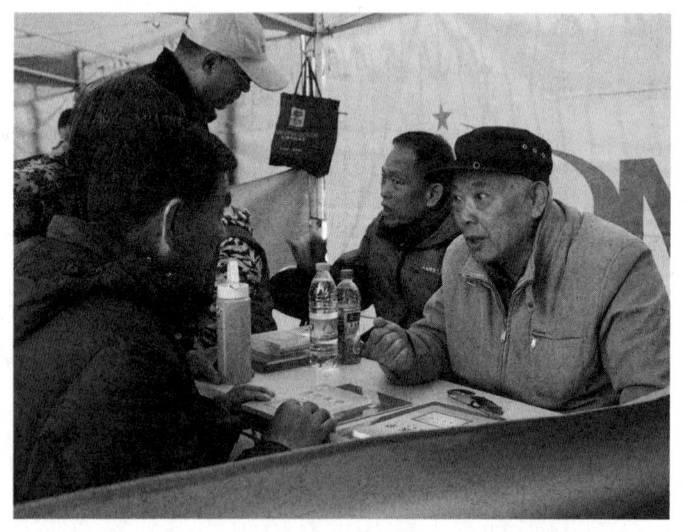

积善成德的模范

夫妻俩患癌我不怕

最具爱心家庭、胆管癌8年患者

◎白立昆

我是一名胆管癌患者，从2006年12月住院、手术已有8年多了。8年前的12月份是我终生难忘的日子，因为常年的生活不规律，身体感觉不适，我爱人带我来到同仁医院普外科进行检查，被确诊为胆总管癌。2007年的1月份经过14个小时的手术根治术（十二指肠切除、胰腺切除三分之一、胆摘除、肾切除四分之一），经过医生的精心治疗，目前病情非常稳定。回顾8年的抗癌历程，我也有许多感想和体会，写给病友们。

我那时47岁，家里有80岁的父亲、76岁的母亲，还有一个智力残疾的儿子，突如其来的打击和可怕的病魔，经历了多少个不眠之夜的思考，决定和病魔抗争。住院后经过与主治医师夏峰、主任医师李杰的进一步的沟通，选择了最佳方案，前后做了3次大手术，经过3个多月的住院治疗身体逐渐康复，于2007年3月15日出院了。

天有不测风云，就在2011年9月我爱人葛英，她这年53岁，被检查出得了甲状腺癌，听到这一消息我们都不相信这一事实，在家人的鼓励下做了切除手术，终生离不开药物补钾。我们夫妻俩人都得了癌症，我不怕，要敢于和它做斗争，要树立信心，没有过不去的坎，一定能战胜病魔。我们共同努力，克服困难互相帮助，现在我们俩恢复得很好，迎接新的一天又一天，快乐的生活着。

癌症是一种慢性病，得了癌症不等于死亡，只要我们乐观对待，有互助自救的良好心态和中西医综合治疗的正确方法，就能够延长我们的寿命，提高我们的生活质量。“生老病死”谁也无法违背的自然规律。所以活一天高兴一天，面对生死，乐观从容，采取正规积极的综合治疗措施，重视并积极向上进行后期的康复锻练。手术治疗仅仅是第一步，以后康复的路更长、更远，还要面对复发和转移的可能性，要通过锻练身体，提高身体素质增强自身免疫功能。

目前世界，癌症仍是尚未攻克的难题。它发病高、治愈率低，有转移复发的可能，所以癌症的治疗是终身的，术后也不能掉以轻心。癌症治疗包括住院治疗和出院的康复治疗，要遵守医嘱定期到医院复查，还要进行中西医的综合治疗，食疗和健身锻练。

抗癌乐园是我们的精神支柱和依靠，在园里我健康欢乐的生活着。我参加组里的各项活动，参加了两次“五整生日”，聆听了领导们的讲话，癌友们现身说法和精彩表演，还领到纪念品。

祝抗癌乐园越办越好；祝癌友们战胜疾病、早日康复，健康快乐过好每一天。

视病人为亲人

首都最美护士、武警北京总队第二医院护士长董会华

董会华，现任武警北京总队第二医院肿瘤生物中心护士长，从事护理工作 12 年，积累了丰富的肿瘤护理经验，并始终保持视病人为亲人的态度，为全国各地前来治疗的肿瘤患者提供优质的服务。她较强的工作能力、优质的服务理念多次受到科室领导及院领导的表扬。

爱岗敬业、勇于奉献

董会华常说，“选择了护士便选择了奉献，也选择了执着的信念。”护理工作是知识、技术、爱心的结合，是患者康复的重要保证。

作为肿瘤生物中心的护士长，多年来，她心系护理工作，每天早上都坚持 7：30 以前到达科室，为一天的工作做好准备。下班时，她要确保门诊没有一个病人才放心离开。无数个节假日，她放弃休息，战斗在临床第一线，与肿瘤病人、家属为伴，加班加点更是她的家常便饭。为了不因孩子在工作上分心，她把孩子托给了公婆照顾，至于家务更是无暇顾及。在她看来，对家人的愧疚太多太多，但当看到病人病情好转的时候，她心里又平添了一丝安慰。

肿瘤生物中心护理人员少，护理工作多，病人多，董会华

带领中心全体护理人员出色的完成了各项护理任务，积极配合医生开展新技术（生物治疗）的临床护理工作，完成了细化到人的整体护理等工作，多年来，从未发生任何护理差错事故。

待病人如亲人，深受患者好评

在董会华的心里，始终把病人当做自己的亲人，病人的康复是她最大的心愿。为此，她时时为病人着想，处处为病人考虑，经常与病人谈心，尽量解除他们对疾病的恐惧心理，因此，经常受到患者及家属的好评。

有一次，肿瘤生物中心来了一位身患卵巢癌的年轻女孩，董会华发现，这个年轻女孩情绪极其低落，时常泪流满面。女孩担心自己的病治不好，今后可能再也不能结婚生子了。加上她经济困难，所有这些使她精神面临崩溃。因此，女孩住院后，董会华嘱咐全体护士，要求大家做好病人的心理工作。一有时间，她就会去病房看这个女孩，主动与女孩聊天，了解病人的内心感受。为了鼓励这个女孩积极治疗，树立战胜疾病的信心，她还亲自给女孩买饭，让女孩感受到身边有一位像亲人一样关心自己的姐姐。终于，女孩被感动了，不再悲观绝望，积极配合医生完成了治疗，恢复情况不错。后来，这个女孩还特地来到肿瘤生物中心，感谢董会华及其他护士的精心护理。

这样的事情在董会华身上发生了不知多少次。作为一名护理工作者，她在用自己的光和热温暖着成千上万的人。

注重团队建设，发挥团队优势

作为护士长，董会华特别注重团队精神的建设，日常生活中，她与同事以诚相待，和睦相处，是同事的知心朋友；工作中，她勤勤恳恳，踏实好学，并善于发现每位护士的优点，充分调动护士的积极性，在提高整体工作效率的同时，使每位护士的长处得到充分的发挥，力求为患者提供最专业的护理服务。

因为工作的特殊性，董会华把大部分时间留给了病人，然而对于家庭，对于生活，牺牲了太多……她在用自己的青春和生命践行着护理始祖南丁格尔关于护士的誓言。

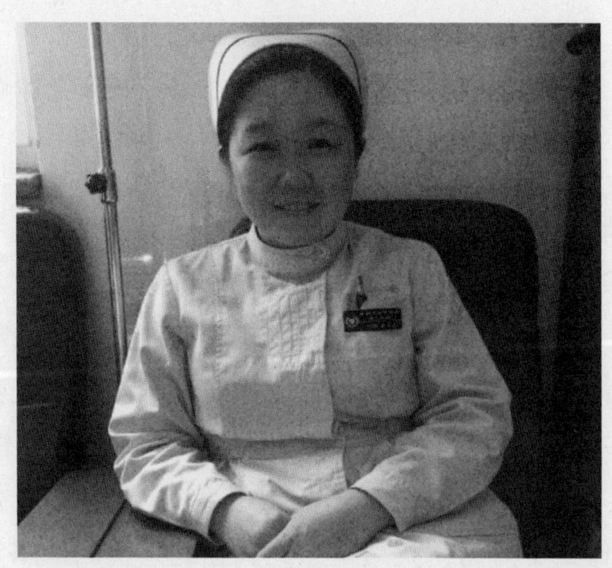

奉献医护事业，弘扬传统美德

术后 5 年没事也不可大意

首都最杰出抗癌明星、肝癌 24 年患者

◎杜德本

我是 1991 年 7 月份发现的原发性肝癌，10 月份做了第一次导管动脉介入治疗。1992 年 3 月进行了原发性肝癌手术和脾切除。1997 年肝癌术后复发，至今已 24 年。我这 24 年最大的收获是写了 35 本日记，这 35 本战地日记，记录了我和癌症斗争的酸甜苦辣。1997 年在梅地亚宾馆开座谈会时，见到了作家柯岩老师，他对我的日记很感兴趣，后来我还借了两本给他看。我是 1992 年加入北京抗癌乐园的，也算个老园民了。但要说事迹真的没什么可写的，我只是想把我在北京抗癌乐园参加过的两次印象最深的活动做个回忆。一次是参加抗癌乐园组织的与日本癌症患者的座谈会，还有一次是参加抗癌乐园组织的与马来西亚癌症患者的座谈会，这两次座谈会上的发言也是我在其他座谈会和各种咨询活动，以及回答各种癌症患者提出的问题的回复。发言回顾了我对癌症本质的认识，斗争的策略和方法，以及经验的总结，所以做个汇总把它写在这里；还有就是回忆和作家柯岩老师的几次见面，以及他对我的关心和鼓励。

第一件事，是 1997 年 10 月我参加由北京抗癌乐园组织的在梅地亚宾馆和日本郭林气功协会癌症患者的座谈会。1997 年我肝癌复发，因为我 1992 年出院时大夫说 5 年就没事了，我当

时是真信了，复发这个事一出现让我很震动，打破了我自己以及一些癌友们头脑中“苦战5年就没事了”的幻想。这件事让抗癌乐园的领导和我的教功老师很重视，他们都帮助我找原因。经过认真思考，我觉得还是我自己错误理解大夫说“5年”的含义，对癌症这个敌人认识不足，觉得过了5年后自己真的没事了，头脑发热，一高兴生活没有了规律，练功也不正规了。我的老师黎义明对我说思想放松是你这次复发的根本原因，孙云彩秘书长可能考虑到我是肝癌，而且术后又复发，所以让我参加了这次座谈会。那天参加座谈会的都是抗癌乐园的领导，除了孙老师还有高文彬，于大元等。另外李庆存，周世彬也参加了，还有作家柯岩。参加座谈会的日本人大部分都是癌症患者。虽说是交流会，但实际上他们是来取经的，主要还是来听取北京抗癌乐园，特别是高文彬，于大元等抗癌明星的抗癌经历。座谈会到最后，主持人让我也说说，因为这次肝癌复发让我很痛苦，好像打了一场败仗，总想向人倾述一番。所以我就毫不隐晦的把术后复发的经历（中间5年的时间）都详细的进行了说明，我还特别讲了战略战术问题。其实，真正把抗癌提到战争这个层次的人还是高文彬，上世纪80年代，他在一篇文章里就谈到，和癌症斗争，“在战略上藐视，在战术上重视”（联合国世界卫生组织总干事陈冯富珍在本世纪初才提出“癌症就是战争”这个口号）。在说到战略战术这个问题时，我特别强调，以前我对“战略上藐视，战术上重视”这个说法理解不全面，只知道在战略上藐视敌人，但不知道在战术上重视敌人，直到这次肝癌复发，我才明白了自己犯了在战略上藐视敌人有余，战术上重视敌人不足的战略性错误，在对癌症斗争中，战术上轻敌，头脑发热，是我这次战败的根源。我当时说“这件坏事让我取得了教训，对癌症这个敌人不要抱任何幻想。”在这次座谈会上，我还讲了控制情绪，调节心态等问题。由于日语翻译对战略战术这几个词不理解，我说的话，她都没翻译，座谈会很尴尬，后来，是高文彬又亲自把这些话做了形象的解释，才缓解了局面。在座谈会上，我的座位挨着高文彬，他对我说“战略上藐视敌人能做到，关键是战术上重视敌人不好做。”（大致是这么说的）会后，我们在吃饭时，高文彬可能是喝多了点，对我说“我以后只要不死在这个病（肺癌）上，我就满足了”（大致是这么说的）。第二天，在八一湖边，我又碰上了孙老师和几个日本人在一起，孙云彩老师对我说，你的发言他们很重视。

1998 年高文彬老师因心脏病去世，我想他生前说的这句话，也算是如愿了。高文彬老师是北京抗癌乐园的主要创始人之一，我和高文彬老师接触不多，因为他每天来八一湖练功时间太早，一般见不到他，我曾有幸碰到过他一两次，他好像对我的情况很了解，他对我说练功要坚持。在梅地亚宾馆的那次座谈会后我就再没有见到过高老师，到后来才听说他已经去世了。高老师的作为，人品，永远是我们的榜样。他也是千千万万癌症患者最尊重的人，高老师去世已经 16 年了，我上面写的也算是我对他的怀念吧。

第二件事，就是和马来西亚癌症患者的座谈会以及参加各种咨询活动。2000 年 5 月，在玉渊潭公园我参加了和马来西亚一个旅行团团员的座谈会，是孙云彩秘书长主持的。开会时她让许克礼先发言，许克礼让我说。这个旅行团里大部分都是癌症患者，有十几个人。开始，座谈会的气氛很沉闷。我一发言就说“我是肝癌，1992 年做的手术，手术时把脾切了，肝也切了一块，人体内的五脏，我被切去了一块半，还剩下三块半。

我就用这三块半，每天早上四点多钟就起床到公园练功，中午回家吃饭休息，下午还练功，平时在公园和癌友们聊聊天，到现在已经活了8年。手术5年后还复发一次。”我说完后问他们“你们看看我现在活得怎么样。”我说完这句话后座谈会的气氛不再沉闷，变得活跃。在座谈会上我又说了很多。我详细的讲了肝癌复发的经历，我说：“癌症康复治疗不单纯是服药，打针，化疗，生活也要有规律，要用各种方法进行心态的调节，练功，唱歌，养花，写日记，搞收藏，是我调节心态的五大法宝。我搞收藏有几十年了，邮票，历代古钱币，流通纪念币，流通纸币等，我都收藏。我每天的时间安排得很充实，所以我们要把抗癌当成一个系统工程来做，有时间我请你们来我家欣赏一下我的收藏品。”听到这里他们都很高兴。后来和马来西亚的患者交流时，我发现他们对我术后复发很重视。这件事，凡是我参加的座谈会患者们都会向我提出，我笑着对他们说“术后复发不是很容易，你想复发还不一定能复发的了，我复发的原因就是思想放松，轻敌了，练功不认真，生活没规律，又吃又喝，那还有不复发的？”一个稍年轻点的男士，他患的是胃癌，记不得他说几年了，我问他“你想癌症复发么？”开始他一愣，我说“你要想复发，就跟我学习。”这话刚说完就引起场上一片笑声。那些满脸愁容的女士们，脸上都呈现了笑容和阳光（在抗癌乐园我也经常和我的老癌友卓承永开这种玩笑）。这种笑容是他们对我们的信任，对我介绍的经验的认可，他们把我们当成榜样，榜样的力量是无穷的。高文彬，于大元等，这些抗癌前辈也是我们的榜样，我们同样也要把榜样的精神传承下去。所以我不论在座谈会上发言，还是在公园的长椅子上对一两个患者解疑，或者在家里接到电话，对他们（有些是家属）的要求和提出的问题，我都是毫无保留，尽我所能向他们讲解，满足他们的要求。2005年出版的《抗癌明星之路》中收录了我的一篇文章《科学治疗癌症能战胜—乐观拼搏抗癌13年》，2010年出版的《癌症患者康复实录》也收录了我写的另一篇文章《踏着“肝癌三部曲”的旋律乐观抗癌18年》，两本书出版前后，我接到的电话多了一些，有外地的，但主要还是北京的患者，有的电话时间比较长，超过半小时，有些问题在电话里说不清楚，我就约他们去公园回答他们的问题。我用我的亲身体会，现身说法，对他们在治疗过程中，提出的问题进行耐心的讲解和回答，每次咨询结束，当他们带着感激的心情握着我的手，或者从电话传来他们诚恳的谢意时，我这一天的心情都非常愉快。

许克礼老师也是抗癌乐园的老园民，上个世纪90年代，我们经常在一起聊天，谈论抗癌经历和体会等等。那次交流会之后，他给我打电话，要我写稿子。以后听说他去世了，这个人办事很认真，也很诚恳，写这些也是对许克礼老师的怀念。

还有一件事就是作家柯岩老师对我的关心和鼓励。作家柯岩老师提出，“癌症≠死亡”这个口号，可以说是亿万癌症患者生命的支柱，他从心理上支撑着癌症患者与癌症进行着斗争。在梅地亚宾馆的座谈会上，由孙云彩老师介绍，我认识了柯岩老师，后来孙老师又组织了北京抗癌乐园的张梅英等几个人与我在玉渊潭公园和柯岩老师一起座谈。当时我和几个癌友面对面的介绍我们自己的抗癌经历。我说：“1997年这年，可以说是我最困难的一年，这一年的5月，我的肝癌复发，我的两个孩子都不在北京，我母亲那年83岁，我爱人一人承担着这个家庭。”当我说到1995年我们家过春节是5个人，但1997年春节却只有我和母亲还有我爱人3个人时，我有点说不下去了。这时柯岩老师还有我的几个女癌友和我一起流下了悲痛的眼泪……后来柯岩老师说“听说你的歌唱的不错，唱首歌给大家听听。”我当时真唱了一首歌，时间太长了记不清唱的是什么了。座谈最后柯岩老师鼓励我说：“不要难过，要坚强起来”。

我与柯岩老师第二次见面还是通过孙云彩老师。柯岩老师要写一篇小说，他要找一些素材，想看看我的日记，我就把我的两本日记给了他。柯岩老师经常参加北京抗癌乐园癌症患者5周年、10周年生日会，而我不经常去，开会时他经常向孙老师打听我的情况，并转达对我的问候，让我放下包袱，少管家事，保重自己。柯岩老师不但对我关心，在他的著作中还能体会到他对所有的癌症患者、孩子和弱势群体的亲情和帮助。柯岩老师已经去世了，写这两段也是我对她的怀念。

这篇文章是2000年前后我在抗癌乐园参加活动的回忆。由于时间很长了，有些回忆不一定很准确。回想起当年在八一湖畔，和癌友们一起练功，一起总结经验，相互帮助，他们的名字，有的还能记起来，有些已经忘记了，但是，那真诚无私的友谊至今难忘。写这篇回忆就算是我对已经离去的癌友们的怀念吧！

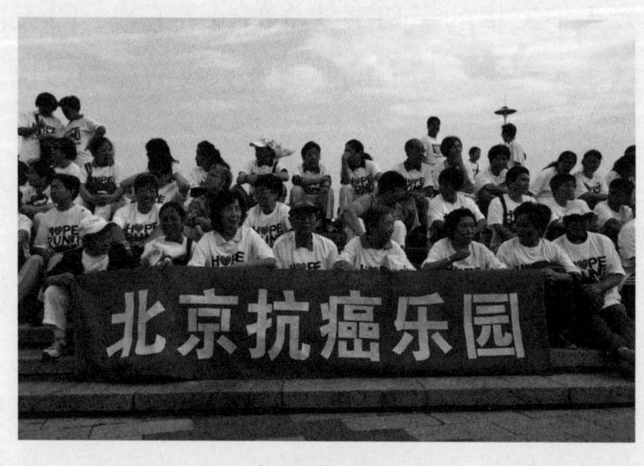

群体抗癌力量大

坦然面对活出精彩

首都最杰出抗癌明星、乳腺癌17年患者

◎杜霜灵

1998年12月2日，当一张乳腺癌诊断书摆在我面前时，我懵了，怎么会呢？身体一直很好的我，怎么会癌字落到我头上？不会，不会。永远不相信这是真的。

我住进了北京肿瘤医院，经过检查10天后做了左乳腺根治切除手术。我困惑，迷茫，抑郁，不知所措，因为以后的生活都是未知。我哭了，眼泪像断了线的珠子一样往下掉。那年我41岁，孩子还在上小学，老人也需要照顾，这使得我对今后的生活一下子失去了信心。是我的爱人一直在身边照顾我,陪护我；是我的家人一次次安慰我,鼓励我。是我的朋友一次次来看望我，帮助我。爱人把家里的一切事情全部包了下来，事无巨细的照顾着我和孩子。在家人精心的照料下，我恢复的很快，不久就康复出院了。

新的开始

住院期间我结识了一位病友，也是乳腺癌患者。出院后，是她带我走进了北京抗癌乐园，认识了原北京抗癌乐园园长于大元老师。于老师面对病魔乐观开朗的性格感染了我，他不但鼓励我们积极的生活，正视疾病，还教会我们一套郭林健身功。他告诉我们只有自强不息，乐观拼搏，综合治疗，最终才能战

胜癌症。通过练习郭林健身功并配合中医药治疗，我的身体更健康了。

北京抗癌乐园每年都会为5年以上癌龄的朋友举办“五整生日”庆祝会，这也是我们作为癌症患者最重要的节日。2003年我登上了“五整生日”的舞台。当我胸前佩戴大红花，手举奖杯的时候，我对自己的人生有了新的感悟：有那么多的病患者如此积极乐观的走过了一个又一个的5年，而“五整生日”庆祝会就像他们人生的加油站，既是对之前的精彩嘉奖，又是为新生活标记的绚烂开始。

脚尖的能量

庆祝会的文艺演出精彩纷呈，其中生命绿洲艺术团演出的舞蹈深深地打动了我。在一名病友的推荐下我有幸加入了艺术团。虽然我一直很喜欢舞蹈，但由于一点基础都没有，排练起来十分吃力。但是身边的队员们从来不嫌弃，一点一点耐心的教我。经过我自己的不断努力，逐渐跟上了大家的步伐，排练了很多舞蹈，也有了演出的机会。我们用自己的特殊身份和并不专业的舞蹈，在为这个社会贡献着自己的力量。记得我们到少年管教所为那些一时失足的孩子演出舞蹈“命运”时，孩子们看到我们一次次的被命运击倒，又一次次坚强的爬起来，他们幼小的心灵被震动了，很多孩子都流下了忏悔的眼泪。还记得一次参加为宣传交通法规的公益演出时，天公不做美，演到一半下起了雨。但是我们并没有为此而停止演出，仍然以饱满情绪完成了任务。后来我们才知道北京市委的领导还看了我们的演出，并给出了很高的评价。演出还在继续，而且不断升级。之后，我参加了北京电视台“喜来坞”节目舞蹈比赛的录制。表演了藏族舞蹈“梦”并取得了很好成绩。那些年，艺术团带领着我在一次又一次的公益演出间，追寻着自己的梦想。这些经历在不断丰富着我生活的同时，又让我切身感到了除了自己精彩，我们也可以用自己的方式为社会做贡献，传递属于我们特有的正能量。

身边的传递

1999年，我加入了北京抗癌乐园铁农科分园。在这个大家庭里，病友们每周都要坐到一起“话聊”，交流练功体会，倾诉着自己的心事。如今大家已经成了至亲至近的好朋友。在大家的推荐下，我担任了铁农科分园下属紫竹院小组的管理工作。工作期间，我配合园领导组织了大家听健康讲座，带领大家春游秋游。还为大家购置了毽子，跳绳，扑克牌，组织了一些趣味体育活动。我也和大家一起排练节目，完成抗癌乐园每年的“五整生日”文艺演出。此外，我还组织大家一起去KTV唱歌，放松心情；看望新病友，联络感情。对于乐园交给我的任务，每一件我都尽力做好。

北京抗癌乐园让我的生活发生了翻天覆地的改变，从一个精神低迷病患者变成了坚强乐观的抗癌明星。我从改变自己到影响他人，再到能为社会做出点点贡献，都证明了我没有被“癌”字吓倒，我的生活仍将继续，我也仍将会把它续写的更加精彩。

在同一段生命历程中前行

首都最杰出抗癌明星、胃癌肠癌 8 年患者、国家旅游局副局长

◎杜一力

不同的病情相似的过程。我 1954 年出生，今年 60 岁了，癌龄 8 年。我是 2007 年 1 月做的胃癌手术，当时就是 3 期半，做的是胃切除 4/5 并淋巴清扫术，接下来又做了 10 多次小剂量多频次的复合化疗，前后搞了一年多，然后重新回到工作中。这期间，那是各种情况、各种反应、各种坎坷，和所有的癌友一样，经过了一个曲折的治疗和康复过程。2011 年底在常规检查中又发现了早期肠癌，再次手术不顺，在 ICU 抢救 3 天才从昏迷中醒来。接下来再次进行康复，再次回到工作中。

我感恩中国医学科学院肿瘤医院赵平院长和相关医护人员的救治。生病以来的这 8 年，我的身体和精神百经考验，终于顶住站稳，而且感觉越来越好，气色红润，精神饱满。2014 年 6 月下旬，我到新疆出差，特地到南疆喀什帕米尔高原的塔尔库什的高海拔地区，借此检验自身身体状态——结果出乎意料的好，比生病前几次上高原的状况都好！病后 8 年，我一直努力的工作。治疗结束后，正常工作，参与并且主持了这期间中国旅游业的主要重大政策和中华人民共和国《旅游法》的制定，工作业绩不输生病之前。这 8 年中，是自己的人生体悟最饱满、

精神收获最丰富、最宝贵的一个阶段。我想说，很多事情只有经过了才能体会，只有明白了才能透彻，只有拿起了才能放下。这些经验和体会，相信很多癌友也有，因为我们在同一段生命的历程中前行。

“同一个生命阶段”是我们共同的特性。生病之后我自然地有了一个划分人生阶段的新方式：病前、病中和病后。我不把生病以来的生活叫做抗癌的经历，更倾向于看成是得病以后的生活历程。我觉得，病前和病后的区别，就像参加工作前和参加工作后的区别、毕业前毕业后的区别、结婚前结婚后的区别、退休前退休后区别，都是整个生活进程中的一部分。也就是说，从我现在的心态，实在已经不把生病这回事看成一种灾难，更不认为是灭顶之灾，而是我的生活中的一个阶段。这生老病死，是每个生命都有的节点，是人的生活的一种常态。人生百态，生病是常道。从帝王将相，到引车卖浆者，无一例外，时间早晚而已。所以我们生过病的人，都在“同一段生活的历程”中。我觉得抗癌乐园的文化特别合我的“病道”。抗癌乐园的文化是一种新生命阶段的文化，乐园发明并推广从癌龄开始计算“生日”，还为“生日”举行高调的庆祝活动，这表达我们对癌症后生活的新定位，这个定位和目标极大地鼓舞了癌症患者走下去的信心。我们有着很多别人没有的经历、经验和酸甜苦辣，这是我们这个阶段的财富。

我们有着共同的经历。这个阶段的我们都经历了死，又认识了生。哪一个癌症病人，没有死3回，生3回？起码我是。我在治疗中，因为输血过敏，休克以后得以抢救；在第二次癌症手术后，因为失血，昏迷了3天3夜，在重症监护室抢救复苏；还有每一次化疗以后，检查结果中那些关键指标都是一张判决书，领取这张判决书的时候，真的要有直面生死的勇气和准备。这些反复的刺激，会让人无数次的理解生的艰难，理解死的真实。无数次回答生和死面前的自己应该如何面对。最后，大家都会走出来，变得坚强、沉着、淡定。我看到的癌友，基本不像文学作品影视作品上描述的癌症患者，那么绝望那么哭哭啼啼那么脆弱，我看到的是绝大多数已经走出来。这是华山一条路啊，你不走出来，也没有别的道路可走啊！一旦走出来，也就释然了，也明白了一个最简单的道理：人人都有的阶段，也不受人控制，那就用最合适的方式对待它。说到底，癌症是一个自然地过程，那就用最自然的态度来对待就对了。这个态度是和对生死的认识联系在一起的。人只要到了“了生死”的境界，就升华了。死都可以释然，那还何惧病和其他？毕竟病和死，还不是一个等量级。特别是抗癌乐园用千百人的生命证实：癌症不等于死亡。这是对生命历程的一个注解和导读。当然，所有的生命小船行驶到这个阶段，都会调整航线，调整对于生活的态度。不悲不惧，但是我们得小心翼翼。生病后，我们一定会更加超脱，不钻牛角尖，不与自己和外部世界拧巴；更加珍惜自己，非常注意医疗和日常生活中的问题，主动发现和享受生活的美好点滴。我们明了:过去的大大咧咧不在乎自己，是对生命的不恭谨；现在的小心注意，不是怕死，是对生命的敬畏。

我们有着共同的心路历程。常常有人告诉我们说，癌症康复最重要的是心态，心态不同结果会很不相同。还有很多的人喜欢说三个三分之一:说三分之一是病死的，三分之一是治死的，还有三分之一是吓死的。每个人都知道心态很重要，但是很难有人能告诉我们，如何才能做到心态好，因为它不是一个简单的医疗问题，或者一般的情绪问题。每个癌症病人，都有一个心理的黑暗期，崩溃期，有的还随着病情的变化和复发多次崩溃。走出这个黑暗隧道，是一个艰难但是必须的过程。这个“走出来”的过程，会因为每个人的思想方法和精神世界的不同而不同，会因为得到的指点和开导不同而不同。我走出黑暗是按照我的“病道”，就是以“有病为常道”来接受现实，然后寻找哪怕非常微小的鼓励和支持，一步一步坚持下来的。当然，不是每个人的“病道”都那么简单，不是每个人都能有淡定的生死观。但可以肯定，病人最大的共性是需要看到希望，需要有力量支撑。这个希望，首先会求助于医学，求助于医生，然后依赖于亲人朋友，依靠社会。我的体会中，病友是我们可以感受到的最亲切最有说服力的力量。我的生病过程中，特别是在“信念重建”过程中对此有很深的体会。当我们作为个体，面对未知的病痛和治疗，会恐惧，会不知深浅，会心悬半空。我在CUI度过了一个星期，在我感受中那是特别特别漫长、困难、无助。而在有病友交流的时候，情况就会好很多，心理容易得到疏导。记得在化疗中每天结束输液后，被搀扶着也要与诸病友聚在一起交流一下情况。病友之间的相互交流，让我知道，没有什么了不起，我所经历的一切疼、痛、指标不正常，心理崩溃，都是正常的，不必为此害怕，做好自己可以做的就行了。而且，我们生活中永远会有一些坚强的人，在疾病中不那么容易被击垮，哪怕他的病情更严重，他也可能用一种轻松的神态描述自己的状况。他们的轻松淡定，本来就是最好的抗癌药物，给后来者巨大的信心。所以，我很喜欢抗癌乐园的群体抗癌理念。我认为这是一个很先进的抗癌理念，有深刻的科学规律支撑。相当于为我们在一个广阔的社会中建立了一个癌症患者的“朋友圈”，给予癌友们最宝贵的精神支撑和社会支持。

我们应该还有共同的使命。今天的社会，癌患已经成为一个巨大的社会问题，侵扰几百万人的生命生活和几百万个家庭的安静。这个时候，我们不约而同，用自己做载体，现身说法，鼓舞起身边人抗击癌症的信心，传递正能量。只有生病的人，才能真正理解“信心比黄金还重要”这句话是真理。这个时候，我们还要共同营造更加好的环境，消除那些有形无形存在的不利影响。当我们一部分人进入身体康复期，无一例外面临着社会生活的恢复和重建。虽然社会对我们的关爱无处不在，但是也能够感受到，对待癌症疾病的不正确认识，带给我们诸多困扰，有自我歧视，也有外在歧视或冷漠。我们首先需要用“不抑不扬，心平气和”的态度调整自己，不能有自我歧视；同时来自社会外部的压力是需要社会舆论和正确的理念来共同调整的。我生病时，有同事或者熟人同时生病，其中有人始终不愿承认自己是癌症病患者。我一直不太理解，觉得他们内心还是认为生病是个丢人的事，或者是对世俗利益过度考虑。从他们自己说，这是还没有做到坦然处病，还没有跨过这个“坎儿”；另一方面也说明家庭或者社会方面的外部压力很强大，让我们病人不敢面对。这个压力有显性的隐性的，有来自于被嫌弃被抛弃带来的生存层面，也有来自于被照顾被低估带来的价值丧失的精神层面。今天这个时代，我们的社会和家庭，一直为数百万癌友的“病有所医”在努力；同时，提升癌症康复者的价值需求，也已经不再是一个奢侈的话题。随着治愈率越来越高，已经有以百万计的癌症康复者在社会各个层面继续着这个阶段的生活，可以数一数我们身边，每个地方每个单位，都有癌症康复病人在为工作和事业做贡献。这百万康复者的存在本身就是对癌症恐惧症的集体胜利，这个胜利对人类最终战胜癌症意义深远。

我们癌症康复后的病人，有责任促进癌症病人的救治环境改善，有责任促进康复病人的生活环境正常化改善。我在康复的过程中想到，我们病了，又好了，这种幸运应该回报，应该积极承担新的生活阶段的责任，做积极的社会角色，而不是把自己列入弱势阶层。我们要共同证明，癌症康复者同样可以放开手脚，去为家庭减轻负担，为社会做更多的贡献。这也是我们感恩的一种表现。

生病，不是我们的错。病后的生活，不应该苟延残喘，我们可以重建生活，这是我们新的生活阶段。

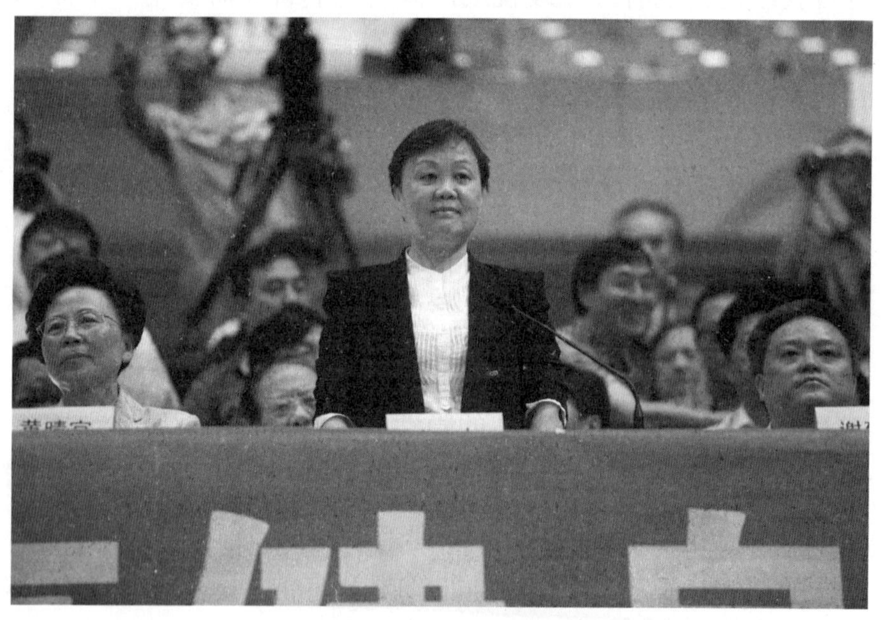

在首都癌症患者抗癌健身文化节主席台上

给患者最适合的治疗方案

首都最美医生、武警北京总队第二医院肿瘤中心副主任郭跃生

郭跃生，现任武警北京总队第二医院肿瘤中心副主任，主任医师，中华医学会肿瘤生物治疗专项课题专家组成员，师从著名肿瘤专家张代钊、孙燕院士。从事恶性肿瘤临床治疗工作近30年，擅长肿瘤综合治疗。在国内首创的以生物免疫治疗为基础的，联合动脉灌注化疗、NT热疗、射频消融术、中医中药的肿瘤综合治疗，大大提高了患者5年生存率。擅长各种实体瘤的个体化治疗，对胃癌、食道癌、结直肠癌、肺癌和鼻咽癌等消化道肿瘤和呼吸道肿瘤有着丰富的临床经验，特别对耐药、复发性肿瘤有着完善的治疗体系，疗效达到国际水平，被数万名肿瘤病人称为国内“肿瘤综合治疗第一人”。

刻苦钻研开创肿瘤综合治疗新道路

在多年的临床实践中，郭跃生主任没有安于现状，止步不前，而是不断学习研究新的治疗技术和方法。他经常说的一句话是：“我不能保证每个病人在我这里都能完全康复，但我希望可以尽自己最大的努力帮助他们延长生命期。”

在这股信念的支撑下，郭跃生主任在传统的常规疗法的基础上开创了以多细胞生物疗法为核心，结合热疗、动脉灌注化疗、射频消融术等的肿瘤综合治疗新模式。郭主任介绍，肿瘤综合

治疗就是使用多种治疗手段对癌细胞实施‘立体’打击，在直击肿瘤本身的同时扫清患者体内残余的肿瘤细胞，缩小瘤体并控制转移、复发。它拒绝过度治疗、毁灭性治疗，它不是各种治疗方法的简单相加，而是根据病人的病情进展状况的优势互补。

“通过综合治疗，很多患者生存期超过了 5 年，而对一位肿瘤患者来说，在接受治疗后能生存过 5 年，就说明以后肿瘤复发、转移的可能性变得很小，肿瘤也就像高血压等疾病一样，变成一种可被控制的‘慢性病’。”郭跃生主任说。

肿瘤综合疗法自临床应用以来，取得了非常好的治疗效果，2013 年 4 月 15 日，央视《朝闻天下》特别报道了郭跃生通过综合治疗康复晚期胃癌患者的事迹，引起了极大的社会反响，很多患者慕名而来，希望能够通过综合治疗获得健康。2013 年 5 月 30 日，《科技日报》刊登《开创肿瘤综合治疗新技术》专版报道郭跃生在肿瘤综合治疗领域做的贡献。2014 年 3 月 13 日中央电视台《科技之光》播出报道了郭跃生主任通过综合治疗救治晚期胃癌患者的案例。在肿瘤能否治愈的问题上，郭跃生给出了明确的答案。他表示，任何单一的治疗手段都无法包揽恶性肿瘤的根治任务，肿瘤综合治疗是实现治愈肿瘤的根本出路，也是未来肿瘤治疗的主要方向。

妙手回春帮助众多患者重获新生

在郭跃生主任的从医生涯中，他已经记不清帮助过多少濒临绝望的人重新获得对生命的渴望，帮助过多少即将破碎的家庭避免家破人亡的惨剧，他只知道，从他穿上这身白大褂的那天起，他就肩负起了治病救人的使命。数十年来，他高超的医术和良好的医德也为他赢得了众多患者的尊重。

医者仁心用良心治肿瘤

俗话说："一把钥匙，打不开所有的锁。"对于癌症患者的治疗也是同样的道理。由于癌症的致病因素复杂，"对症对因"治疗对于癌症患者来说，可以节约宝贵的时间和费用。每天，郭跃生主任都接诊着从各地赶来的患者，详细的研究他们的病情，询问情况，给出自己的专业建议和治疗方案。10平米左右的房间就好像一个小小的世界，每天都在上演着人生百态。年迈的母亲替儿子来咨询；仅仅20岁左右的两姐妹陪同母亲来住院治疗；70多岁的老人拿着病历资料瞒着老伴来寻找治疗方法……而郭主任，每天就穿梭在这些患者中间，为他们带来活下去的希望。郭主任常挂在嘴边的一句话是：治疗肿瘤是个良心活儿，作为医生，一定要根据患者的病情决定治疗方案。

医生是一个崇高而伟大的职业，担负着救死扶伤的责任。在郭跃生眼中，病人高于一切，责任重于泰山。尤其是作为一名肿瘤医生，经常会接触到很多重症患者，"有些重症病人是抱着最后的希望来到我们这里的，所以有效的治疗对他们来说太重要了，"郭主任说。肿瘤的治疗需根据病情决定，而不是单纯走过场一样进行手术、放疗、化疗，也不是回答患者还有多长时间生存期那么简单。医生是一个需要爱心的行业，一定要用良心治疗，给患者最适合他们的治疗方案。

几十年如一日，郭跃生主任就这样一直奋战在抗击肿瘤的第一线，将患者当成家人，为他们带去温暖的希望。

丈夫的关爱让我快乐的生活着

最具爱心家庭、双乳癌 14 年患者

◎郭忠秀

俗话说:上帝对于每个人都是公平的。当你失去某些东西时，上帝会让你从其他方面有所收获。这一点对有着一段非凡经历的我来说，感到十分贴切。

2000 年 1 月，那是一个让我刻骨铭心寒冷的冬季，它彻底改变了我的人生轨迹。在一次洗澡时，我偶然发现自己的右乳上有一个硬块，心里一阵惊慌。第二天就去北京肿瘤医院就诊，当天就确诊为“右乳癌”。门诊医生说：“你怎么刚来看呀？去办住院手续吧。”那一刻，我眼冒金花，两腿发软，呆呆的不知所措,只是喃喃地重复着“我刚发现,我刚发现……。”回到家中，我们夫妻俩人抱头痛哭,真是天塌地陷感觉,痛苦中渗透着绝望。

2000 年 1 月 13 号我在北京肿瘤医院做了“右乳根治术”，病理检查结果确诊为“侵润性导管癌，腋下淋巴结转移”，接着是痛苦的化疗和放疗。作为一个女人，看着一侧伤痕累累且扁平的胸部，再看另一侧丰满的乳房我心如刀割，号淘大哭。问苍天为什么对我如此的不公平？那时的丈夫，他更痛苦，但他把痛苦深深的埋在了心里，默默地伸出了关爱的手，用坚强的肩膀扛起了家里的一切。每天下班后直接去医院看我陪我很晚才回家。小心翼翼地为我抚平内心的痛苦，拭去肉体上的创伤。

看到我因化疗吃不了东西，大口大口地吐，他耐心地劝我要面对现实，要吃下去，哪怕吐了也要吃，能吃就能坚持。而我却发现他在一旁默默的流泪。看见我大把大把的掉头发，他既心疼又难过，然而却逗我笑，“原来女人光头也很漂亮哟”。我是当年腊月二十八才出院回家的。出院两天后就是年三十了，那天爱人回家比较早，见我还挺高兴的便说，今天三十了咱们也炒几个菜吧。我犹豫片刻（其实我怕影响他的情绪）说好，过年了咱们要大吃一顿。可是等饭做好了。我却一口也吃不下，我闻到油烟的味道就吐了起来，马上把自己关进房间里，我难受极了。当时爱人见我痛苦的样子泣不成声（这是后来女儿告诉我的，说爸爸见你吃不了东西都哭了）。那一年我们就是这样过的年。

治疗期间，丈夫只要有时间就带我去散步、爬山，增加体力。还变着法儿的给我补充营养。时时刻刻都在呵护着我。这个曾经衣来伸手，饭来张口，从不会做家务的人，开始学着洗衣，做饭，整理家务了。每天下班后第一件事，就是换下衣服钻进厨房，边干活边和我聊社会上的新闻和趣事……看见他满头的乌黑浓发，仅仅几个月就新添了许多白发，我又痛又怜。更让我难忘是在我治疗结束后主动让我去学习开车，他说以后你就可以自己开车和病友们去各个公园玩去。我明白他是让我彻底摆脱痛苦，放下痛苦开始出入公共场所，回到从前的我。

在这一年的8月，我在家中不慎摔成腰部压缩性骨折，虽然是雪上加霜，但我的心里却是暖暖的，丈夫给了我百般体贴，千般爱护；女儿也帮我找人去别人家里找祖传秘方配药，让我尽快站起来。丈夫对我说：这算不了什么，有我和女儿呢！我们会照顾好你的。我们一定要努力，要乐观，要心平气和地面对磨难，面对生活。

在一个偶然间，朋友介绍我去颐和园学习郭林气功，在丈夫的支持下我才出家门和学习郭林气功的癌友们相识。谈病情、谈家庭、谈工作、谈爱好，同时也让我坚定了战胜癌症的信心。我参加了抗癌乐园颐和园分园，和园友们一起学跳舞、学唱歌，不久我就成了园里的文艺骨干。

一年一度的“五整生日”，是乐园的重要活动，也是各分园展示自己的重要平台，各项准备工作，大家是那么的认真和执着。听老的园友说，“五整生日”年年过，分园年年出舞蹈节目，可是参加演出却从没有自己的演出服，不是凑合着就是借别人的，那个时候乐园也没有钱，都是各自为战自己想办法。“整齐划一，展现风貌”，这是我负责分园舞蹈队时的第一个想法。我拉着几个园友去找头头，说了我们的想法之后，得到了赞成并说给点钱。欣喜若狂之余几个人去舞蹈服装摊位东挑西选软磨硬泡，讲好了价钱看好了样衣，没成想第二天又不同意给出钱了。有生以来第一次做这样的事情就碰了壁，心里很是沮丧。丈夫听到了我和园友们的对话，微笑着说，去做演出服吧，我给你们解决费用。我当时高兴得都跳了起来，给老公一个深深的吻，我们有了自己的演出服了。那一次我们表演的舞蹈《好收成》，服装新颖夺目，队形划一齐整，精神风貌充沛，受到了乐园的好评。有了好的开头，我们也对乐园组织的活动越发积极参与，越发严谨认真，最大的收获是我们从病痛中站了起来。丈夫支持我参加乐园的活动，最主要是他知道我喜欢这些活动，默默为我们这些刚刚从病痛的阴影中走出来姐妹们做一些事情。他先后帮我们出钱又做了几套演出服，还曾为我们请老师编舞出编舞费。其他分园的园友们看到我们颐和园分园的演出穿着靓丽的服装都特别的羡慕。我们颐和园分园舞蹈队队员们都非常感谢我爱人做的一切。我尤为高兴，能为集体做些事情，解决一些困难，也感到很骄傲。后来我参加了艺术团。初期团里经费也紧张，更没有活动场地，也是我的爱人利用他的关系帮忙找的活动场地，不花钱或少花钱给大家提供方便的服务。他说你们这些人走到今天不容易，就希望你们健康快乐的活着。

2006 年 3 月，我在身体复查时，又发现“左乳癌”，又在北京肿瘤医院实施了左乳根治术,病理切片确诊为”侵润性腺癌,腋下淋巴结 18/20 转移”。

有过几次磨难的我，已经具有了抗打击能力。幸运的是，丈夫与我共度难关，接受了我的残缺，丝毫没有让我感到两条难看的伤疤影响我们夫妻之间的感情。

2009 年我又得了“甲亢”，如今我又闯过来了。

爱,会使饱受病痛折磨的女人变得更加坚强,正是这种关爱，让我感动，激励着我迎接一次次命运的挑战，闯过一次次生命的险滩，品尝着幸福的甜美。人生在世几十年，在历史的长河中仅仅是一瞬间，在有限的生命中，要活的充实有价值，就必须勇敢地面对现实，还要善于调整心态，这样一定能找到快乐。

光阴似箭，我已年过六旬，开始迈入老年的行列。在人生的长征路上，还要与病魔抗争下去。有家庭的避风港，我对生活充满激情和活力；将好心情留给今后的每一天。我和爱人还要手拉手的走完后半辈子。善待自己,关爱他人,快乐的生活着。

开朗快乐甘心奉献

首都最具奉献志愿者、卵巢癌 10 年患者

◎韩　毅

我患癌症至今 10 年了，回顾 10 年的抗癌历程我要感谢精心为我诊断治疗的协和医院以及给予我欢乐和勇气的北京抗癌乐园。

在 2005 年单位组织体检时，我查出卵巢有肿块，经协和医院检查诊断确定为卵巢癌。2005 年 11 月在北京协和医院做了手术，同时化疗 6 次。在谈癌色变的年代，我和所有癌友一样都有一个“怕”字，怕得绝症治不好、怕活不了多久、怕失去亲人，就连看见花圈灵车就联想到自己的末日，惶惶不安，不知未来的命运如何。我上有 80 多岁的老人下有未成家的孩子，面对可怕的癌魔我经历了多少个不眠之夜，偷偷流下悲伤的泪水。但我开朗乐观的性格告诉我不能向命运屈服，一定要坚强的抗争，积极配合医生治疗。协和医院最佳的治疗方案，确保了我日后的正常恢复，我同广大癌友一样咬牙克服了化疗中的种种不适，坚强地完成了 6 次化疗。住院时我得到医生的关心指导和鼓励，得到社会家庭的关爱和护理，在这里我更要感谢我单位和同事，在我治疗期间多次看望、鼓励和安慰我，还有我的同学张会军指点我认识了北京抗癌乐园（癌症患者的家），在我化疗结束后介绍我参加了北京抗癌乐园北海分园的抗癌活动。

在化疗结束后我休息了一个月，就回到了久别的工作岗位上班，同时抽时间去北海公园参加活动。我从小就喜欢文体活动，爱跳舞唱歌，来到北海分园就参加了舞蹈队，正好赶上舞蹈队在筹划“五整生日”汇演节目，我就欣然的接受了策划教练舞蹈的任务。我利用下班时间加紧自编自创了一套踢踏舞《挑担茶叶上北京》，在参与编排创作的过程中，我高兴快乐的忘记了自己是个病人，愉快的心情让我轻松，是抗癌乐园的姐妹们激励着我、鼓励着我、关心着我，通过话聊给我帮助使我少走了许多弯路，通过中药治疗和合理饮食调整，我恢复得很快。我在指导教练舞蹈时身体还比较虚弱没底气，跳一会儿就大汗淋漓自觉气不够用，癌友们给我送水、送食品嘱咐我歇会，关爱的热情让我感动，让我深感温暖。我自编自导的踢踏舞《挑担茶叶上北京》在2006年9月抗癌乐园“五整生日”的汇演中荣获二等奖，在演出现场我受到表扬，同时让我登上舞台和到场的癌友讲话互相鼓励加油。

10年来，我边工作边参加抗癌乐园的各项活动，先后介绍新病友十几人加入抗癌乐园，我先后参加了8次“五整生日”的演出，其中4次是我自编、教练指导舞蹈：踢踏舞《挑担茶叶上北京》;《黄河古谣》；彝族舞《七月火把节》；长扇舞《好运来》。《好运来》还在当天的电视新闻节目中播出，我的同事、朋友和亲属在电视上看到我跳舞都说：你们哪像癌症病人啊，真棒！我心里明白这是抗癌乐园的功劳。是的，是抗癌乐园让我们找到了快乐，找到勇气，找到自信，尝到了幸福。还有一次是前年，我又接受了乐园交给我的特殊表演形式群口快板的表演任务，可以说以前没经历指导过，有点难度，但我还是勇敢的接受了任务。我拿过稿子认真思考根据快板特点、结合内容编排动作、队形，突出彰显群体抗癌的内在精华，分为：男说女说合说群说。为了活跃快板的气氛先后编排出队形变化20多个，参演12个人分别来自6个分园，居住分散，个别人还在治疗恢复中，大家不怕天热，克服路途遥远互相照顾关心谅解。在大家的共同努力下快板《群体抗癌谱新篇》说出了癌友的心声，振奋了各界，成功的演出受到领导肯定，受到癌友的赞扬，同时我又得到一次编导的锻炼和提高。

2013年对我来说，是一个不平凡的一年。这一年中我的85岁老父亲住院，我又上班又跑医院，还要参加“五整生日”《双环操》的排练，同年又接受了编排指导舞蹈《当兵的人》的演出任务。年底还要准备分园迎新年联欢会的演出节目，就这一年我忙、我累。12月份老父亲不幸去世，我心里非常难过，因排练我要少照顾和陪伴父亲许多，现在想想还深感内疚！但我相信老父亲在天之灵会微笑看我，因为我努力参与排练的双环操，在表演中北海分园受到表扬，仅一个月时间我指导编排的舞蹈《当兵的人》精彩的搬上舞台，演出当天在一片喝彩和掌声中，北海分园又受到表扬和肯定。

年底的大冲刺更是紧张，就是准备一年一度的新年联欢会节目。我安葬了父亲，忍着悲痛，休息了一段时间就开始筹备考虑春节的任务。北海模特队是在文艺委员张素花的组织下刚刚成立的，为了让模特队能在春节联欢会上亮相，我晚上少睡觉，构思考虑模特队展示形式和多层次出场队形变化，利用双休日辅导模特队走基本步,进行队形训练。在大家的共同努力下，刚刚组建的模特队在新年联欢会上受到癌友的青睐，还引来不少癌友要报名参加。如今我非常欣慰，我的付出值了，我给癌友送去了快乐，送去了健康自信和幸福！

抗癌乐园我深深的谢谢你，是你给我搭建了健康的平台，给了我们战胜癌症的勇气，鞭策和鼓励着我为抗癌事业而奋斗，我将愿意继续为之努力尽我所能，把快乐和幸福带给大家！

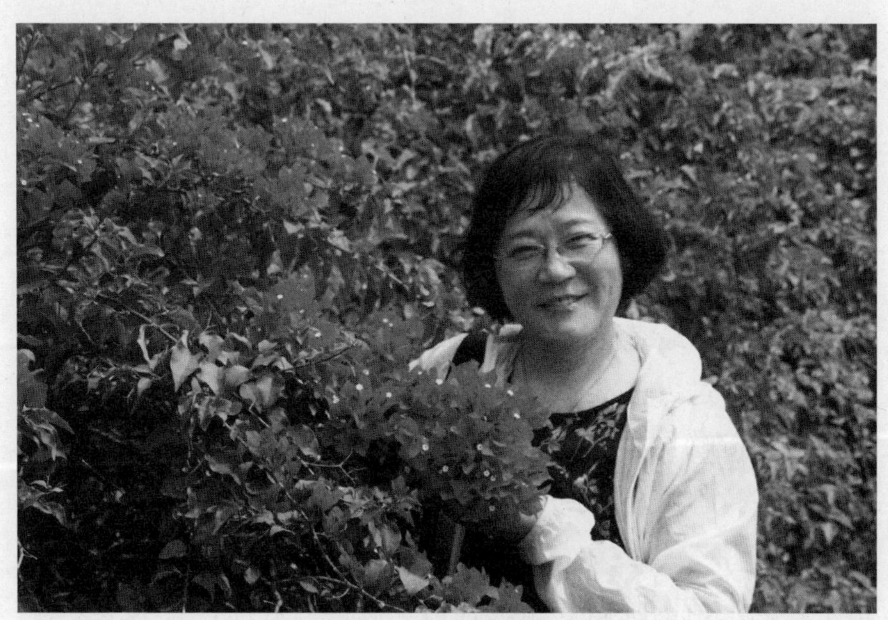

人面桃花何处是 花团锦簇梦中来

我姐妹一起与癌魔拼搏

首都最具爱心家庭、乳腺癌 8 年患者

◎洪振玲

我叫洪振玲，今年 61 岁。我的家庭有癌症家族史，遗传基因让我们姐妹最终没有逃脱乳腺癌的厄运。我的姥姥 32 岁得“乳疮”死的，过去也不知道什么叫癌症。1989 年 5 月我妈妈被北京肿瘤医院确诊为乳腺导管癌，经过放疗及中药治疗，7 年后复发转移病逝。失去亲人的痛苦让我们很长时间谈癌色变。

2007 年 5 月我突然发现左乳和腋下有一个疙瘩，我惊慌失措了，到友谊医院做 B 超检查初步确诊为乳癌，要求做穿刺。我感觉天要塌下来了。无奈住院手术、化疗、放疗。这一过程是常人难以忍受的。有家人无微不至的关怀，每天陪伴在身边，使我心情好了许多。我的爱人每天上班，还要照顾年迈的父母，还到医院看我，我的大姐每天照顾我，早晨 5 点起床，做好可口的早餐坐早班车给我送来，给我梳洗，照顾我的起居。看到家人每天围绕在自己身边精心照顾，我当时树立一个信念，我不能放弃，我要让癌症死，我要活！然而，癌症偏偏要和我较量，时隔 8 个月我又查出了卵巢癌，真是屋漏偏逢连阴雨，老天爷想置我于死地。我不服，与癌魔做斗争。我无法阻止生命中注定的苦难和不幸的到来，但我可以调整自己的人生轨迹。无论怎样的艰难，绝不轻言放弃，我又进行了第二次的手术和化疗。

记得 2008 年 12 月 22 日，是我难忘的一天。我因化疗白血球降到 700，高烧住院，我的丈夫和我的姐姐一直陪伴在我身边，那天晚上输完液已经到深夜 11 点多，没有公交车了姐姐拖着疲惫的身体打车回家，看到家人为我付出这些，感到亲情的温暖，我暗自下决心，调整好心态，一定配合医生治疗。我在一年半中，进行了 2 次手术，12 次化疗，25 次放疗，我没有被癌魔击倒，坚强的活下来了。我觉得，心态好，心情才会好。在一次偶然的机会，经病友介绍我到了玉渊潭公园生命绿洲郭林气功站。老师讲天坛公园也有郭林气功站，我们到天坛双环亭找到了巨老师，开始了郭林功的学习，每天吸吸呼，吸吸转，从此，和郭林气功有了不解之缘。每天坚持练功，风雨无阻，身体恢复很好。各项指标一切正常。我要活到老，练到老，郭林气功伴随我后半生。

天有不测风云。在我病后 5 年，2012 年 1 月，我的妹妹洪春香又查出乳腺导管癌。她当时都傻了，恐惧，害怕，无奈，心情复杂。我陪着她，告诉她，癌症不可怕，并把癌症不等于死亡的书给她看。首选西医，尽快进行手术、化疗和中药调理，中西医结合进行治疗。并带她一起习练郭林气功，使他尽快的摆脱精神痛苦，少走弯路。现在，她练功约两年了，并和我一起积极参加抗癌健身法知识竞赛，通过参加抗癌乐园的各项活动，她心情开朗了，也愿意和大家交流了，身体的各项指标都正常。我们一起和癌魔顽强拼搏。

亲人的爱使我战胜癌魔

首都最具爱心家庭、乳腺癌 7 年患者

◎侯凤英

癌症虽然骇人听闻，但当我们拥有亲人细微的爱与无微不至的关怀时，癌症就变得渺小了，在血浓于水的浓厚亲情中，不再那么猖狂了。不幸患癌的我，在这场生死较量中，是家人给予了我巨大的力量和信心，英勇而无畏地战胜了癌魔，使我们这个幸福且充满爱的小家也能一直幸福下去。

本人侯凤英，女，今年 58 岁。我在 2008 年 5 月 12 日洗澡时，无意中发现右乳上方有一个蚕豆大的硬块。第二天去肿瘤医院检查并被安排住院，在 5 月 28 日做了全乳切除手术，病理结果显示为乳腺导管癌，恶性度非常高。患癌至今已近 7 年，在这不平凡的 7 年中，我和家人经历了很多，一直难以忘怀，历历在目。

我和其他姐妹一样，也经历了从最初的不相信认为不可能，到感叹命运为什么对我如此不公，经一系列过程到后来的坦然接受现实，开始了漫长的治疗之路。先是手术、化疗、靶向治疗、吃中药、药食调理等一系列治疗，这个过程我不再赘述，我只想告诉大家的是，在这个患病治病的过程中，我的爱人和女儿是如何的关心呵护我，是他们给了我战胜病魔的决心、信心和勇气，使我现在能健康幸福地享受今天美好的生活。

我和爱人是高中同学，我们有一个可爱懂事的女儿。在我没有得癌症之前，我们一家三口是非常快乐幸福的。虽然我和爱人很早已经下岗，但我们俩人也和千千万万下岗职工一样克服困难，自主创业，顽强的支撑着这个小家。把女儿培养成为自强乐观的硕士毕业生。但是天有不测风云，癌症的突然光顾，和高额的医药费支出，把我们一家人推进了无底深渊。由于我是 Her-2 强表达，需要进行靶向治疗，面对几十万的医药费用，我犹豫不决，我开始坚决抵制这个方案，经过慎重考虑决定放弃。我的爱人和女儿认为这个方案是最好的，天天给我做工作，一定让我听医生的话采用这个方案。在他们的不懈努力下，感动了很多家里人，终于凑足了药费，挽救了我的生命，我非常感谢他们。如果没有他们的支持和爱以及悉心照顾，我不可能坚持到今天。

由于我还患有小儿麻痹和严重的腰椎病，行走非常困难，我的爱人给我买了轮椅，经常推着我晒太阳，逛公园，让我开心。他每天给我做按摩，料理健康营养的一日三餐，总是任劳任怨。7 年来，我喝的每一碗中药，都是他亲自为我熬制的，有时我看他实在太累了，就建议请医院代熬，他坚决不同意，他总说自己熬药药效更好一些，你已经经受了如此大的痛苦，我不能替你受罪，我只能让你每吃一副药就能达到最好的治疗作用，我每天看着你吃那么苦的药，我心疼。这么多年下来，他熬药的药渣都有小山一样高了，可他还是不厌其烦，处处为我着想，几年如一日是非常难能可贵的，我感谢我的丈夫。他常说的一句话是“为了女儿能有妈妈，我什么苦都能吃，什么累都能受”。我十分感谢我的爱人，感谢他的每一日照料，每一日陪伴。每每想到他的真诚与用心，总能感动的留下幸福的热泪。

在抗癌路上我们个个是英雄

首都最杰出抗癌明星、乳腺癌 14 年患者

◎霍小平

2001 年对我来说是个黑色之年——祸不单行。

当年的 7 月中旬，父亲在单位体检疑似肝癌，最后在肿瘤医院确诊。这期间，我和家人带着父亲穿梭多个大医院，万分焦急和恐惧，特别是在医院的走廊和狭窄的电梯间，碰到穿病号服的我肯定是紧抱双臂，生怕他们会把癌症传染给我……。

老天却非要和我开个大玩笑：父亲住院治疗期间，我得空到医院大厅休息，看到一些宣传展板，鬼使神差的我，反复看了关于乳腺癌的介绍，随后又找了宣传小册子，开始认真阅读并自我检查，还真摸到一个包块——对号入座，感觉不好！

心里乱糟糟的我脑袋一片空白，但还是把这份不安放在心底，坚持把父亲这期介入治疗结束。父亲出院后，我马上返回医院开始检查。12 月 27 号，确诊为乳腺癌 I 期的我换了角色：从病人家属转为病人，也穿上了病号服。

至今使我不能忘记的是，12 月 18 号，一辆车送我们父女前往一个大家都不愿意去的地方——肿瘤医院：我住院第一天，也正是父亲进行第三次介入治疗的时间。那时候的我认为，人生之路到最后都通向坟墓，大家都在排队，而我，就是那个“加塞”的啊，悲痛和绝望！

12 月 27 号我上了冰冷的手术台，一觉醒来就成了正式的癌症病人。手术的疼痛还未完全解除，就开始了 4 个疗程的化疗和 30 次放疗，从 2001 年 12 月 18 号入院到 2002 年 7 月 3 号最后一次放疗结束，历时 7 个多月。

……回想那段治疗过程就如同受了极刑，不知用什么语言来表达那份难耐的痛苦，心里总是忐忑不安，我还能活多久？接下来是整整五年的内分泌治疗——不断的经历过去没有经历的事情，不断的承受过去承受不了的事情。

今日我欢呼，从死神中逃脱！成功抗癌，精彩生活！

我走了一条正确的抗癌康复之路：我非常庆幸的是，自己及时发现和第一次规范治疗，不侥幸，不迷信，不讳疾忌医，不听小广告的胡说八道。

一次防癌抗癌知识讲座，让我知道了什么是癌症，它是由遗传因素，化学物质，病毒和饮食成因，而并不是碰到穿病号服的就能传染上。

医学界有过这样的论述：人存在着强大的完善的免疫系统，人有自身修复的功能，环境与情绪是抑制启动免疫系统的重要因素。由此可见环境与情绪是多么的重要。

现实是疾病已经到了我身上，这已是无法抹杀的事实，只有从患病的阴影中迅速走出来，不管我能活多久也应该潇潇洒洒战胜疾病，度过我的余生。而且我还有爱我的家人，还有病重的父亲，他们都需要我，我还有责任没完成，我一定要活下去。生的希望在我心中升起，康复之路就在我的脚下。

我还要非常感谢北京抗癌乐园，她为我找回了快乐，找回了健康。与相同境遇的人打开心扉，建立互相鼓励的平台——经病友介绍我加入了抗癌乐园。当时，作为新病友，我参加了一次庆祝“五整生日”大会，那些抗癌明星活生生的站在我面前:特别是我们分园患卵巢癌、直肠癌、结肠癌于一身的付老师，现在癌龄 25 年；还有患乳腺癌、骨癌、肺癌、口腔癌于一身的邵老师，现在癌龄 24 年——她们是我心中的榜样，是我抗癌路上的向导，他们的现身说法我特别爱听，和他们聊天我特别高兴，好的环境有了，情绪自然就好了。我信心满满的开始学习郭林抗癌健身新气功，每天清晨 5 点多钟我就带着西药和汤药来到公园，在“吸吸呼”的节奏中开始了我的康复之路。不管寒冬酷暑，不管风吹雨打，冰天雪地始终坚持。长期的练功使我恢复了体力，我和家人，和癌友一起走出去旅游，到北京的各大公园，到远郊区的深山里，到祖国的山山水水……就这样，不知不觉一年又一年走过 14 年的抗癌路。

生理康复是我们癌症病人心中最大的愿望，首先要不断的修炼自己，调整自己，让自己快乐喜悦，最大限度地启动自身免疫系统。联系到我个人身上的致病原因，遗传因素是有的，我偏爱肉食,作息无规律,凡事都要求完美等等,但这些都是“过去时”。现在我知道了，战胜乳腺癌从厨房开始，红肉与煎炸肉尤其增加乳腺癌发生的风险；多吃卷心菜、小萝卜等十字花科蔬菜；增加谷类、水果、蔬菜的纤维摄入；特别是，必须减少过多的动物脂肪(饱和脂肪酸)和油煎炸的食品(反式脂肪酸)!当然，还必须限制饮酒，因为饮酒是被认为最确切的与乳腺癌相关的饮食因素。

如今的我，自己学会了使用充满爱心的真实话语，让负面能量不在我的身体内驻留，不再伤害我的免疫系统，不再激发疾病，有意识地活好每一刻，让生命得以延续。

今年我的“癌龄”已有 14 岁了，这可以说是我重生的年龄！ 14 年的风雨人生与其说是与病魔抗争，不如说是我学习生活的过程。我得到治愈，从灾难中得胜。我知道了我的生命目的，我充满了自信！我要追求健康，我要拥有健康，再活 N 个 14 年！

在这一刻，我向癌症患者忠言：即使你患了癌，依然要勇敢面对生活中的一切，让恐惧走开，反省自己病前不良的生活习惯，保持良好的心态，回归社会，让自己成为健康与快乐的社会的一员。

请坚信，我行，你也行！在抗癌路上我们个个是英雄！

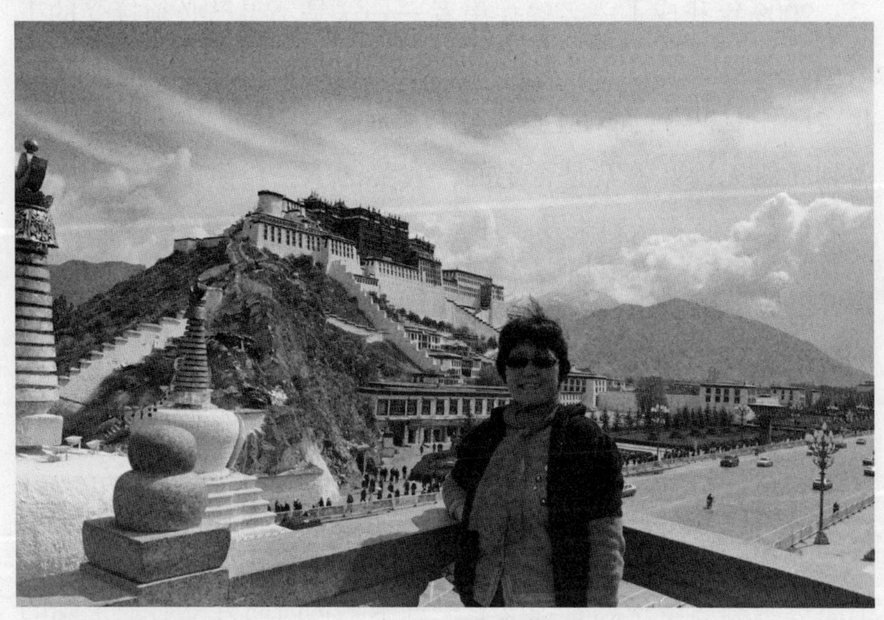

高原寒 高原美

改变生活方式重获健康人生

首都最杰出抗癌明星、乳腺癌 6 年患者

◎贾淑宁

2009 年我成了一名癌症患者——这是不得已必须接受的事实。刹那间极度的绝望和痛苦把我们一家人带进了可怕的地狱。我在挣扎中思考，面对死亡我是否能放下亲人，放下所有的一切，做到无怨无悔？答案是否定的，我要活下去！但是，后面的路异常艰辛，使我始料未及。那是一段最不愿回首的往事。

一、骨肉亲情生的召唤

2009 年春节前夕，接到了确诊报告——乳腺癌伴淋巴转移！顿时我的大脑一片空白，手里拿着穿刺确诊报告，不知怎么就坐上了回老家的汽车。看到八旬的老母亲，心里真是五味杂陈，千言万语只能埋在心里。告诉她说自己要出差，不能陪她过年了。母亲一如既往的通情达理：别老惦记我，工作忙就别回来了！虽然母亲寡居多年患有轻度老年痴呆，仍时时处处彰显了她的豁达。临走还把我送到了车站，精神似乎已经脱离了躯壳的我恍然擦拭着双眼，望着母亲渐远的身影，将母亲布满皱纹的脸刻在了自己心里……。

面对孩子，在无法隐瞒的情况下，我镇定心神和他做了一次长谈，让他知道癌症也只是一种慢性病，没有什么可怕。妈妈虽然得了癌症，但是有信心去面对。殊不知我心里却没有底儿，

毕竟已经发展到中晚期了，不知道自己将面临怎样的挑战。

住进医院，等待我的是长达半年之久的手术、放疗、化疗。化疗过程异常的艰难，因为骨髓抑制，化疗6个疗程，5次因白细胞为零被隔离。院方依据历史数据判断我活不过5年。我丈夫怕人财两空，面对高昂的治疗费用，他退缩了。由于身体和心理的双重打击，我患上了重度抑郁。

隔离的日子是漫长而苍白的，精神和肉体的痛苦到了极点，使我脑子里满满装的都是死亡……。直到一张稚嫩的脸不停的在病房门口张望，那无助的目光盯着我一刻不放。就这样，我的思绪无数次被迁回到现实里。那是我的孩子——是我给予了他生命！是我挚爱的亲人！

这骨肉亲情怎能割舍？望着年幼尚未涉世的孩子，我在想，如果没有了我，他怎能面对这陌生的世界？还有那个每时每刻牵挂我的人——给予我生命的母亲！没有了我，他们怎么能承受？

我的义务还没有尽，在我的肩上还有沉重的责任！生命不止属于我自己，还属于我挚爱的亲人，我没有权利放弃生命！为了挚爱的亲人，我要咬紧牙关想尽办法活下去！

二、积极面对寻找希望

然而，在生死未卜的当儿，要点亮希望，让生命重获光彩谈何容易。勉强挨过了近一年之久的临床治疗，此时的我已经变得面目全非，药物导致体重激增了30多斤，肝、肾、心脏等功能异常，严重的钙流失导致双膝增生行走障碍，身体虚弱的只能用双脚蹭着地半天走不了几米路。重度抑郁的药物控制，直接导致认知障碍，不能与人正常沟通，吃错药是常事儿。此时，能像健康人一样的生活已是我的奢望。

一个偶然的机会，邻居家的小宝儿找我来问功课，一篇课文映入我的眼帘：……看那三个大泉，一年四季，昼夜不停，老那么翻滚。你立定呆呆地看3分钟，便觉得自然的伟大，使你再不敢正眼去看。永远那么纯洁，永远那么活泼，永远那么鲜明，冒，冒，冒，好像永远不感到疲乏，只有自然有这样的力量！……

几十年的光景，耳熟能详《趵突泉》这篇课文却依旧藏在我的记忆里，她没有被疾病夺走，异常激动的我看到了希望。从此，主动为邻家的孩子补课成了我恢复认知功能的开始。随着孩子成绩的提升，我的权限延伸到了每天接送孩子上学放学，给孩子开家长会。锻炼自己的同时也给孩子父母帮了大忙。孩子的进步不断受到老师的表扬，也为我树立了自信。我的身心也开始随之恢复。

这是一个漫长的精神重建和体能恢复的过程。

三、培养健康的生活方式

2009年底，我开始医从著名妇科癌症专家王桂绵教授和国学大师徐文兵先生。他们崇高的医德令我折服也给了我生的希望。王桂绵教授亲口告诉我：生的希望在自己手里，要树立无疾而终健康目标。这极大的鼓舞了我，也给了我信心。

1. 注重学习

我一方面继续积极治疗，一方面学习中医养生知识，并学以致用，力争把健康交给自己。我坚持收看《养生堂》，并做好随笔。为了给自己的健康奠定理论基础，先后阅读了《知足常乐》、《手到病自除》、《癌症只是慢性病》等多种养生书籍。其中，在《不生病的生活方式》这本书里找到了我想要的答案：“如果你是健康的，不生病的生活方式会使你健康快乐一百岁；如果你是亚健康的，不生病的生活方式会使你迅速强健，冲刺健康；如果你有点小病，不生病的生活方式会使你小病化无，身心健康；如果你得了大病，不生病的生活方式会使你大病化小，抑病延年”。

结合自己的情况我将决定健康的四大要素进行分析：一是父母的遗传因素；二是外界环境因素；三是医疗条件；四是个人生活方式。我认为除了前三项，我具备改变个人生活方式这个条件，而健康的60%由此决定。我一定要抓住不放。抓住这最重要的等于抓住了希望，我决心按照书中的方式生活。

2. 保持一颗平常心

有了这段经历，又通过自己的学习，我对照自己过去的处事方式和对事的心态，检讨过去，从现在开始修正。成败得失寻常事，保持一颗平常心。好心态也应该是我活下去的法宝，也是自己重获健康的法宝。我决定彻底的放下内心的重负，真正做到心无旁骛的去走自己的健康之路。

3. 改变饮食习惯

正确科学的饮食是改变体质的关键，通过自己的多方汲取，我决定每天用五色、五蔬、五果来调控主食、蔬菜、水果的摄入，细甜咸巧搭配。健康厨房，要管住油瓶子、盐勺子。每天的五色（红：西红柿或一二两红酒；黄：黄色蔬菜瓜果；绿：绿茶和绿色蔬菜；白：燕麦粉和燕麦片；黑：黑木耳），将厨房打造的色彩艳丽让我不再感觉下厨房是件枯燥的事儿。我还将书上的部分健康饮食的顺口溜抄下来贴在厨房的墙上：一日不吃姜身体不安康；一日俩苹果，毛病绕道过；一天仨个枣，长生又不老……。从此，只要走进厨房我就是一个忘我的厨师，把病痛扔到九霄云外，专心创造自己的作品，为自己和家人做健康美食的同时还让自己有了成就感，身心都得到了的满足。

4．选择科学合理的运动

劳动不等于运动！这一观点纠正了我过去多年对运动的一个错误的认识。运动方式多种多样，最好的运动是最适合自己的运动。我制订了家庭的运动计划，每天带动家人和我一起散步、慢跑、做操，我还将运动的注意事项贴在家门口，出入都能看见：出汗不迎风，跑步莫凹胸，人闲易生病……。

通过多方的学习和提炼，我从心态、营养、运动三个方面来调整和重新安排了自己的生活，6 年来，始终坚持不懈。

当生命受到巨大威胁的时候，放弃是选择，积极面对也是选择。涅槃般的重生会让人对生活、事业乃至于对整个人生都有了新的定位。身体和精神的重建让你获得全新的生活，这样的生命更具风采。现在的我，用自身的正能量对待自己、家人乃至周围的一切。没有抱怨只有感恩；没有奢望只有满足；没有所求只有付出。让生命像那趵突泉水，永远那么纯洁，永远那么活泼，永远那么鲜明，永远不会枯竭，这就是生命的力量！

2014 年的阳春三月天，一个阳光明媚的日子，一位风华正茂的青年——我的儿子驾着车，带着我和我的母亲到郊外踏青。我牵着母亲的手在溪边散步，我们一家人在和煦的春风下享受着暖暖的春日阳光。

战胜癌症已经不是神话

首都最杰出抗癌明星、癌龄31年患者

◎李玉梅

随着科学的不断发展，战胜癌症已经不是神话。我与癌症斗争30多年，主要体会有以下几点：

一、树立必胜的信心，强烈的求生欲望，树立持之以恒的拼搏精神、坚韧不拔的毅力与癌魔顽强抗争

1983年我从部队转业到石景山人事局工作，正满怀激情投入到改革开放的大潮中，不幸得了癌症，而且已经是二期，虽然在部队锻炼了一不怕苦二不怕死，但我还不到40岁，正干事业的年龄，而且我的两个女儿还在上小学，不能没有母亲。强烈的求生欲望和在各级领导与家人的关怀鼓励下，我下定决心树立必胜的信心，持之以恒的毅力，在战略上藐视它，战术上重视它，到解放军301医院积极主动配合医生进行手术、放疗、化疗及中药调理，并坚持练郭林气功，进行综合治疗。在不到半年先后做了两次手术，克服手术后体弱、呕吐、乏力，坚持了两年半的放疗、化疗。特别是化疗最后一个疗程前白血球降到3100，医生担心我的身体劝我由输液改为口服，以减少对白血球的杀伤力，但我想病魔也不过是纸老虎，不能给癌细胞喘息机会，咬牙坚持让医生按疗程做完放化疗。301的医生介绍了海军政治部文化部副部长高文彬身患癌症晚期，坚持练郭林

老师新气功，已经活了5年多。我拜访了高文彬并找到郭林老师学气功，除中西医结合治疗外每天练功一小时，夏练三伏冬练三九风雨无阻，直到如今。经过一段时间的治疗与锻炼，我体质增强了，精力充沛了。

二、努力宣传战胜癌症的体会，让更多癌友获得新生

在纪念郭林老师逝世一周年时，郭林新气功研究会出版的《忆郭林》选登了我写的“永远向郭林老师学习”，石景山区委老干部局出版的《老年健康大家谈》一书选登了我写的“赢得健康”一文。一些癌症病友看到后找我介绍经验，我除义务教他们练气功外还向他们宣传癌症不等于死亡，相信科学、及早发现、到正规医院综合治疗，并坚持锻炼。要树立三心：必胜的信心、决心、恒心，与癌魔拼搏要有持之以恒的精神，并要保持开朗乐观平和的心态。

三、努力拼搏回报祖国人民

我在第二次手术后不到半年主动要求上班，边工作边锻炼边治疗，我要像正常人一样工作学习和生活，在繁忙工作中忘记疾病。区领导任命我为石景山区机构编制委员会办公室专职副主任，负责全区机构、编制、领导职数的管理和全区的机构改革工作。是党和人民挽救了我的生命，吃水不忘挖井人，我要回报祖国人民。我带领编办全体同志深入调查研究，工作取得突出成绩,编办年年被评为全市先进,并在全市做了经验介绍。有些做法得到中央编办认可，还代表北京市参加全国机构改革研讨会，我的“关于加强街道办事处改革”的论文发到全国20多个省市,并得到中央编办主任罗干的接见。同时我坚持上夜大，取得第二专业大专学历，并考取了高级经济师。

四、豁达开朗保持平和的心态，热爱祖国热爱人民热爱

生活

退休后我坚持每天练郭林气功，读书看报，我还学会了游泳，积极参加区老干部局组织的各项活动，加入了区老干部局欣苑艺术合唱团，被选任为副团长、团长等。在各级领导的关怀和老师、全体团员共同努力下，被评为全区品牌合唱团，除参加市区举办的各种庆典活动外，还到社区、敬老院演出，宣传先进文化，歌唱伟大祖国，倡导构建和谐社会。我积极参加市区歌舞比赛，多次获奖，并在石景山区广播电视局开展的“百姓明星”活动中被评为百姓明星，在建党 90 周年时被区委评为退休干部的优秀党员。除此之外，我每年都外出旅游，饱览祖国大好河山，目前我已游览了包括台湾在内的祖国大部分名胜古迹，在家人的鼓励下我还去欧洲、澳洲、非洲、北美洲、俄罗斯、东南亚、朝鲜等诸国旅游欣赏到世界文化艺术的精华，领略了各国的风土人情。通过旅游开阔了视野，增长了知识，愉悦了心情，陶冶了情操，增强了体魄，对抗击癌魔起到了积极的作用。通过练气功、游泳、唱歌、跳舞、旅游使我身心更健康，精力更充沛，同志们戏称我是乐天派抗癌明星。丰富多彩的生活使我赢得了健康，使我更加热爱大自然，热爱祖国，热爱人民，热爱美好幸福的生活，更加珍惜生命的每一天。

幸福从心态上把握

首都最杰出抗癌明星、乳腺癌 11 年患者

◎刘　英

我叫刘英，当 1969 年我们刚刚初中毕业的时候，知识青年上山下乡，我和我的同学们一起去了北大荒，返城后是新华书店的一名普通员工。那时候，我非常敬业，热爱我的工作，在图书发行战线上工作了 20 多年。在我刚刚从工作岗位上退下来不久，就被确诊为乳腺癌，虽然我很坚强，但是听到了这个消息，心里还是很震撼。在医院里检查的时候，大夫说得很轻松，我还是很不心安，这个病以前我一点儿也不了解，谈癌色变是每个人的普遍心里。

我急于了解这个病的情况，马上去了王府井书店 5 层医学书籍的书架，把有关乳腺癌诊断的书籍找了好几本。当时我的化验结果已经出来了，有一项专门检查乳腺癌的血液指标糖链抗原（15-3），这项指标我高出正常指标一倍多，即使是这样我还是有侥幸心理，我觉得我得的可能不是乳腺癌吧，是不是就是一般的肿瘤，会不会是大夫的诊断有误。我迫不及待的翻开医学书籍把乳腺癌的诊断和各项指标的检查认真仔细的，一字不漏的读下来，书籍上写的和大夫的诊断是一致的，我的化验指标也说明了一切，这时我也可以给自己下结论了，是乳腺癌。看完医学书籍，我抬头环视了一下四周，还好没有人注意到我，

我定了定神儿，把医学书籍都放回了原书架，从容的离开了书店

接下来是手术和化疗，我是在协和医院做的手术，这是我们单位的合同医院，我就选择了在协和医院手术，大夫对病人都十分和蔼，大夫说这个病的治愈率是很高的，在所有的癌病当中，乳腺癌的生存率是比较高的，有的人活到八、九十岁都是很常见的。当时我想得病已经是现实，就让我认真面对，战胜疾病，顽强的生存吧，很快我就被安排了手术。手术完了不久就上了化疗，治疗的全过程是非常痛苦的，尤其是在十年前，条件和现在比要差很多。当时协和医院的病人非常多，我化疗都是在门诊，化疗完了就回家休养，回到家以后就开始吐，为了让白血球能快点儿升上来，每天都要吃能升白血球的饮食，我选择了猪蹄炖黄豆，每天一个猪蹄两把黄豆，既经济又实惠。那时候，每天要把这些东西都吃进去，真不是一件容易的事，如果在平时，我最喜欢吃猪蹄了，但是在化疗之后，胃里翻江倒海，没吃东西还想吐呢，把一锅猪蹄加黄豆都吃进去，就只有靠战胜疾病的毅力了。主要是我们病人吃的猪蹄炖黄豆是不让放酱油、盐和一切调味料，吃这些东西的困难就可想而知了，再难吃还是要吃，为了下一次的化疗能够顺利进行，我拼了，实在是吃不下去时，我就多分几次吃，恶心，我就唱歌分散注意力，我不能让我吃进去的东西吐出来，我凭我的毅力，凭我战胜疾病的决心战胜了自我，顺利地完成了化疗。化疗是非常痛苦的，没有经历过的人是无法想象的，我感觉真是用语言都无法形容的，死也不过如此吧。

手术和化疗结束以后，按照大夫的医嘱我们凡是做了乳腺摘除手术的人都要开始对摘除一侧进行功能训练。最初的训练

是爬墙，就是把手术过的一侧手臂慢慢抬高，依托着墙，让手臂慢慢升高举过头顶。这是一个再简单不过的事了。可是当我刚能下床时，从平躺到站立都让我吃了一惊，手术一侧的胳膊像针扎一样疼痛。我站了一会儿，不行，赶快躺下，躺下慢慢就缓解了。这时我用好的一侧手臂摸一摸手术一侧的手臂，感觉手术一侧的手臂没什么知觉，这可能是手术切断了神经的缘故吧。看来康复训练要提上日程了，我躺在床上心里在想这手臂如何才能像以前一样，想干什么就干什么呢，只有一个字练，两个字锻炼，不久爬墙已经很熟练了。有一次，我们的病友在复查的时候碰到了一起，大家你一言我一语，忽然有个病友说，英姐你手术做的是哪一侧呀，我马上抬起了左手，高高举过头顶，然后又高高举起了右手，我说你猜一猜，病友看看左手，又看看右手说，真看不出来你恢复的真好。小小的表扬我的心里乐开了花，有志者事竟成，我一定还要继续努力。有这样一句话：“在战略上藐视敌人，在战术上重视敌人”，这话是毛主席说的。

2004 年我做的乳腺癌手术，2006 年我的小外孙就出生了。一方面我积极的配合治疗，按时吃药，按时复查，一方面我担起了看护小外孙的任务，刚刚生下来的小宝宝好可爱呀，越看越喜欢，有时候我忘了自己的病，忘了我还是在康复中的病人，我坚信我能战胜疾病，保持乐观的心态，陪伴小宝宝慢慢长大。在忙家务的同时，我又增加了新的锻炼项目，那就是游泳，游泳既能锻炼手臂，又能锻炼内脏和全身，是一项很好的有氧体育运动。这项运动对于我们来说是有一定困难的，我们失去了一侧的乳房，身体的重心有点儿偏离，这还不是主要的，最主要的是我们的缺陷很不愿意让别人看到，在换衣服的时候，在洗澡的时候都是问题，一般泳池的条件洗浴都不可能是单间的，有很多病友得病以后都不游泳了，改成其它的方式来锻炼。我克服了心理的障碍，坚持游泳锻炼身体，从刚开始只能游几十米到现在我一气儿就游它两千米，感觉身上越来越有劲了。游泳磨练了我的意志，增强了我的体质，不论做什么事情，贵在坚持，把身体锻炼好了和癌细胞做坚决的斗争，虽然我们得了病，我们也要和正常人一样生活得有质量。

人生有顺境也有逆境，人生有巅峰也有谷底，就让我把这次疾病当做是一次人生的逆境，一次人生的谷底。面对挫折如果只是抱怨，生气，害怕——不！绝不！一个人的幸福是从心态上把握的，一个人的目标是从梦想开始的，保持乐观的情绪，良好的心态，战胜疾病我已经走过了10年，我还要走20年，30年——快乐生活到永远！

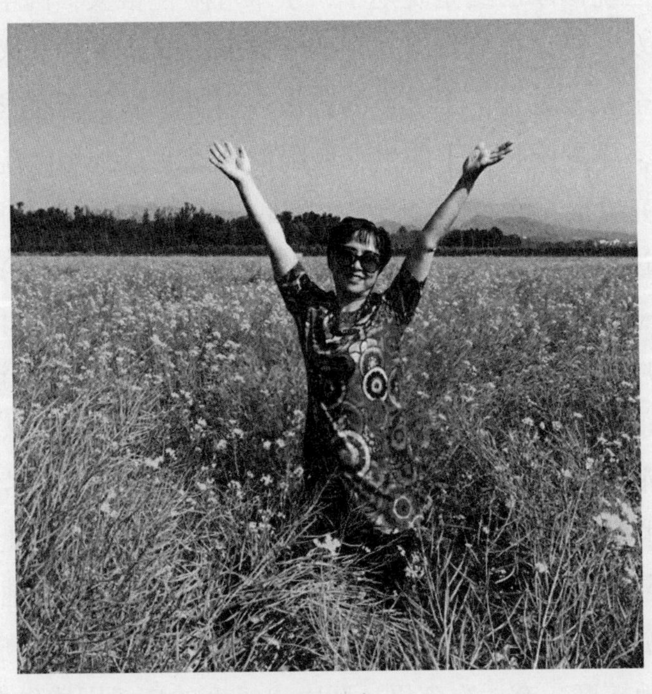

花丛中来

全家抗癌共献爱心

首都最具爱心家庭、夫妻先后患癌者

◎龙云飞

我原有一个幸福美好的家庭，我在三家店粮库面粉厂工作，妻子在门头沟饲料加工厂工作，闺女在首钢二耐工作，我和妻子虽然工资不高，但平平安安的渡过了53个春秋。1997年，正当我和妻子享受退休无忧无虑的幸福生活时，妻子患上了卵巢癌，医院诊断已经是晚期了，手术危险性很大，医生说即使手术成功，最多也只有3个月的生存期，这个突如其来的消息对我们全家来说是一个沉重的打击。当时我们苦苦哀求医生手术治疗，尽量延长妻子的生存期限。经过北京肿瘤医院的专家会诊研究决定，除了摘除子宫、卵巢，及大面积扩散的肿瘤外，还要经过6次化疗才能观察其结果。经过我们全家和医生的共同努力，妻子终于冲破了死亡的封锁线，奇迹般的度过了一年零两个月才去世。这段不平常的经历到现在依然记忆犹新。

妻子是个坚强的女性，当她知道自己的病情后，从没见她流过眼泪，六次化疗使妻子的满头黑发荡然无存，痛苦的折磨使妻子脸色苍白，身体十分虚弱。在住院期间，为了让妻子更好的恢复体质，我每天早上回家做一些可口的饭菜给她吃，妻子下不了床，我便打来热水为她擦洗全身，有时夜里她疼痛难忍，我便为她按摩。有一次夜里，我由于极度的疲乏困倦失去控制，一头撞在医院的床头柜上，妻子见了感动的热泪盈眶。在化疗后回家的日子里，我经常陪她出门遛弯儿，聊天，在家里她从不把自己当作病人，有活总抢着干，她体谅我关心我，因为她知道我也是病人。我患的是脑梗塞、血压高，双侧动脉硬化，为此，我们俩互相关心，互相鼓励绝不在精神上屈服于病患的折磨。我喜欢诗歌、作曲、唱歌、写作，有一次已经是深夜一点半了，我突然发现妻子给我端来一杯水，默默的守在我身旁。在妻子最后那段日子里，我和女儿、女婿，妹妹，以及妻子的家人轮流来探望、陪护她，妻子的坚强令我十分感动，她的病情都已经十分严重了，还要坚持自己上厕所。记得那天，我把她扶到厕所，当出来时已经不能走动了，我背着她刚走到离病房一半的地方，她身子便开始往后倾斜，我急忙停下来去扶她，但她已经失去控制重重的摔在地上，附近的病友看到此情，纷纷过来帮着把她抬到床上。后来，妻子的病情急剧恶化，杜冷丁、吗啡都难以抑制疼痛，当我去找大夫来抢救时，妻子已经停止了呼吸，我为妻子的坚强不屈留下了痛苦的眼泪。为了悼念妻子我在博客中写道;耳边闻五鼓，娇妻面如土，芳魂欲飘散，双眸泪难阻。雷公唤电母，天空面凄楚，哀乐伴哭声，惊天动地府.....

在妻子去世的那段日子里，我心情沉重整天默默不语，后来经过家里亲人的劝导，我参加了北京阳光艺术团，在这段时间里，我们带着自己的舞蹈、歌曲等节目奔赴天津、上海、牡丹江、黑河、四川、山西、广东等地演出，受到广大观众一致好评。2012年，正当我沉浸在快乐与兴奋中时，癌症这个讨厌的病魔，又一次光临了我们这个重新组合的家。我在一次感冒上医院照ct时，查出肺部有阴影，怀疑是恶性肿瘤，但不能确诊，后经多处检查，在肿瘤医院确诊是肺癌，于是我在 3 月 27 日在肿瘤医院做了右肺小叶摘除手术。手术的第二天，我身上插着六根管子便下床在楼道慢慢开始锻炼了，因为我知道只有同病魔顽强的抗争，才有生存的希望，家里的亲人为了减轻我的思想负担，从各方面关心我、爱护我。妻子 67 岁了在我手术时还要坐几十里的公共汽车到医院探望我，回到家里她总是想方设法做一些我爱吃的饭菜。闺女每星期都要带着孩子买很多营养品、水果等来看望我，天冷时，闺女怕我冷特意买了一身保暖内衣和给手脚加温的药让我御寒，有时她工作离不开不能陪我去看病，姑爷总是请假陪我去。孩子们为了让我高兴，经常带我到山里去烧烤，一到我过生日时，孩子们总是买一个大蛋糕，举着酒杯向我祝贺，有了亲人如此周到的关心，我过的非常开心。俗话说得了癌症别呆傻，积极面对想办法，只要顽强意志坚，千里扬鞭催战马。自从得了癌症，我的心情不但没有沉重，没有痛苦，反而比以前更开朗了。一次我从医院化疗刚回到家，就听说社区举办的合唱队活动了，当时我便登上汽车向活动地点走去，由于身体太虚弱，当我唱到一半时，只觉得天旋地转，瞬间便失去了知觉。后来在大家共同抢救下我才恢复了知觉，从这天开始我每天到小青山爬上 3 圈，然后跟着我的收音机开始唱歌，一直唱到 9 点多才开始回家。随着身体的不断恢复，我开始参加各种娱乐活动，听说总园 9 月份召开庆祝活动，我编了一首诗歌朗诵《用顽强的拼搏迎接美好的明天》，并选了一首红歌《沁园春·雪》准备登台表演，为了配合分园更好地开展活动，我编了三句半《全家庆新春》，歌曲《国庆》、《春姐姐》等节目，为了调整病友的心情，我编了一首歌曲《祝你生日快乐》每星期一到乐园教唱。在今年与三山里社区联欢会上我演奏了葫芦丝独奏《月光下的凤尾竹》和歌曲《沁园春．雪》，今年5月份，我在社区担任指挥参加了区举办的红五月歌咏比赛，并获得第六名。7月初在中国诗词名家研究会、中国诗词文化研究院举办的“诗词、格言、楹联”创作大赛活动中获金奖，并获“当代诗坛功勋人物”荣誉称号。在这些活动开展的同时，我的《中国传奇人物龙云飞》个人专辑和与张大千、徐悲鸿、齐白石、傅抱石、李可染、刘大伟、吴冠中等合著的《中国艺术百年》出版了，从表面上看我好像很累，但我觉得我的生活过得很充实很快乐。

如今我已经平安度过了一年零三个月，现在每天定时吃药，定期检查，从最近的检查结果来看，各项指标基本正常。通过我得病的体会，我觉得人要想不得病就要保持身体的生态平衡，决不能违背人体的自然发展规律。我们每个人身体的各个器官都分别承担着各自的工作内容，它们分工明确，而且它们的工作量都有一个极限程度，你如果超过了这个限度就会得病。比如人的胃最大容量是一斤，可你偏要吃一斤半的食物，这便有可能使胃撑破。人的胃肠通道发生堵塞，就会使其它器官工作紊乱，如果你不及时加以调整治疗，甚至再吃一些高热量，刺激性强的食品，就容易上火，大便秘结，如果大小便不能及时排出体外，这些废弃物就会在体内产生一定的毒素，随着毒素的不断增加，人的各个器官就容易得病。特别是上火很容易患感冒、发烧、发炎。当人体内的毒素发展到极限时，就可能使体内的细胞发生病变，导致癌细胞的产生并迅速扩散、蔓延，以至威胁生命达到难以控制的程度。我之所以致病就是因为忽略了某些环节。所以在我们与癌症拼搏抗争时，要保持身体的生态平衡，保持身体的经络畅通，各个器官工作正常，只有这样才能杜绝疾病发生，只有这样才能避免癌变，我要在今后的日子里，与大家共同与疾病抗争，让抗癌乐园的奇葩开遍祖国大地，开遍天涯海角。

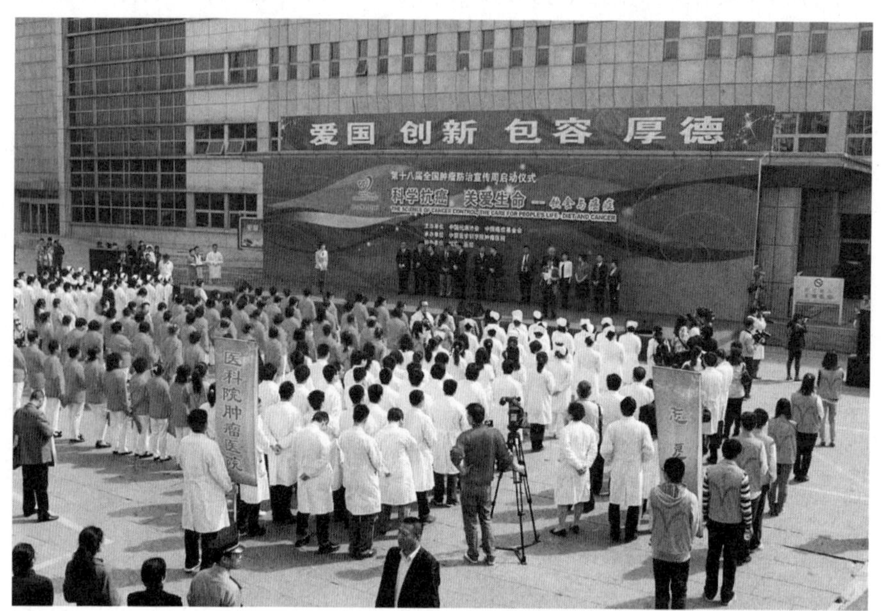

医患结合 力量强大

多发肿瘤还成为国务院特殊津贴专家

首都最杰出抗癌明星、癌龄33年患者马缘生

马缘生，女，1930年生人，中共党员，原中国农业科学院科技干部，研究员，1992年国家科技进步二等奖第一作者，1992年享受国务院特殊津贴，1994年评为农业部优秀妇女，1997年评为市科协学会先进工作者。

1966年罹患甲状腺瘤，甲状腺根除手术；1979年罹患乳腺导管瘤，右侧根除手术；1982年罹患直肠癌，直肠部分切除术；2004年切除多个宫颈小腺瘤。癌龄49年。

一、48年的抗癌经历

马缘生老师是中国农科院里众多德高望重的科学家中的一位，被尊称为“先生”。可她竟是位肿瘤多发患者，从30多岁到70多岁的人生最重要的38年间罹患4次不同种类肿瘤，经历多次手术、化疗，身心遭受的痛苦常人难以体会。但她说起这段生命的跌宕起伏却很平静，好像在说别人的经历。

1966年36岁的马缘生老师刚从陕西渭南四清归来，因体重下降不足百斤，心率过速，到医院查出患甲状腺瘤机能亢进，手术切除鸡蛋大的肿瘤两个，并切除了全部甲状腺。

1979年迎来了科学的春天，马先生和众多的科研工作者一样，怀揣报国激情，卯足劲，想把积攒的愿望、流逝的岁月，都集中起来用在科研上。可一天用显微镜观察染色体时，她忽

然发现胸前衬衣染上了酱油色，湿湿的，是乳头溢液。她心头怦然一动，她期望那什么也不是，只是一种猜疑而已。背负着淡淡的阴影，她参与到刚立项的诸多科研项目中，迎接实验材料播种、研究生入学等紧迫的工作，把自己的生命空间塞得满满的。但是医生的诊断书明确写着："乳腺导管瘤"，她无奈地接受了右乳全部切除手术。要知道，马缘生先生从年轻时就是个爱美的姑娘，喜欢穿漂亮衣裙，农科院的老人都知道马先生几十年钟爱连衣裙的癖好。这次手术切去的虽然只是身体的一部分恶变，却也切去了女性生命中的美丽。亲人与友人都把目光故意抹上一层轻松，但心中却移不走铅块似的沉重。马先生却没有多想，术后 3 个月就又投身到她所挂牵的科研工作中。

可是命运多舛，事隔 3 年（1982 年）马先生便血，开始以为是痔疮，医生用肠镜检查，就见小菜花似的"癌"已有核桃大了。她面对医生的宣判，难过地哭了，为什么厄运要一次次地扰乱她的生活和工作，她强烈感受到了无情的严峻和不公。冷静下来后，她明白只有两种可能供她挑选，其一，是在痛苦中等待裁决；其二，继续抗争，伸出手扼住命运的咽喉，再谱写一曲生命的交响乐。她选择了后者，配合医生做了直肠癌切除术，经历了难言的痛苦，在病床上已经开始修改研究生论文了，3 个月后，又精神抖擞地出现在科研第一线。

2004 年底，年逾 74 岁的老人，又因宫颈小腺瘤动了第四次手术。在癌症面前，马缘生先生有过无奈、流泪、叹息。但她更珍惜科学的春天为科研人员带来高层次研究的机遇，内心深处的紧迫感让她没有时间自怜自叹。每次手术，都使她对生命的感悟有更高的升华。有记者描述马先生："在眼睛里添些水晶，在骨骼里注些钙质，在血液中输入钢铁，完成生命变异，铸成一个新自己。”经历一次次生命蜕变的马缘生先生，现已85岁高龄，是中国农科院首屈一指的抗癌明星，还常穿着她钟爱的连衣裙。

二、杰出的科研成就

马缘生先生具有乐观豁达、热爱生活的态度和不惧困难、一心科研的“拼命三郎”的精神。单位领导的信任、同事们的帮助、家庭成员的理解，都是她抗争病痛，发奋工作的动力。1990年60岁以后，她作为科研一线的专家，仍继续工作到2000年。期间的研究成果“作物种质资源保存新技术”分获农业部科技进步二等奖（1991年）和国家科技进步二等奖（第一作者，1992）。参与的“青海国家复份库创建及30万份种质安全转移和保存中检测技术”获青海省科技进步三等奖、“基因库中多花菜豆种子繁殖更新方法”获内蒙古农业厅科技进步一等奖（1997年）；“五种作物基因库种子繁殖优化技术”获中国农业科学院科技进步二等奖（1999年）。1992年经国务院批准享受政府特殊津贴，1994被评为农业部优秀妇女；1997年被评为北京市科协学会先进工作者。

三、老党员的奉献精神

自1990年理论上退休之后，马缘生先生担任了离退休党员8支部的支部书记，一干就是19年。所在的党支部在研究工作和科技下乡方面发挥了党员先锋模范作用，先后3次被单位评为先进党支部，她本人也两次获得先进党务工作者称号，2000年她领导的党支部，被评为中国农科院“先进基层党组织”。有马先生这样的带头人，支部班子团结齐心，有凝聚力，离退休的老同志、老党员在她和支部委员们的影响下，自愿学习，自律性强，保证了组织生活的有序开展。

四、乐园的抗癌榜样

1998年农科院成立抗癌乐园（后改为康爱乐园），马缘生先生执笔起草了《中国农业科学院癌症患者情况报告》，其中有数据统计、原因分析和建议，引起院领导的重视。马先生积极参与乐园活动，乐于和癌症患者交友，用自己的经历鼓励癌友。在她的生命历程中，还经历了一次重大打击：已是著名专家和领导的丈夫，原本总是对儿女们说："你妈是重点保护对象"，但在1994年出国开会前夕丈夫却因心力衰竭先她而去，一句话也没留下。她坚强地承受着突来的不幸。在丈夫十周年祭奠之时，她写的一篇悼念文章题为："默对青山伴晚霞"，刊登于2005年北京晚报、6月22日人才周刊/动感人生版，以寄托哀思。

善待生命，笑对苦难，乐观豁达，战胜不幸，是她数十年抗癌生活的写照。马先生写下过这样一段话："癌症患者好比月亮，需要太阳的光辉。太阳指社会、单位和家庭，对患者给予不渝的爱与关怀，帮助解决各种困难与问题，务必使患者振奋精神，自强不息，重闪生命之光，这非常重要。"不仅是自勉，也是对癌友们的激励。

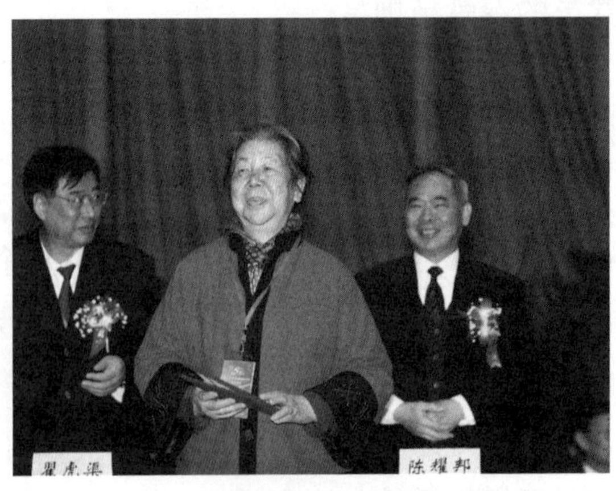

搏击命运 弥足珍贵

“生命绿洲”的义务咨询员

首都最具奉献志愿者、肺癌、卵巢癌18年患者

◎孟庆珍

18年前的4月体检中，被发现了肺癌。经过手术、化疗两个疗程后，发现对侧下叶肺出现了同样大小的圆形结节。多数专家认为是复发或转移，少数专家认为可能是不排除炎症或陈旧性结核。这突如其来的诊断，对我打击太大了。再手术、再化疗这条路不能再重复了，我的精神彻底崩溃了，真不想活下去了。在这走投无路的时候，来到了北京抗癌乐园，耳濡目染了许多抗癌明星的事例，无数个榜样给了我战胜疾病的信心和力量，在这个集体中，我看到了出路，从此走上了有中国特色的抗癌之路。在这崎岖的道路上，我享受了最佳的医疗和个性化的治疗，寻找了我患癌的个人因素，还有温馨的家庭保障，使我得到了康复，我是群体抗癌的受益者。

在这18年的抗癌经历中，是艰辛、曲折的，也是快乐的。1997年4月，肺癌手术和化疗后，对侧肺出现了同样大小圆形结节，经过免疫治疗、服用中药及抗癌健身法锻炼，10个月后对侧病灶消失了。1998年7月又发现右侧卵巢增大，经手术切除，病理诊断为浆液性乳头状腺癌，我又患上了第二种癌。这次患病，我的心平静多了。因为我有抗癌乐园这个集体，相信我会战胜它。18年来，我还是每半年复查一次。在1999年秋，

右肺上叶出现了小结节，未给定性，2012 年秋 CT 发现小结节增大，多数医生认为是复发，只有少数医生认为结节未见增大，至今我只有与小结节“和平共处”了。我除了患有“双癌”外，还有高血压、冠心病、高血脂症，2007 年又患上了糖尿病。我经常说我是一个“维持会长”，要将这些慢性病都维持在比较好的状态，也就要管理好我的健康。

我是北京抗癌乐园的园民，是郭林老师抗癌健身法的受益者。在这个集体里，我结识了许多新朋友，常在一起“话疗”，相互关心，互相鼓励，很快成了知心朋友。我除了在八一湖坚持锻炼外，利用自己所学的医学知识，成了“生命绿洲”的义务咨询员，曾坚持十年给病友讲医学知识课，宣传走“有中国特色的抗癌之路”。帮助病友排忧解难，科学抗癌，深得病友的好评，帮助别人，也快乐了自己。今后，我要继续当好我自己健康的“维持会长”，管理好自己的健康，活得长些，活得愉快些，更要多学些抗癌知识，宣传抗癌知识，科学抗癌，为抗癌事业贡献我的一切。

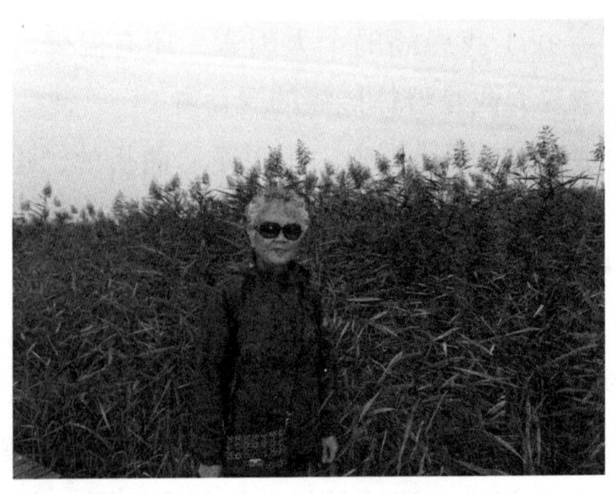

大自然是生命的怀抱

我的康复之路—找乐

首都最具奉献志愿者、子宫内膜癌 19 年患者

◎孙万芳

我是一位多种疾病患者，有高血压、高血脂、高血糖、冠心病、骨质性关节炎、白内障等病。

1996 年 1 月又被确诊为子宫内膜癌，当我知道后，如五雷轰顶，精神几乎崩溃了，心想：怎么倒霉的病都让我赶上了。经过及时作全切手术后，身体虚弱、气短、周身无力。

怎么办？是消极等待，还是与疾病抗争？我选择了后者。

1996 年 2 月 16 日我出院后，除坚持吃抗癌药、降压药，也吃了一些保健品。4 月 25 日开始到八一湖练郭林气功，5 月份开始爬香山，听健康知识讲座，参加抗癌乐园组织的春游、秋游、登山、长跑等各项有利康复的活动。我术后 19 年多了，复查各项指标正常，老病也比较稳定。现在见了我的人都说我不像病人，显得很健康、很精神。为什么？我有一个很深的体会：为了早日康复，就得找乐，当“乐天派”。

乐、乐、乐，知足常乐，助人为乐，永远快乐。

我有几乐：爬山乐，玩水乐，旅游乐，助人更乐。我觉得人在乐中无忧愁，笑对人生春常在，笑口常开祛病延年健康来。

爬山乐：尤其是爬香山更是其乐无穷，当你一走进香山公园心情就格外好，犹如进入“桃花源”，听到的歌声、笑声、谈

话声、鸟叫声汇成一片。看到的是满目葱绿，令人心旷神怡，使我尽情地享受大自然的快乐。渴了喝自带的水，饿了吃自带的干粮，累了就坐下来休息，觉得真是无比的逍遥自在，乐而忘返。听说香山每立方厘米空气中含负氧离子八千到一万多个，癌细胞是厌氧的，爬香山时，大口吸氧，呼二氧化碳，间接地消灭癌细胞。在下山的路上，自我感觉头脑清醒，耳聪目明，身轻如燕，走路轻松愉快。

玩水乐：应该说游泳乐，但当时我不会游泳，只能说玩水乐了。我和病友到海边去消夏，每天下午到海边淌水，我们几个病友手拉手，站在齐腰深的海水里，等翻滚的海浪冲过来时，我们一起往起跳，浮在浪尖上，与海浪搏斗，真是快乐极了。我和病友在海南岛温泉池里游荡，在南宫温泉水世界逍遥，心情更是无比舒畅，真是快乐极了。

旅游乐：春花秋月，抗癌乐园组织我们病友走出喧闹的城市，到北京周边郊区的田野大山上，听莺啼蝉鸣，赏花观月，就是春看山花，夏观圣景，秋赏秀色，冬看冰雪，让野外的新鲜空气洗涤我们城市人的尘埃。到祖国的名山大川，饱览祖国的大好河山，人与大自然接触，看绿色，听流泉，清风拂面，柳枝点点，任你歌唱，任你长啸，休问烦心事，深入野林中，心怡神爽。此乃旅游之乐也。我北到长白山“天池”；南到海南岛“天涯海角”；春城云南，山水甲天下的桂林，大连、青岛、烟台、避暑山庄承德、长寿乡巴马等也都走一遭。新马泰，俄罗斯，越南，马尔代夫也都留下了我的足迹。旅游真是其乐无穷。

助人乐：我自己康复了，把亲友送我的一些有利于癌症病人康复的补品送给更需要的重病友、新病友。如5克一盒的冬虫夏草送给肾癌患者，灵芝孢子粉送给了癌症有转移的患者，一箱总统牌蛋白粉送给癌症新病友，还有白胶鞋、健身球、南宫温泉水世界的全天可游泳泡温泉的票送给经常爱运动锻炼的病友。我认为，人与人之间要以诚相待，和睦相处，与人为善，助别人，乐自己，此乃助人为乐也。

我还曾组织病友去昌平香堂文化新村、清华大学、青龙湖、原始部落园等地参观游玩，使癌友们生活丰富多彩，增强抗癌信心，活的更潇洒。

总之，癌症病友们，想康复吗？找乐！想长寿吗？找乐！想活过百岁吗？找乐！生活像一面镜子，你笑，她也笑，所以我们要真正做到：时时、处处、事事找乐，天天、月月、年年快乐，永远快乐！这样癌魔就远离我们了，我们就会健康长寿，青春常在了！

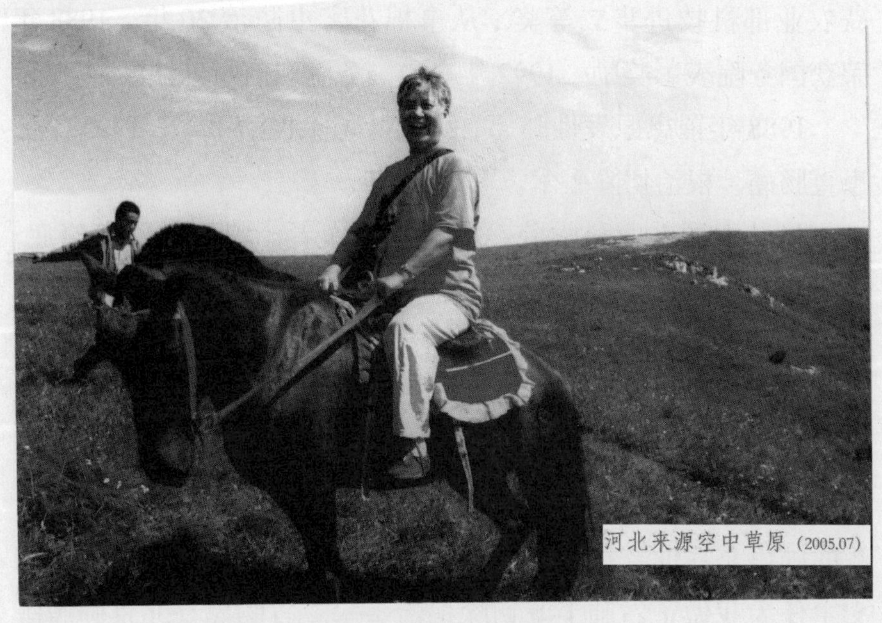
河北来源空中草原（2005.07）

横刀立马 威武之躯

患癌后得到国务院奖状和特殊津贴

首都最杰出抗癌明星、肺癌、直肠癌27年患者

◎田毓起

本人，女，1930年生人，中共党员，研究员，曾任中国农科院生物防治所所长兼北京昆虫学会常务理事，参与创建生物防治研究所，推动我国生防事业开展，1978年荣获全国科学大会集体奖；引进杀虫生物，取得防治蔬菜害虫成效，1982年荣获农业部科技进步二等奖；从事棉花害虫防治20年，1988年荣获国务院表彰奖励；1992年享受国务院政府特殊津贴

1988年罹患原发性肺癌右肺上叶切除根治手术，1995年罹患直肠癌，根治切除手术。癌龄27年。

我是中国农业科学院一名科技工作者，曾两次罹患癌症，今年85岁了，仍然是活跃的“80”后。

一、坚持中西医结合有效治疗癌症

肿瘤的治疗极其复杂，需要有特定的技术和设备，专业的肿瘤专家和医护人员，特定的药物和理疗条件等。医院要有良好的国际合作优势，手术能采取因病情差异而定的多种方案。我的肺癌是在北京市结核病肺部肿瘤研究所医院治疗的，赵志文主任为我做了右肺上叶切除根治手术。直肠癌是北京肿瘤医院林本耀主任做的根治切除手术。我有今天首先要感谢他们。

患肺癌后，我服用广安门中医院余桂清主任的中药7年之

久，若没有坚强的毅力和决心很难坚持。我老伴陪我看病、为我煎药，保证了我能持之以恒，我也要感谢他啊。服中药后，我很少感冒，体质好就有精神，几个月后，我就能独自去公园练功，还可以做些家务了。中医的扶正既消减了西药的副作用，又补充了西医治疗的不足。相互之间取长补短，对提高免疫力有良好的作用，显示出中西医结合的综合效果，我受益匪浅。

二、坚持习练郭林气功保持乐观心态

人非草木谁能无情？当我被确诊为癌症时受到很大打击，也曾以泪洗面，悲观失望。但经过思想斗争，反复思考，我明白唯有正确面对才有出路。因此，在两次癌症的反复治疗和康复过程中，我都能在逆境中保持良好的心态，战胜自我。

我在第一次手术的两个月后，就到紫竹院向刘桂兰老师学习郭林气功疗法。从80年代开始一直坚持到现在风雨无阻。记得当年术后的我体质虚弱，吃不下饭，全身无力，就连每日去医务室打针的200米路程,都需要家人推车接送。经过学练气功，我的胃口开了，睡眠好了，体能有很大的改善，渐渐地我参加了群体抗癌的活动，体质更明显地强壮起来，癌友们都说我像变了个人。我能够坚持数十年如一日的锻炼，足以证明郭林新气功疗法的无穷力量。

三、坚持群体抗癌挑战每一天

1998年，我和另两位身患癌症的同志一起筹建了中国农科院抗癌乐园，我的手机和家里电话是和癌友们联络的热线，我宣传群体抗癌的新理念、新知识,介绍自救互助的癌友们的事迹，认真负责地和病友们交流，从不烦躁。只要病友们好起来就是我最大的快乐。2013年10月,我参加了中央电视台财经频道“爱在重阳”群体抗癌专题节目的录制，宣传我们与癌症抗争的事迹。我的定位是：乐观情绪、乐观心态、战胜癌症的乐观老人。节目播出后获得好评。

我曾任中国农科院生物防治所的副所长，几十年从事棉花虫害防治研究。有机杀虫剂和生物灭虫、生物人工繁殖等前沿技术的成功，党和人民给予了肯定，使我获得从农科院到农业部，以及省级的各种奖励，1988 年获得国务院奖状和奖金，1992 年经国务院批准享受政府特殊津贴。在荣誉的背后，是我和同事们艰苦卓绝的奋斗历程。我的科研小组先后有三位同志因肝癌、胃癌相继去世，我也在 1988 年和 1995 年分别患上肺癌和直肠癌。我的体会是：以良好的心态面对逆境，可以增加抗打击的勇气，如果不能克服心理障碍，免疫功能会下降，对健康不利。我能够保持乐观的心态，是我成功战胜癌症疾患的重要因素。

康复初期我坚持编写完农民大学《生物防治教材》上下册 30 余万字；2000 年完成《蔬菜害虫的生物防治》科普专著 20 余万字，发行量达数万册。这几年我认真学习了电脑知识，经常与国内外朋友在网上书信、图像和通话交流。还利用电脑为我老伴的著作服务，成为他工作不可缺少的“秘书”。

平日里，我喜好书法，作品曾参加海淀区举办的书法展，多次赠送亲朋好友。我还喜爱做饭，按照老年人的特点，搭配一日三餐，注重将健康知识理念付诸实践。在料理家务中，从不劳累自己，保证充足睡眠，再加上适量运动，让生活有规律。改善生活素质，提高免疫功能，对预防肿瘤复发转移起到重要的作用。忙碌而丰富的生活，焕发了我第二次生命的光彩！

他们救了我

首都最杰出抗癌明星、胃癌27年患者

◎王太京

我的身体渐渐地瘦了下去，经过两个医院确诊是胃癌。

在我的病历上写有“CANCER”的字样。这个单词是天文学蟹形星座的标志，也是国际癌症诊断的写法，当我住进解放军总医院时，癌症的手术专家蒋彦永博士给我做了认真的检查。

我问蒋大夫：“我是晚期癌症吗？”他给我讲：胃是腹腔里的一个脏器，同外界隔着一层肚皮，现在还不能确诊病灶是在黏膜层或黏膜下层，还是肌层和浆膜层呢？所以区别胃癌为早期或晚期的办法只有经过开刀，把癌组织取出来。临床上一般以肿块的大小，以及肿块对局部和全身的影响来分癌症的早晚。但对胃癌的早期和晚期，是以癌肿浸润胃壁的深度来决定的。

后来顾万清医生、李晓立医生又给我做了X线双重对比，B超和内窥镜检查，当顾万清医生给我插胃镜时，由于心里害怕，配合的不好，两次插入都没成功。顾万清大夫对我讲不要紧张，要放松，现在使用的胃镜是利用光导纤维制成的，这种纤维胃镜比较细巧而精密，其尖端部非常灵活，把它吞下去，医生可以看到胃的各个部位，这比早年那种“吞宝剑”式直竿胃镜检查，不知优越了多少倍。医生可以通过纤维胃镜观察、摄像，还可以钳取病理组织，或刮刷细胞涂片，作进一步的病理学检查对

早期发现、诊断都非常重要。不要紧张，配合医生检查，对治疗会有很大帮助的。我听了顾万清大夫的话，按照要领去作，胃镜就顺利地插到胃里，并做了“活检”照了片子。当我痊愈要出院时，我得知蒋彦永大夫也患有严重的胃病，胃也切除五分之四，体质很弱，身体很瘦，他为了不使更多的胃病患者不受痛苦，常常做手术达 6 个小时以上。这些医生用全部精力为病人的康复辛勤地工作着。我还听说，我住院时，胆囊息肉、结石，胃肿瘤喷血，潜血、强阳性，血色素只有 5.3 克，血库血型缺血，很多党员、解放军战士积极献血，单位领导带领职工也来献血，我感动得热泪盈眶。住院期间，领导到医院来看望。支部书记说：老王，住院期间你拍卖了大量作品，没向组织伸手，被评为先进党员。我说:生病期间，医生、护士、党员、战士为我付出了那么多，是党给了我第二次生命。支部书记说：一项由党委倡导的“党员生日”庆祝活动，正式启动。你有幸成为第一个过生日的党员。

党支部书记首先授予的“党员生日卡”，生日卡封皮上印着斧头镰刀图案，生日卡内左侧印有“王太京同志，今天是你入党 26 年纪念日，在此，我代表党委向您表示祝贺。希望珍惜您的政治生命，注意发挥党员先锋模范作用，在两个文明建设中不断取得新的进步。”是党关心我、培养我、教育我，我只有以全身心的热情回报党，是党员对国家、对人民、对党的唯一使命，就是无私的奉献。

15 年来，在抗癌乐园石景山分园姚桂芳园长的帮助下，一边加强锻炼，一边为中、小学教美术课，在全国特长生大赛中，我的学生有 45 名获奖，二名考上艺术院校。我在工作中取得了一点点成绩，成绩归功党的教导，我生病给大家带来那么多麻烦，还有许多不知名的人为我献血，从书记到普通党员，职工、战士、家属都来关心我，是他们给了我第二次生命。抗癌乐园石景山分园姚桂芳园长每逢来了新病友，总是耐心教郭林气功，她的一举一动都渗透着这位园长的心血，真是有求必应，姚园长为了给大家创造一个干净、舒适的锻炼环境，从家里带来扫帚把场地打扫得干干净净。我得知园长自从教大家气功，自己的身体也逐渐好转，使我深深地敬佩她。

路漫漫之其修远兮，吾将上下而求索。经过退休多年的努力，终于用心血铺开了一条走向艺术殿堂的辉煌道路。然而并不满足于已有的成就，我继续奋笔挥毫、向抗癌乐园石景山分园的贾景山老师学习快板表演艺术。他组织了快板队，每逢“五整生日”，他都要给大家说几段雅俗共赏的快板，乐的大家捧腹大笑，缓和气氛，大家还积极写快板段子，向我们的杂志投稿。我向贾景山老师学习快板表演艺术，孜孜求索艺术的真谛，把描绘祖国的锦绣山河，人民的美好生活，作为自己的艺术使命。近年来，随着我国国际地位的进一步提高和开放政策的实施，想探索我们这个东方文明古国奥秘的西方人与日俱增，他们渴望了解中国的文化艺术及其渊源，所以我们这一代人就应该把我国的文化艺术继承和发扬。我觉得:我国古老的快板艺术，在海内外有巨大的凝聚力，我们炎黄子孙，应为促进中外文化交流做出贡献。

我为癌友献爱心

首都最具奉献志愿者、肾癌21年患者、郭林自然医学高级教师

◎王英梅

我是肾癌康复21年的患者，自己康复了，也尽心尽力的帮助同病相怜的病友康复，为他（她）们献爱心，我已教郭林抗癌健身法14年，由于我的认真、诚恳、热心的为癌友服务，因此赢得一些癌友们的喜爱与欢迎。

（一）为病人减压

人一旦患上癌症便失去了正常健康人的身份，成了病人，身心被痛苦所折磨，精神被凄苦哀痛笼罩，如果长期不能从痛苦的深渊中解脱，便会导致抑郁或被打倒。所以调整病人的心态，减轻压力是非常必要的。

每当接触新癌友时，我就想，我的昨天就是新病友的今天，他（她）们的痛就是我的痛。我非常理解、同情新癌友的心情。我常以自己的亲身经历现身说法，又常把闯过5年关的病友的事迹告诉他（她）们。

如：本人也经历过两次大手术，切掉一个肾，腹部又开过一刀，去掉3.5公分的瘤子（良性），几次肺炎住院，腰椎骨折过，静卧3个多月，真是跌宕起伏一路走到今天。我还把身边活生生的事例告诉他们。如肺癌患者江丽珠，曾经转过脑，在

北京天坛医院作过咖马刀，还侍候老伴四、五年，后来把老伴伺候走了。自己还很健康，她现在已是80岁的老人，癌龄16年，精神状态特别好，不像是80岁的人，外表看像60多岁，还经常参加我们分园的群体抗癌活动，有时爬山也非常有劲、轻盈，一点不像80岁的人，心态非常好。典型的力量是强大的，对新得病的人鼓励很大，增加了信心。

凡是新来的病友均赠送一本《癌症患者康复实录》，那里边都是可以使他们相信的活人真事，有几十上百个活多年癌症患者的实情。

要想取得成功，就要有坚定的信心，持之以恒的决心，坚韧不拔的毅力，顽强拼博的精神，打持久战；相信郭林气功能治癌，相信群体抗癌的三自精神能使癌症≠死亡，相信自己定能战胜癌症。

诚恳的语言是开启紧缩眉头的钥匙，亲切、热情是打开心灵的窗户，是减轻病人压力的助推器。

（二）传承郭林新气功疗法

（1）教功：教功助友14年，认真备课，每次都是边讲，边操练，功理功法的作用、要点，注意事项等，传授给新病友。

（2）开练功方案：每次办班结束时，给病人开练功方案，因人体质强弱、病情辩证施治开出方案。

（3）到各公园查功：望京公园地区大、公园多，学完功就近练功，所以望京八大公园均有练功的病友，在力所能及的情况下我还经常到各公园走走、看看，有时开玩笑说："检查您们来了，看谁偷懒，练功走的正确否，有问题就纠正"。聊聊天，答疑解惑，增进病友的感情。

（4）调整功法：有的病人在一定时期病情较稳定要调整功。

初期病人与稳定期病人练功是不一样的。跟踪追病情，随时掌握病人的身体变化情况，尽我所能做到，该调整的调整，目的为了治好病，巩固疗效。

（三）关心病友

外地病友来学功回到本地，跟踪追询，常打电话或发短信问候，每逢年节送上祝福。对北京的重病患者常打电话，有时家访或去医院看望。平日多日不见的病友也要打个电话问问情况。

（四）注重宣传抗癌理念

1. 我们去过望京医院送过抗癌的书，借会议室开过会，同病友们交流，听大夫的讲座等。

2. 望京四得公园是我们传授郭林气功的辅导站。

首先在辅导站挂旗帜，挂许多康复者病例，我们还购买一些凳子，形成一个活动场地的气氛，形成规律，其他一些体能锻炼的人群也同情我们弱示群体，就不在此地打扰我们了。保住我们的教功阵地。

3. 在其它公园挂旗，挂病例。如在南湖公园、北小河公园、朝来森林公园挂病例挂旗，但坚持的不好，冬天冷人也少，冻手不挂了。

4. 做宣传厨窗。2013 年 4 月抗癌宣传周期间，我们在几个公园做 8 块展版，包括部分社区，今年 2014 年 4 月抗癌宣传周期间又一一换展板。

我们与各公园联系的方式，拿着总园的法人注册登记证书，获十大品牌之一，政府购买服务项目，全国政协主席贾庆林在八一湖生命绿洲揭碑仪式的宣传册子，还拿几本抗癌乐园杂志，证明我们是政府支持的，名正言顺的抗癌群体，所以我们每到一个公园，基本开绿灯。望京地区有八大公园，七个公园表示积极支持，我们先后在望湖公园出了三块展板，北小河一块、望京四得公园三块，社区二块，共展出 8 块。

宣传栏，宣传抗癌理念，抗癌知识，健康人、亚健康人如何认识癌症，预防癌症，患上癌症的病人要首选西医，结合中医，习练郭林气功，是我国当前治疗癌症的三把利剑，宣传厨窗具有广泛性、渗透性、口碑性、长远性，让全社会的人们科学防癌、治癌。

5. 在 QQ 群、微信聊天。我们的望京站办得很好，群主武建强下了许多功夫。两年来点击率 1 万多，在 QQ 群与外界聊天抗癌。我认为使用 QQ 好比是大千世界，有新老病友交流。素不相识的病友交流可增长知识，也可助人为乐，为新病友指出一条康复路。

我已是 77 岁的老癌了，21 年癌龄，教功助友 14 年，随着年龄的增长，真是年高体弱，青丝双染，步覆维艰，伴有哮喘，但只要身体能行，我仍要尽我所能，为癌友献爱心。

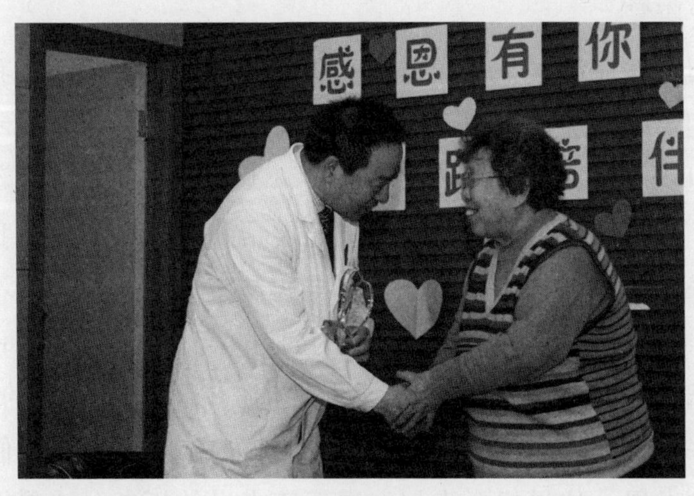

医生患者共勉

有阳光的心态才能战胜病魔

首都最杰出抗癌明星、乳腺癌8年患者

◎王玉观

我叫王玉观，1952年12月生，在2007年的夏天，在一次体检过程中偶然发现乳腺上有一肿物，后经301医院钼靶检查确认是乳腺癌。这如同身临世界末日般，充满了无助与恐惧。后在家人和亲朋好友的帮助下，我很快走出阴影，积极的配合医生治疗。2007年8月10日我住进了协和医院，做了右乳腺癌改良根治术，进行了4次化疗。正当我刚第四次化疗后的两个月，我爱人突发脑溢血。这给我带来了灾难性的打击，那个时候我手术完后胳膊也需要康复，我爱人脑溢血后半身不遂了也需要康复。

回顾这充满艰辛与痛苦的经历和爱人的重大疾病，我不放弃一切治疗机会。我想无法阻止生命中注定的苦难和不幸的到来，但我可以调整自己的人生轨迹，不论怎样的艰难都不轻言放弃。我自己一边做康复，一边还要帮我爱人做康复，我们一路走来已经有8个年头了。平时与病友交流中也学到了不少的东西，懂得乐观积极并满怀希望的面对生活，开开心心每一天，树立阳光的心态。一份好心情是人生唯一不能被剥夺的财富，心态好，心情才会好，心态是心灵的窗口。心态决定我们看到怎样的世界，如果想要幸福，请远离尘世的烦杂，让我们的心

变得简单。再有理顺思想坚定信心。人的思想情绪，对于治疗疾病至关重要，作为我们癌症病人，更需要多一个坚强的精神支柱。精神支柱在长期的治疗和日常生活中,起着决定性的作用。理顺思想情绪，增强抗癌的意识，也是和癌作斗争的一个重要方面，我在日常生活中，若遇到烦心事，就自我疏导，理顺情绪，解开疙瘩，从而确立了与癌症作斗争的信心。有了这样一个精神支柱，心情反倒平静坦然了，我照样地吃喝，照样在外结交朋友和亲朋好友谈天说地，这大概是我意外地健康的生活下来的一个重要因素吧！去年我还推着轮椅带着我爱人去美国度假两月。我现在基本忘记了我的年龄，忘记了我的病，开开心心的过着每一天。

总之，我认为与癌症斗争，绝不能仅仅依靠药物治疗，手术治疗，物理治疗。气功治疗是一个重要的手段，同时也不可忽视精神治疗和饮食治疗等诸多方面的治疗。我们要走出家门，到公园去，到朋友中去，与时间赛跑！为生命护航！

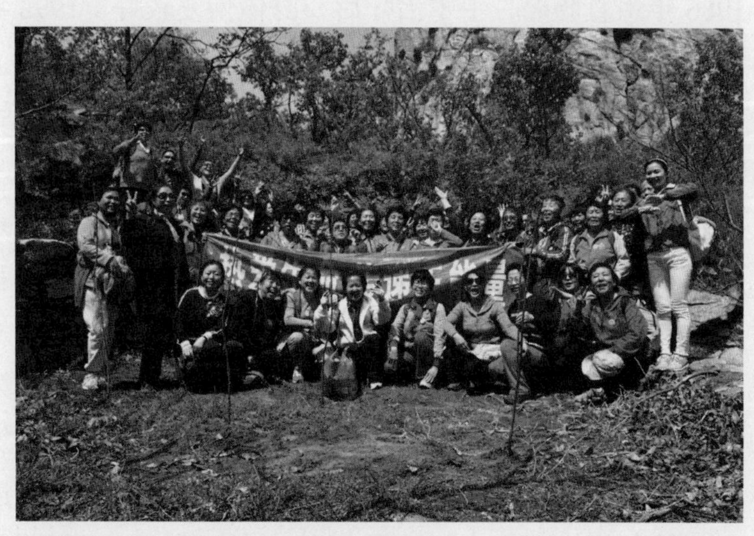

爱生命 爱自然

医患关系和谐成了朋友

首都最具奉献志愿者、直肠癌 29 年患者

◎叶筠楣

新中国的诞生，为我们开创了新的生活。在旧社会，我家比较贫寒，父亲的收入仅够全家 5 口人半月的生计，经常要靠亲友的接济。解放后，父亲有了稳定的工作和收入，全家生活得到改善。所以每当祖国建设取得重大成就和飞跃发展时，我就非常高兴和发自内心的喜悦。在学校学习和院校工作的几十年里，我都努力学习和工作，积极参加各项社会活动，自觉遵守法律制度。

1986 年患直肠癌，手术治疗后，身体恢复较好。1992 年退休后，积极参加社区（复兴路 24 号大院）的便民义务活动。至今身体基本健康，没有老年慢性病，经常参加多项群众活动，心情舒畅，生活快乐。

1992 年春，大院组织学习雷锋义务理发活动。有一位理发同志技术不太熟练，我在旁边指点了一下，他要我帮忙，我理了后，效果比较好。他们就要我参加，从此我成为义务理发队的成员之一。20 多年来，我们逢年过节在居委会领导下为院内的群众免费理发。我认为理发一次不容易，对每个人理发时操作认真、细心，得到大家认可，有人还等着让我理。我还为行动不便的邻居上门服务。有位退休老师患风湿症下不了楼，

二十多年来我一直定期去她家理发。平时如有人找我理发，我都会积极前去。有时邻居遇到生活难事，我也会热情相助。我们的理发队一直坚持至今，曾被评为海淀区先进集体。万寿路街道举办宣传活动，多次要我们在永定路口南路边，为过往群众免费理发，有时要理的人多，还排队等候。

因为我是退休教师，参加义务理发队后，又被社区居委会吸收参加寒暑假校外学生教育办公室工作（简称“校外办”）。在大院里这项活动已连续举办三十多年，在海淀区乃至全市全国也是为数不多的。上世纪九十年代多次被评为海淀区先进集体，2002年被评为北京市的先进集体。校外办开设多种学习科目和兴趣小组，目前有书法、绘画、篆刻、棋类、文体，还举办运动会、组织参观游览、八一节慰问解放军等。我分工文体类，教唱革命歌曲，组织排演小节目，协助组织运动会，外出活动带队等。每年寒暑假校外办的运动会有许多学生参加比赛，还有不少家长和居民参观助兴，大家兴高采烈，热闹非凡。学生们大显身手，可以投篮、投掷沙包、跳绳、踢毽等，尤其集体项目“迎面接力”最有吸引力。我把参加运动会的全体学生按男女生分成若干个组，男女生各一个组编为一个队，各组体力相当、人数相等，一个队的男女生两组相对相隔50米，互相来回奔泡传递接力棒。先由男生组第一人起跑，右手持棒，交到对面女生组第一人，女生也右手持棒跑至对面男生组第二人交棒。依此传递，各队跑到最后一人为止，评出优胜名次。在传递接力过程中，周边的同学和家长奋力呼喊“加油、加油”，我也连跑带喊，大家欢声笑语，其乐融融。

1986年8月12日，经医院确诊，我患直肠癌。当时我对癌症了解很少，人们对癌症很恐惧。但我想，只要到医院接受治疗，医生一定会尽最大努力想方设法治好它，即使医疗技术达不到，那只有随它去，害怕也没用。8日30日，解放军301医院为我做了首例科研手术（直肠中段扶底术），不做腹部假肚，手术从上午8点到下午7点才完成。当时切除肿瘤直肠段后，为了直肠与肛门连接，截掉了两节尾椎骨，腹部刀口缝了30针。手术后，平躺床上臀部垫一个胶皮气带，刀口疼痛时，我就双手抓住床帮，闭眼不出声。我想，呻吟并不能止痛，反而影响同屋病友休息，值班医生说："13床真能忍，她竟然一声不哼！"

为了保障治疗效果，尽快恢复健康，遵照医嘱连续做了5个疗程的化疗，历时两年半。当时反应大，总是呕吐，但强忍难受，坚持下来，顺利过关。医生常把我作为效果好的患者告知别的病友。我们医患关系和谐，成了朋友。我29年的抗癌感受是：癌症并不可怕，只要下决心，面对病痛，放宽心态，就能战胜它！

除了认真治疗外，我保持轻松开朗的心态，经常参加力所能及的文体活动，增进身体健康。退休后，我每天在大院操场晨练，和大家一起打太极拳、剑；晚饭后，有时快步走，有时跳交谊舞、广场舞；还参加秧歌队，演节目。遇到病友时，交流治癌抗癌的经验体会：要减轻精神负担，树立必胜信心，快快乐乐过好每一天！

自从我成为群体抗癌志愿团的志愿者后，更加明确了自己的目标和责任，努力完成分配给我的任务，为大家服务好，与广大癌友一起快乐地活着！

没有郭林气功和抗癌乐园我就活不到今天

首都最杰出抗癌明星、十二指肠低分化腺癌 35 年患者

◎张玲钦

1980 年，是我最不愿回顾的梦魔！早就有十二指肠溃疡的我，到 1980 年疼痛加剧，不分昼夜都仿佛体内如五脏六腑互相碰撞，我经常蜷缩着抱成一团满床打滚，滚到地上也不知觉。直到 80 年底，上腹有梗阻现象，爱人是医生，检查我腹部有振水声，在我爱人的要求下，医院给我做了剖腹探查。术中，医生从十二指肠球后摸出一个 4×6 大小的肿物，当即冰冻切片做病理，报告为十二指肠降部低分化腺癌（侵润型）侵透肌层达浆膜外，淋巴管内有瘤栓。接到报告，医生马上行广泛切除——胃大部分，全部十二指肠、胆管、胰脏的胰头胰体及周围有瘤栓的 12 个淋巴结。医生向我爱人交待，病人已是晚期，活的可能性很小，也就两三个月时间。

术后我醒来见到病床周围来看我的同事们，每天都有川流不息般的熟悉的不熟悉的人来看我。白天同事轮流陪床，她们怕我得褥疮，给我按摩后背，帮我换软垫。因为我口鼻都插着管子，腹部也插了 4 根引流管，左右都不能翻动。

那个年代水果、蔬菜稀缺，同事们就去首长供应处给我买来西瓜、西红柿、豆芽菜等等。

这是怎么了？我心中疑惑。晚上我爱人陪床，我问他我到底得的是什么病？我爱人止不住眼圈一红，说就是溃疡病，切除病灶就好了，你就好好休息吧，不要想别的了。

是呀，看看我这样子，瘦的皮包骨头，两条腿像两根立不起来的棍，小腿肚的皮松软的耷拉着，不休息还能怎么样？在我住的协和医院，爱人搀扶着我，我躬着腰，勉强挪动快支撑不住身体的“两根棍”，到大玻璃前看着王府井街上熙熙攘攘的人群，想要成为他们的一员，对我几乎是一种奢望，那一幕永远铭刻在脑海中。

出院后，一天爱人给远在美国的叔叔写信，想帮我要台电视机解闷，他出门寄信后，我拿着剩下的那沓信纸，对着太阳光看，从笔落下的印迹中，知道了我得的是癌，而且只能活两三个月。就像一个晴天霹雳，我惊呆了，这突如其来的信息，如同一座冰山，把我推向万丈深渊，顿时一切都静止了。“癌”这可怕的字眼，在八十年代无疑能充分印证“死亡”的宣判是精准无误的。

我才 38 岁，距离自然死亡不是应该还远着呢吗？看着我消耗殆尽的机体，无神的大眼，脸面青如鬼的我，明明没有人样了。可是我还有思维，我还有一双活泼可爱年幼的儿女，还有体贴入微的丈夫，我死了这些都没有了，而我的孩子将有后妈，后妈在我心中是负面的。不行，不行，不行，我一定不能死，挣扎着也要活着，哪怕只是瘫在床上，孩子们也有亲妈看着。

经过一整夜无眠的翻来覆去，我决定要奋起拼搏，不能坐以待毙。眼泪、恐惧、悲伤、畏缩都无济于事，不能听凭命运的摆布。生命在于选择，要做自己命运的主人。

走出去寻找能活命的稻草，大冬天早上4点多钟，我给家人留了字条，走出大门第一步，胡同里没有灯光，天黑的伸手不见五指，不怕！我自己看上去已经像鬼一样，我怕什么呢？扶着墙，蹒跚着几步一歇地挪到车站，平时十分钟的路，我却走了一个小时，但也是最珍贵的一个小时，因为它是走向活着的一个小时。

到了地坛公园，竟幸运的发现了专门针对癌症的气功学习班，也竟然是郭林老师亲自教授，于是无论刮风下雨，酷暑严寒，我每天都坚持5–6个小时的练功。

就这样渐渐地能吃饭了，走路有劲了，不知不觉活过了医生判定的3个月死期，原来医生的话并不像法官的判决那么有效。

不过当时真没有人能相信一个晚期癌症病人能闯过3个月，我们单位从未跟我要过假条，医院也未开过假条。我爱人还曾许诺，如果我活过3个月，他一定请客庆祝，他食言了，因为要请的人太多，百十号人在当时的经济条件下是请不起的了。

我的强健的思维挽救了我，中国特有的抗癌之路挽救了我，化疗、中药、气功，身体由恶液质状态开始变得有肉了，力气也增加了，这不啻给了我巨大的信心和力量，看来活下去是有希望了。当然殊死的战斗还刚刚开始，回忆过去化疗反映大，血象上不去，呕吐掉头发，掉牙齿。不停反复的抽筋，虚弱的身体在床上没地儿放。无所事事的烦恼……我本是闲不住的人，回去上班不行，我正在化疗，单位也不会让我去上班，因为只会给别人添乱。这时看到报上登了大生缝纫学校招生，我心动了，不顾爱人的阻拦，街坊邻居的好心劝说，每周日女儿带着我吃的药，陪我去学习，听课时常常一身冷汗，腹部阵阵疼痛，发烧恶心等化疗的反映，虚弱的体质，这些都没有压垮我，硬是在炎热的夏天，没有空调的窄小的学习条件下，5个月的星期天，亲手做了6套高档服装，并以优异成绩领到了毕业证书，这不但是物质上的收获，也是精神上最大的收获，后来我又自学了日本原型裁剪。一件件新颖的时装，便从我手中产生，并曾获得新新杯时装大赛优秀奖，期间我还参加了文革后北京第一批时装模特培训班，学成后留院演出并当老师。

机会是留给有准备的人。1992年，北京抗癌乐园的一次春节联谊会上（这是第一次抗癌乐园向我招手），在乐园领导孙云彩秘书长的支持下，我组建了抗癌乐园时装表演队。1993年带领表演队奔赴大连召开的全国抗癌明星大会，后又参加京津沪抗癌明星的电视演出，八一电影制片厂拍的纪录片等等，均受到热烈欢迎和好评。

1998年伊波老师让我组建舞蹈队，于是24人的大型环保主题的舞蹈“绿色北京”出笼，广受好评。直到2000年发展为“北京抗癌乐园生命绿洲艺术团”，这健康团结快乐的群体起着鼓舞所有癌患朋友重新站起来的巨大作用。

回忆我的经历，我深深的感谢社会。如果没有郭林气功，如果没有抗癌乐园，如果没有社会的支持和关怀，我一个晚期癌症患者，就不能活到今天。为了报答社会，尽管我已72岁，还有多种慢性病缠身，我仍十几年如一日的坚持排练演出，接受采访。

我爱人由於担心我的身体，原来一直不理解，不支持。2013年冬，他和我一同参加了团里去巴马的一次演出，目睹了艺术团一路上洋溢的活力，不辞辛苦的排练演出，老区老乡们的热烈欢迎，感叹的说：“你们是社会的正能量，让我这样一个八十岁的人都受到鼓舞”。

我很幸福，也许是大难不死必有后福吧。虽然年龄老了，但心理年轻，生命却活得更加辉煌。

生命不息抗病不止

最杰出抗癌明星、腹膜脂肪肉瘤28年患者、航天部35所高级工程师

◎张幼琴

得过重病曾与健康失之交臂的人，更能深刻地体会到健康的宝贵，也更强烈地追求健康。

绝处逢生

1986年12月6日，对我来说是一个"黑色的星期六"，这一天，我突然失去健康，命运将我推向死亡……

清晨，我出差去长沙，由于单位派车误点，我在寒风中等候一个多小时。到火车站行李来不及托运，身背"仪器"跑步赶车。——列车离京不久，开始感到腹部难忍，脸色蜡黄，豆大的汗珠往下掉。列车长立即通过广播找来了好几位医生，一致的诊断是"急腹症，就近下车"。到邯郸下车后，我就休克了，救护车把我送进了邯郸铁路医院。

经会诊，诊断为"急性出血性坏死性胰腺炎，出血性感染休克、弥漫性腹膜炎"，连夜施以"剖腹探查术"。术中，清除凝血物2500ml，由于血压急速下降，心跳异常，虽然发现了后腹有一个15×12×7cm的大包块，未及处理，急性缝合，并且发出"病危通知"。

次日，我从昏迷中醒来，家人和单位领导、同事已连夜从

北京赶来。众多医生、护士守护在床边，护士长紧握着我的手亲切地说："不要怕，我们都守着您哪！"为了救我，那么多医生护士彻夜未眠，他们从托儿所接回来的孩子也躺在值班室。15分钟量一次血压，测脉搏。由于内出血，血管都"瘪了"，在两个脚腕处作切口埋针输血。4位白衣天使昼夜轮流，用手将鲜血一滴一滴捋进我的血管。术后大便十分困难，手术大夫亲自为我用手抠出大便。抢救进行4天4夜，虽然我全身插了8条管子，在病痛中煎熬，但深深地感受到医生护士的拼力抢救，亲人同事的热切关注。我庆幸自己"绝处逢生"，用尽全力向大家说了声"谢谢"，流下了感激的泪水，忘却了浑身的病痛，忘却了死神尚未松手。在邯郸铁路医院的医生护士精心诊治下，我终于脱离危险，此间的种种感人故事，在邯郸日报和铁道报均予报道。28年过去了，此情此景终生难忘。

再陷困境

1987年春节前，我被担架抬上火车，回到北京。那是一个大雪纷飞的日子，单位派了两辆面包车，同事们的关切使我热泪盈眶，"我活着回来了！"曾经是可望而不可及的事，恍惚中有一种隔世和再生之感。此后，我入住友谊医院、东直门医院达半年余。虽然中西医多方诊治，后腹膜大包块依然如故，是假性胰腺囊肿？是急腹症形成的大网膜包块？是左肾错沟瘤？医生频频叮咛："不要做大动作，挤车时用书包挡住左后腹，避免包块破裂"。我知道必须面对现实，于是"协和"、"北京"、"中日"、"肿瘤"各大医院的专家逐个就诊，所有的专家意见为"再施手术"。

1988年1月19日，在北京肿瘤研究所做手术，黄信孚教授主刀。术前告知手术风险:（1）由于前一次手术造成多脏器粘连，术中有可能切除多个脏器;(2)肿块较大,发现日久,可能恶变;(3)肿块内淋巴血管丰富,易发生意外;(4)患者体衰,术中可能发生意外。如果说前一次手术时突发、被动、意外的,那么,这一次手术给我的压力相当大,确实是再闯“鬼门关”。手术切除了肿块,并切除左肾、横结肠与胰尾,住院号 8687313,病历号 10087,病理诊断为“后腹膜脂肪肉瘤”。有位进修大夫告诉我,因腹腔粘连严重,手术是有相当难度的,多亏黄大夫医术高超。

病理诊断是我偷看病历后知道的。当时,真是感到五雷轰顶,真是“怕什么,来什么啊!”对于“肉瘤”的认识,有一个插曲。我虽知道“肉瘤”是恶性的,但又心存侥幸:“比癌症要轻一些吧”!当我到地坛公园向于大元老师报名学习抗癌健身法时,于老师问“什么癌?”我说“不是癌症,是脂肪肉瘤”。于老师的大嗓门亮开了:“还说不是癌,肉瘤比癌症还癌症!”我被吓呆了,强忍着眼泪直奔王府井新华书店。在这以前,没有人告诉我病情的严重性。终于,我了解到:由于肉瘤含有丰富的淋巴血液,易转移;由于肉瘤看似包膜完整,病例少,医生经验少,手术往往切除不够彻底,留下隐患;由于肉瘤对化疗不敏感,目前没有有效的控制转移的方法。总之,预后较差。命运又一次将我推向死亡边缘……

郭林气功助我抗癌抗病重获新生

在一年零一个月中我经历了两次险些要命的大手术,体重减了 40 斤,极度虚弱、恐惧、无助、迷茫笼罩着我,每天中药为伴,毫无生趣。我爱人用轮椅将我推到附近的地坛公园,因为连续的腹腔大手术,我的腹部僵硬,我开始练“以腹腔呼吸为主”的六字诀!因为抗癌乐园的于大元老师的一声高喊“你比癌症还要癌症！”让我猛醒！我必须重新面对现实，那时的我，将郭林气功当成了“救命稻草”，每天四点多起床，公园未开门在园外练，开门了进公园练，很用心很入神，我无从考证郭林气功针对抗癌的科学论证，但它的动静结合，配合呼吸使我忘却病痛，忘却烦恼，找到了求生之路，吃喝拉撒睡改善了，体重体力都渐渐增强了。

在病后的十年中，我的父母亲，两个哥哥相继病故，我强忍着术后的种种艰难，一次次赶赴上海侍候年迈重病的父母亲，一耽搁就是一年，我的主治医生很为我担心，我也感到相当勉强，但是感恩于父母的养育之恩，我义无反顾。1990 年 5 月父亲病故，回北京的第二天，我独自骑车到肿瘤研究所复查，董宝玮主任带着几个进修大夫来来回回地探查，我心中咯噔一下“坏了！”果然“疑肝 ca”映在眼前，当时的我，目瞪口呆，恐惧绝望，身瘫腿软……自行车是骑不了了，现在都不敢想象我是怎样推着自行车捱到家的，因为我爱人在接我回京后就赶赴秦皇岛出差了，我在“怕什么，来什么！”的无助中，独自流泪……，“去地坛练功找癌友！”癌友们的真诚话疗，尤其是有过复发转移经历病友的切身体会，帮助我解开了心结，给我极大的精神支持，勇敢地面对病魔，在这个特殊群体里，同病相怜的朋友们真诚相待，“除了生死，没有大事”，有的是相互间的关爱、帮助、理解、分享，大家在一起话疗谈心，唱歌跳舞，聚会庆生，笑声不断，怎能不吓退病魔啊！

非常感谢郭林老师、高文彬老师、于大元老师，他们开创了郭林新气功，为在生死间徘徊的广大癌友开辟一条抗癌生路，是群体抗癌的先驱者，干了一件伟大的善举。

非常感谢仍坚持在群体抗癌第一线年愈八旬的杨增和园长

和众多的教功老师和志愿者们，抗癌乐园为走投无路的癌友们找到新家，找回信心，找回欢乐，找回健康，也找到了自尊，向你们致敬，向你们学习！

亲情无价友情珍贵

癌症确是顽敌，医生、患者是主力军，亲人是最重要的同盟军、重病给我带来了巨大的不幸，却让我享受到了健康人无缘感受的亲情和友情。

我的先生既是我的同学，又是我的同事。我病危时，他连夜赶到邯郸，日夜照顾。当我转危为安时，他终于因体力透支发高烧躺倒；当我行走困难时，他买一辆小三轮，上医院、去公园，好似“祥子”再现；当我术后需要加强营养时，他骑着自行车跑半个北京城买来“黑鱼”；为了帮助我康复，他参加中医研究院开办的“按摩培训”，下了班去上课；他到处学治病的方法……，总之，没有他的关爱，就没有我今天的康复。

我出生在一个大家庭，兄弟姐妹共十个，我排行老九。当我病危时，父母已年过八旬，病魔缠身，却时刻关心着我，父亲的家书重千斤：“……你的生命比我要紧，没有你的存在，做父母的生命和精神都会消失，你的健康大大影响我们家的兴衰，……望你在手术中只需成功，不许失败，全家为你祷告，望儿勇闯此关。”——母亲居然不顾年老体衰赶到北京来看望我。——年近花甲的二姐由大连连夜来京，每天乘头班车赶到医院照顾我，为让我安心养病，把我上小学的女儿接到大连抚养。——我的哥哥嫂嫂们都从经济、精神等各方面给我无微不至的关怀。

我从来看重“友情”，但重病以来十几年才真正体会到“友情”是多么重要。朋友之间，一句劝慰的话语，一声真挚的问候，一个关心的电话，一封热情的信件，一段默默的陪伴，一次诚恳的聚会，都会给人带来欢愉。当我在邯郸病危时，我的同事时刻陪护在旁，过年也不肯回京；一个个电话，一封封慰问信，使我身在异乡，忘却孤单，病痛缠身，勇于承受。我永远珍藏着一封封珍贵的来信，它们曾经在危难中给予我强大的精神支持。对此，我的五嫂曾经说："这么多人在关心你，得场病也值！"

在 28 年抗癌抗病中的一些感悟

一、也谈医患关系：要相信绝大多数的医护人员都是非常敬业、非常高尚的，在我漫长的就医路上，没能找到任何关系走后门，但却总是遇到好大夫，北京肿瘤医院黄信孚为我做手术，他确是一位医术高超医德高尚的好大夫，最让人肃然起敬的是他对病人一视同仁，对贫困、远道而来的患者更多一份关心，手术后，他对我说"取出的肾脏很好，蛮好，能保留住"，这句话放在当今社会，别说医生不敢说，有些患者甚至会因此大动干戈，引发医患大战，而我的感受是医生是人不是神，他也是在不断的医疗实践中勇攀高峰，有几个和我类似的病友，由于手术中保留了肾脏，一次次复发，甚至丢了性命。

北京肿瘤医院 B 超主任，在我到处求医无果时，语重心长地说"你不要再到处跑，要赶紧手术，我帮你找大夫，我们是同龄人，就算是家人，我也是这样办。"一句暖心话让我感激一辈子。

1987 年，我在东直门医院住院，外科主任说"因为第一次抢救手术腹腔严重粘连，这一次手术是泌外科还是普外科不好说，要找一个应变能力强的有经验的大夫，能找到协和医院的朱豫院长就好了"，我贴了四分邮票给朱院长发了一封"求助简函"，朱院长很快回复并安排了就诊事宜，总之，每每想起这些，心中非常感恩，没有这些医生我活不到今天。

二、无知是健康的杀手，无备是健康的隐患

我的五哥是中戏教授，自幼就患上“哮喘病”，退休后酷暑炎夏去重庆讲学，在一个停电闷热的夜晚，因肺心病猝死，我的七哥是清华建筑系毕业的国家注册建筑师，深圳八十年代十大建筑的主要设计师之一，早已年薪百万，事业有成，不顾患有糖尿病，心脏病等基础疾病，终于倒在办公室，诊断为“急性心梗”。我的七嫂自持身体素质好，自从“舞协”退休后一直忙忙碌碌，不知疲倦，人称女强人，在编导一台大型演出时倒下，诊断是“大面积脑梗”。我的小弟是上海体委退休干部，2008 年体检诊断肝癌，从此，介入疗法、肝切手术、化疗、放疗、肝移植，五年多吃尽人间苦，总算复查尚好，今年三月碍于中学同学盛情相邀，面对老同学筹备了一年的难得聚会，他远赴澳大利亚半个多月，回沪后，咳血病重，不治而离去。面对亲人的一个个离去，很心痛，如果有点忧患意识，有大病的老人就应当“夹着尾巴做人”，“可干可不干的事不要干”，我弟弟在遗文“咳血求生记”中写道“在悉尼的日子里,夜不能寐……白天还要装着、忍者，只怕扫了大家的兴……”唉！要学会说“不”，即使面对“友善、热情”。

去年 5 月，我的爱人也经历一次生死考验，在打乒乓球时，突然胸疼，脸色苍白，大汗淋漓，幸亏在场的同事们积极处置，急呼 120, 及时抢救，得以转危为安，他是心脏前壁主动脉堵塞，已造成心肌坏死，多耽误一会儿要命的，尽管他平时发病前不久的体检和抢救后的各项化验都是正常的，但医生说“年老就是风险”。

如今，我已年逾古稀，每天晨练两个小时，每周参加两次合唱队活动，担当主要家务，也力所能及地照顾外孙女。七十岁生日时，女儿和女婿送我一部智能手机，一台苹果 ipad，将我逼上老有所学的新天地，虽然学习高科技困难不少，倒也乐在其中，受益匪浅。对未来的人生不敢奢求，尽可能活出良好的心态，快快乐乐过好每一天。

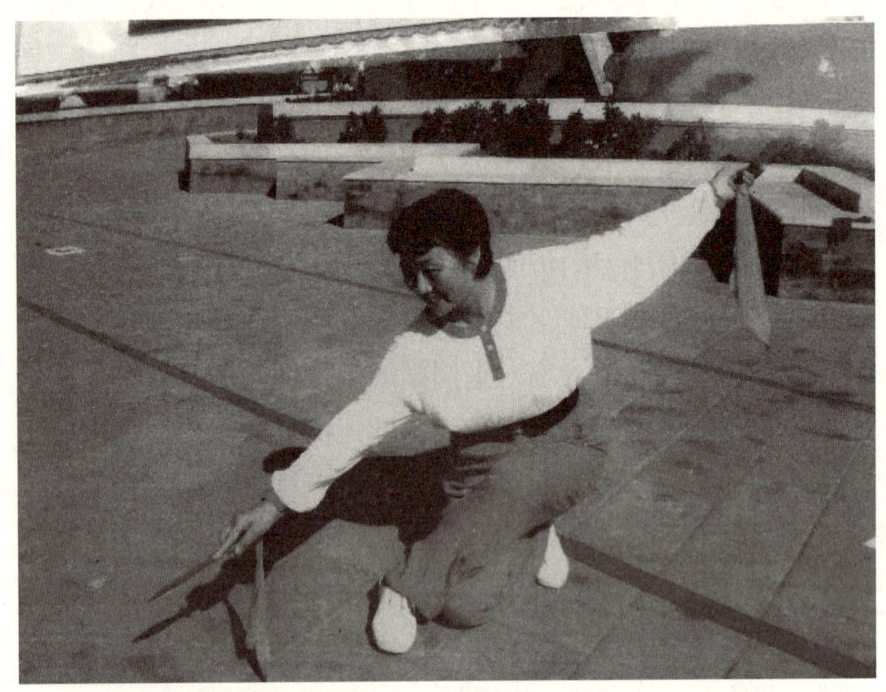

身形矫健 招式优美

我是温暖家庭和郭林抗癌功的受益者

首都最具爱心家庭、17年肾上腺癌患者

◎郑翠娥

健康的根本在心，但人是社会的人，需一个社会环境、家庭环境，共同创造一个治疗及康复系统。我有幸有了这个好的环境。

我得肾上腺癌，今年已第17个年头。在此，我不仅感谢地坛公园教练郭林气功的各位老师，还要感谢我丈夫及3个孩子，感谢家人为我治病康复创造了一个和谐健康、能以心静的环境。

我是北京老三届的下乡知青，今年64岁。我先到黑龙江生产建设兵团，后随爱人转到河北省新乐市百货公司工作。1992年单位破产，停发工资，没有生活费，我只好在新乐摆地摊，每天清晨去石家庄进货，回来后马上去卖货，经常是早点吃不成，水不敢喝.....不论是酷暑严寒，天天如此。就这样辛苦，有时连张都开不了，整整5年的地摊生活，总算熬到1992年办了退休，每月也只有二百元的退休费。

退休后，听说知青可以返城，还可以把子女带回北京，我就开始往返新乐和北京之间，几经周折，到1997年底总算把户口办回来了，这下我觉得总该放松一下喘口气了。

真是天有不测风云，1998年8月，我因放射性的腹背部疼痛、血压很高，去协和医院看门诊，被诊断为肾上腺长有一个

4cm×6cm 的肿瘤，需要住院进行手术切除。我在北京没有医保，回新乐也不能报销，在漫长的住院等待后，11 月 9 日我终于被推进了手术室，进行了长达 5 个多小时的手术，术后诊断为肾上腺癌，我爱人和孩子都瞒着我，谁都不告诉我实情，怕我承受不了这重大的打击。其实我早已知道，也不想和家人明说。

3 个月后的第一次复查，大夫说已经肝转移了，还有 6 个月的存活期，要我马上住院做导管介入。真是晴天霹雳，我一时陷入了恐慌，情绪非常低落，不知所措，孩子们到处求医问药，深夜一、两点钟去排队挂号，找医生会诊，我上有老，下有小，孩子们还没有成家立业，小女儿还在上中学，难道我真的就没有希望了吗?

这时我家人打听到：地坛公园有抗癌防癌健身的郭林气功辅导站，能提高抵抗力和免疫功能，我立即赶到地坛。在公园里，我看到功友们的状况与医院里的病人完全不同：他们相互鼓励、交流，认真练功，有说有笑，老师们也都是多年的癌症患者，每个人对生活都充满了信心和勇气，看到这种良好的环境和乐观的气氛，坚定了我练功抗癌的决心。我想，只要给我练功的机会，我一定要坚持下去。

接下来的导管介入，使我的身体极度虚弱，但是，我还是坚持练郭林气功，能走几步就走几步，能走多长时间，就走多长时间。一边是身心承受着巨大的痛苦，一边是家庭的经济负担越来越沉重，我没有积蓄，在北京治疗要完全自费。1999 年四五月间，我做了两次导管介入，就花了几万块钱，我已债台高筑。为降低高昂的医疗费用，后来的 4 次介入我都没敢再做，我开始用中药调理。

中药调理的七八年中，我也是能省钱就省钱，大夫要求一副中药煎两次，一天服完；我改成每付中药都煎三次，连喝一天半。这样，原本应服20天的中药我却延长服用一个月。第四次煎这些药渣，再用这药水来泡脚，这就一点浪费都没有了，还减少了抓药钱。一年360多天，煎药的任务我爱人全部承担了下来，炎热的夏季，他也同样要守在炉子旁。

在饮食方面，家人同样做到能省会过，粗细粮搭配，菜饭不断变花样，中医医理有言：过度地增加食物不仅不会增加血气，而且会成为身体中的垃圾负担，反过来还得靠消耗血气来把它们清理掉。五脏六腑是一个血气加工厂，食物是原材料，加工能力是有限的，而食物是无限的，所以食物的数量必须得到控制。我们经济能力有限，更没有过份追求营养的必要。

每天去公园练功，3年多的时间，不管是下雨、下雪，我爱人都用三轮车拉着我，遇上高低不平或有坑的路面，他就下来推着三轮车，因我的刀口稍有颠簸就特别的疼。他还陪着我练功，一年四季，无论天气多变，他也从不间断。

老知青的遭遇有的很窘迫，我在北京没有工作，没有单位，没有房子，也就没有固定的住所，有时住在东直门我大妹家，有时住在太阳宫我小妹家。为了抓紧时间练功，每天早晨，我爱人都早起先把中药热好，让我带到公园再喝，他真是一手拿药，一手递水，那情景感动了许多功友，更让我终生不忘！适当运动可以帮助人的气血运行，人体的微循环主要应该靠松静来达到的，郭林新气功的“松静自然”功理，这正是癌症病人恢复健康必不可少的，但家庭温暖这剂“心药”同样不可或缺！。

中国社会正进入漫长的转型期，许多社会制度层面的东西尚不健全，这些不仅会给我们普通人带来困难、烦扰，有时也很伤人心。例如：最使我爱人为难的是：在北京看病拿药，河北的新乐不给报销；他就必须每月回新乐拿一次药，那里的药质量非常差，很脏，还不全，回来后，要把药里的杂质，沙子、鸡毛、编织绳还有活着的虫子等挑出来，缺的药来北京再找。至今，全国统一医疗保险问题还没有解决。

手术后一年半，我刚刚平静下心情，又遭到了重重的打击，我父亲突发心脏病去世，我的情绪又沉到了低谷。一段时间过后，在家人的安慰下，调整了心态，面对现实，重又回到了群体抗癌的队伍中，每天坚持练功，为把每天的功目练完，有时到中午一点多才会回家。功夫不负有心人，我是郭林气功的受益者。

现在，我身体健康，3个孩子已长大成人，孙辈们更是承欢膝下，尽享天伦。回顾17年抗癌路上风雨坎坷，练好郭林新气功，沐浴家庭温暖，调气养心是一重要体会。中医的最高境界是养生，养生的最高境界是养心哪！

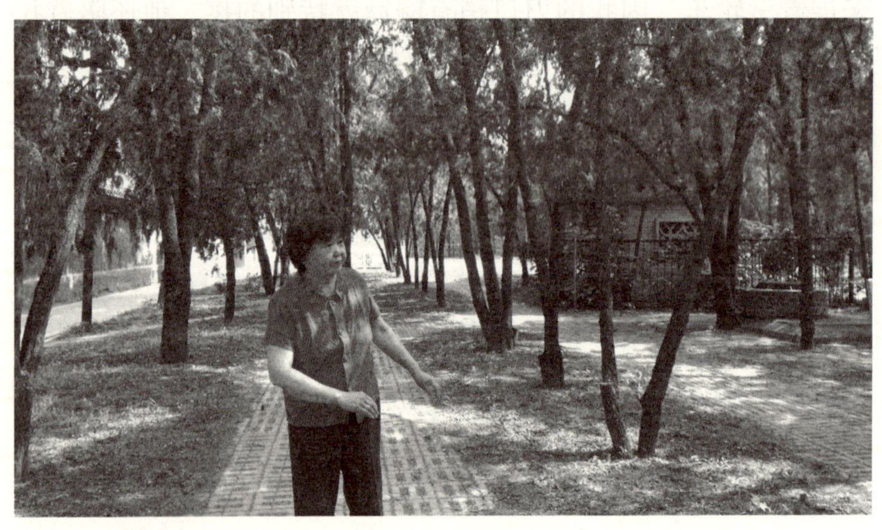

吸吸呼 一天不能少

27 年抗癌路

首都最杰出抗癌明星、群体抗癌开拓者

◎周世彬

1988 年 7 月，经北京协和医院确诊为胃中分化腺癌，随即做了胃体切除 4/5 根治术、胆囊切除术。术后经过 5 个疗程化疗、中医治疗、心理调整、坚持郭林抗癌健身疗法的锻炼，征服了癌魔，获得了新生。目前身体健康，行动敏捷，精神极佳。经医院检查，多项指标都正常，现在和正常人一样，过着愉快而幸福的生活。

求生的信念，乐观的精神。信心是力量的源泉，信心是半个生命。当得知患癌后，心情十分沉重的，但要很快从低落的情绪中解脱出来，并要正视得癌的现实，“既来之，则安之”，坚信一定能活下来。尤其是 1989 年 2 月在北京紫竹院公园练习郭林抗癌健身法时，经“话疗”时才使我正真意识到，只有保持心理上的平衡和乐观的情绪，才能充分调动积极因素。

适当的工作，生活的乐趣。“多管齐下”的治疗使我康复很快，便想做些有益癌症康复的事情。主动参加郭林气功研究会和八一湖抗癌乐园组织的各种活动，并参与做些力所能及的工作。1993 年北京抗癌乐园正式成立后，任理事负责咨询以及会计工作。同年咨询部成立，分别设在钓鱼台医院（玉渊潭公园南门）北京龙虎免疫门诊部，以上均为轮流值班，北京八一湖

抗癌乐园为每月咨询一次。2002 年改任第一届监事会成员，同时负责咨询工作。2005 年起就一直是胃部咨询员。20 来年一如既往，为了做好咨询工作，增加抗癌、治癌、康复方面的知识，多方收集资料，并购买有关书籍 33 本，还有杂志报纸等。制作成宣传资料，每个月末的周日挂在生命绿洲处。资料内容，每两三个月换一次，共悬挂宣传 90 多期，供癌友阅读，很受前来咨询人员的欢迎，来咨询的有 600 多人。并参加历年中国医学科学院肿瘤医院组织的医生、抗癌明星进行咨询，在咨询工作中让我认识了很多癌友，相互交流心得体会，传授他（她）们宝贵的抗癌、康复理念。每当给他（她）们解决一个问题、办成一件事时，当时的心情是无法用语言来表达的。做有益于癌友的一点点小事，我都是尽心尽力，乐此不疲。为癌友做事，其乐无穷。

同时我还参加了历年在北京体育场、朝阳公园等地举办的希望马拉松——为癌症研究募捐义跑活动。参加了 1998 年修建生命绿洲，平整场地活动。为了保证北京抗癌乐园生命绿洲石碑的完整、清晰和庄严，每年都要对石碑进行清洗、描字。要让生命绿洲这座石碑永远完美的展示在癌症病友面前，永远激励大家勇往向前。

社会的关怀、家庭的温暖。身患癌症是痛苦的，最需要人们的友爱和帮助。单位领导和同志们，无论在精神上还是经济上都给予大力支持，使我们免去了后顾之忧。亲朋好友也伸出了热情之手，助我们一臂之力。家庭更是责无旁贷，无论是老伴还是儿女都在为治好我的病操劳，尤其是老伴更是尽心尽力的为我治病操持一切，安排家中的各种事情。在治疗过程中她是我继续奋斗下去的最重要的因素与动力。其实不是任何研发的药物，而是爱，就因为我有一个爱我的好老伴，才使我安心养病，使我的身体恢复得很快，跟正常人一样。如果没有社会的关怀、家庭的温暖。我也不会有今天。

合理的营养，规律的生活。根据治疗的不同阶段，根据身体的需要经常调理饮食。首先要保证有足够的热量和充足的维生素，还要多吃些新鲜果蔬、豆制品等，不食腌菜、油炸制品；要戒烟、不喝烈性酒。在饮食方面要定时定量、少吃多餐，根据自己实际情况，摸索出一套适合自己的起居、饮食、服药、锻炼、休息等生活规律，才能更好更快地恢复健康。

27 年来，我和老伴风雨同舟共同抗癌，经历了曲曲折折、坎坎坷坷、千辛万苦的拼搏，没有被任何困难吓倒，没被癌魔征服，经受了考验，取得了一定成绩。

1994 年被评为北京市抗癌明星、抗癌好家庭；

2000 年被八一湖抗癌乐园授予八一湖抗癌乐园开拓者荣誉称号，终身免交园民费；

2011 年被北京市红十字会，北京抗癌乐园、中国生命关怀协会：鉴于您多年来为群体抗癌事业做出的贡献，经研究决定特授予“特殊贡献人物”光荣称号；

2011 年荣获中国癌症基金会、中国医学科学院肿瘤医院志愿者称号。

今后，我要继续努力，为造福于民的群体抗癌事业，贡献自己微薄力量。

倾听患者的心声永作患者的朋友

首都最美医生、北京大学第一医院 肿瘤内科大夫方红

方红，1987年大学毕业后，分配到北京市肿瘤防治研究所（今日北京肿瘤医院）肿瘤内科从事肿瘤的治疗工作，并因工作优秀，获得北京医科大学优秀临床医师称号。1994年赴日本3年，于1996年12月调入北京大学第一医院与赵玉亮医师及放疗科同仁一起协助创建了北大医院放化疗病房。

2003年放疗、化疗两科分开后，方红一直从事肿瘤内科工作，曾获得北大医院优秀医师、优秀共产党员等称号，现为北大医院肿瘤化疗科负责人，擅长泌尿系统肿瘤、肺癌、乳腺癌、消化道肿瘤、妇科肿瘤等多种实体肿瘤的内科治疗，并在多年的治疗实践中积累了许多肿瘤病人营养、止痛、姑息治疗、中医调养的多方面的知识，是一位博学、多才、谦和、严谨的肿瘤内科医师。目前是中国抗癌协会临床肿瘤学协作专业委员会会员、医学管理硕士、中国老年学会老年肿瘤专业委员会姑息与康复分委会常务委员、北京市抗癌协会姑息委员会常务委员、中国民族卫生协会培训部全国肿瘤专家委员会常务委员。

方红医生在多年的医疗服务中始终坚持患者的利益第一的观点，愿意倾听患者的各种主诉，解答患者各种疑惑，亲切、自然，博得了许多患者的赞扬，和很多患者成为了好朋友，她的诊室里经常是弥漫着一种轻松、信任、愉悦的协调气氛。方红医生

在实习时就是一个会在休息日跑到急诊室要求帮忙以便尽快掌握扎实的临床技巧的人，她对工作非常认真，对患者有足够的的耐心、爱心、信心和细心，甚至对于患者一些有些过分的要求都给予体谅，有个姓龙的70岁的老太太，得了乳腺癌，术后需要服用内分泌治疗的药物，每月需要来一次医院，老人子女均在国外，自己每月来拿药很不易，需要从单位要车，老人为了不多麻烦单位和保证自己每趟能实现见到方大夫本人，坚持每次看病前一天给方医生打电话，确认方医生第二天出诊，这一打就是十年。这样的例子还有很多，就因为方医生重视患者的个性特点，能够在掌握原则的基础上，尊重患者的意愿，因此，获得了许多患者的好评。方红医师是中国老年学会老年肿瘤专业委员会姑息与康复分委会常务委员，她利用在协会学习到的关于止痛、化疗毒副反应的处理、抑郁的处理等知识为患者服务，重视患者的灵性需求（即精神需求），重视和患者的沟通工作，以平等的心态和患者交流，尊重自己、尊重患者，永不放弃。所谓艺高人胆大，在一次门诊时，来了一位腹大超过10月怀胎的女患者，一脸痛苦的面容，患者是粘液性肠癌，术后有腹腔的转移，被收入某知名的三甲医院，可是由于患者腹水极其粘稠，该医院反复抽取腹水都未成功，患者的肚子越长越大，医院告知患者没有办法了，当患者辗转来到北大医院，方红医生看到患者痛不欲生的绝望表情，果断的将患者收入院，由于方红医生当日有门诊，病房值班的两位医生负责给患者抽腹水，结果又失败了，次日，方红医生仔细查看了患者前日的B超，显示“腹水大量”，那么为什么腹水就是引流不出来呢？针对可能的原因：腹水深在？分隔？粘稠？方大夫制定了三套实施方案，并亲自为患者做腹水穿刺，常规进针部位和深度，没有腹水，亦没有明显的突破感，判断是深度不够，继续进针，当穿刺针全都进入患者腹腔的时候，血色的腹水被成功的引出来了，原来是患者有腹膜的广泛转移，造成腹壁相对较厚，进针的深度相当于一般人的一倍，这样的穿刺深度，没有深厚的临床经验及对患者的细致观察和分析，是不敢操作的，而且，患者的腹水非常粘稠，需要一面给患者腹部加压一面手动抽取腹水，患者轻松了，方红医生也露出了笑脸，就是这样一个被别家医院判了死刑，被告知活不过三个月的患者，在北大医院化疗科精心的治疗下，又存活了近两年。方红医生从当住院医起，几乎每个疑难病例都要到放射科、B 超室、外科、放疗科等去寻求正确解读患者的病情，寻找多学科解决的方案，争取患者最大获益，成为北大医院肿瘤化疗科负责人之后，更是致力于肿瘤的多学科合作，力求通过肿瘤的综合治疗达到癌症患者治疗的最佳效果。

总之，在治疗癌症这条道路上，方红医生仍在用她的勤奋和学识，辛勤耕耘着，必将结出累累硕果。

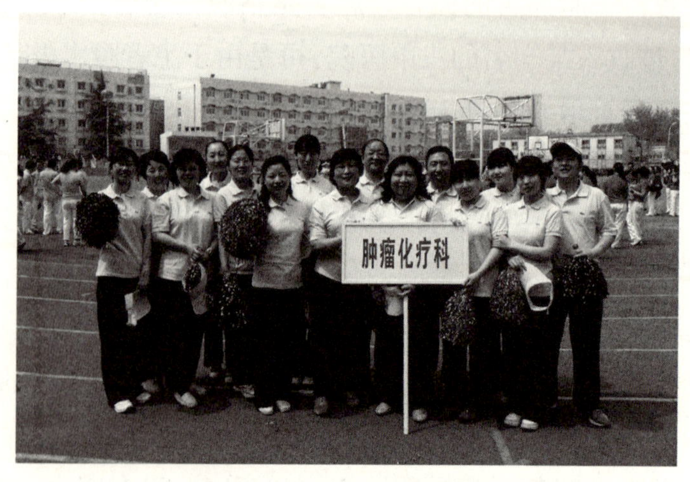

方红（右 4）在医院运动会

用一颗耐心一张笑脸去温暖患者

首都最美护士、中国医学科学院肿瘤医院护士长

◎朱　珍

我于2002年参加工作，长期从事胸部肿瘤外科围手术期护理工作，2006年起担任胸外科护士长。面对肿瘤患者这个庞大而又特殊的群体，我深知罹患肿瘤对整个家庭的重大影响，也看到了肿瘤患者及家属在确诊初期的恐惧，在面对病变进展时的无助，所以在工作中，始终以理解和关爱去帮助每一位患者。

在医院的大力支持和北京抗癌乐园的积极配合下，我曾筹建了肿瘤医院肺友会，为肺部肿瘤患者搭建了一个平台，帮助他们加入到北京抗癌乐园这个肿瘤康复的大家庭，感受到病友间的相互支持和鼓励。同时也给了患者一个更便捷的医务通道，协助肺友会及抗癌乐园其他成员进行延续治疗时寻求专家会诊，在他们最需要帮助的时候伸出援手。

在工作中，更是投入了满满的真诚与责任感，每日带领护士早中晚三次查房，对术后患者给予鼓励，增强斗志积极康复，对术前患者给予支持，安抚不安情绪勇敢迎接手术。

曾有一位食管癌术后患者在出院填写“满意护士调查表”时执意写上朱珍的名字，问其原因，病人笑道：“术后我自己把胃管拔了出来，其他医生和护士都批评了我，吓得我呀……只她没有说我，反而用笑盈盈的一句‘没事儿’舒缓了我的紧张

情绪。你看我现在顺利康复出院了，真是太谢谢她啦！”

还曾经有一位北京市的退休老教师，患食管癌，手术后又出现了并发症，久久不能出院。长时间的住院，花费自然也是比较多，为了帮助他解决跨年度报销的问题，我分别给医保办、住院处多次电话沟通，协调中途结账时间与清单打印方法，最终帮助患者取得了满意的报销比例。患者家属在其出院后再次来院复查时，还特意回病房找到我，对当时的帮助表达感谢。

护理部为来院接受治疗的肿瘤患者专门开辟了“心语·新生”健康宣教园地，为他们答疑解惑，做好健康教育工作。胸部肿瘤围手术期护理的健康宣教课就是由我在护理部指导下逐步展开和完善的。我根据临床的实际情况，结合多发问题，精心制作了幻灯，并在后续的授课中根据患者及家属提出的比较集中的问题对幻灯进行反复修改，在短短一小时的时间内将胸外科术后康复要点深入浅出地讲述给患者及家属，调动他们的主观能动性，积极配合术后康复。如今，健康宣教课程已由一人授课发展为多名带教老师分别讲授，每年为千余名患者及家属服务。

我在平凡的临床一线上默默工作，恪尽职守，尽心去帮助每一位患者及早康复的普通的护理人员，用一颗耐心，一张笑脸温暖了我的患者，在他们的抗癌道路上给予了有力的支持。

医术精湛医德高尚

首都最美医生、中国中医科学院广安门医院张宗岐教授

张宗岐教授毕业于北京中医药大学，一直在中国中医科学院广安门医院肿瘤科工作。曾担任中国中医学会常务理事，多次参加国家科委《六五》、《七五》、《八五》中医肿瘤全国攻关课题研究，并担任《八五》攻关课题组副组长，多次参加中国中医科学院、国家中医药管理局科研课题研究，并担任中国中医科学院课题组长、副组长。主编及合著《恶性肿瘤综合治疗大全》、《历代中医肿瘤案论选粹》、《中医肿瘤学》、《恶性肿瘤康复指南》等肿瘤专著。先后在国内外报刊杂志发表科研论文十余篇，在香港大公报、中国健康报、工人日报等报刊发表科普文章200余篇。《科学中国人》经全国互联网公开投票评选为2012年医学人物获得者。擅长中医消痰、散结、攻毒、扶正法治疗各种常见中晚期恶性肿瘤，尤其对原发性肺癌、乳腺癌、甲状腺癌、前列腺癌等肿瘤有独到见解，并取得可喜疗效，在广大肿瘤患者中享有很高声誉。

部分患者病情简介

1. 李雅琴，女，60岁，2005年5月发现乳腺癌，行手术治疗，2006年5月病情复发进展，行多方案连续化疗，无效，并且因连续化疗出现了心功能衰竭、肝肾功能损伤、重度骨髓抑制，2008年1月患者转至张宗岐主任处治疗，经中药整体调治2月余，

患者诸症均明显改善,病情稳定后出院。其后持续中药治疗至今，现患病近 9 年，肿瘤病情稳定，无复发进展。患者精神逾常人，体力充沛，心态平和，生活积极，经常参加公众活动，并扶助其他肿瘤患者。

2. 张慧萍，女，53 岁。2009 年 11 月 25 日因乳腺癌行右乳根治术。术后化疗四周。其后因不能耐受化疗副反应遂停药。2010 年 4 月因双肩关节疼痛，伴有双上肢不能平举，检查发现骨转移，来张宗岐主任处行中西医综合治疗，病情明显改善，肢体功能完全恢复正常，肿瘤病情稳定，现已 4 年 4 个月。

3. 李秀敏，女性，58 岁。2007 年患乳腺癌，2008 年发现骨转移，其后在张宗岐主任处行中西医综合治疗，除定期使用双磷酸盐药物保护骨膜外，还持续口服中药，春、秋季住院巩固治疗，自发现远处转移至今已历时 5 年，期间她不仅病情稳定，而且拥有较高的生活质量。

4. 史香梅，女性，68 岁，2010 年 8 月行直结肠癌手术，2011 年 2 月 17 日患者病情复发，因体质较差，无法耐受化疗、放疗等治疗，2011 年 2 月 24 日患者至张宗岐主任处行中医综合治疗，经治疗后多次复查提示病情逐渐缓解，病灶缩小。现患者行中药持续 3 年余，身体状况良好，肿瘤病情稳定。

破世界吉尼斯纪录的抗癌明星

首都最杰出抗癌明星、4 岁患腹壁纤维肉瘤已活 76 年的患者

◎韩芝祥

1939 年 10 月的一天，母亲照料我睡觉时，发现我左下腹高出一块，不红不肿，不疼不痒，不哭不闹。叫来我们兄妹 4 个比肚子，那 3 个的肚子左右一样平，唯有我右下腹高出一块。母亲带我到县医院看病，医院认定腹内长了东西，建议去北平协和医院治疗。协和医院当机立断给做了手术，病理化验报告为恶性纤维肉瘤，是用英文字写的，至今还保存在协和医院。

我 7 岁上小学，21 岁参加工作，60 岁退休，历经三个单位，都不知道我是个癌症患者，在单位多次评为先进工作者，干部参加体力劳动从来没有落下过。

关于我的养生心得主要两条。一是喜欢相声，因为相声能使人发笑，笑对身体有好处，笑一笑，少一少。二是与人为善，因为与人为善者长寿，愤世嫉俗者早亡，要想有个好身体，心理和精神方面的因素往往很重要。

最后，重要的一点，是母亲的细心，使我的病能够早发现、早诊断、早治疗，从而保证了我的平安健康！

北海公园白塔山上的练功智叟

首都最杰出抗癌明星、90 岁高龄膀胱癌 17 年患者田润浦

17 年前患前列腺癌手术后，到北海公园东岸找到了杨增和、黎义明两位老师，开始学练郭林抗癌健身疗法。每天按照老师安排的功目习练，吃饭、睡觉、体质都转好了，所以他就天天到北海公园练功。开初住什刹海附近，离北海公园很近，很方便。后来搬家到东直门南小街，远了点，就乘坐公交车前往。

练功使他健康，使他快乐，一天不练就难受，所以他从不间断。他现在 90 岁了，不练郭林抗癌健身疗法，也许活不到现在，肯定不会有现在这样的好身体。

一个患膀胱癌的病人，90 岁了还这么结实，很多人想不到，很多人都为他伸大拇指。

一位三次战胜癌症的革命老人

——记首都最杰出抗癌明星、患癌27年、99岁的陈春森

◎陈　华

我父亲陈春森1916年生，今年99岁了。1935年在北平参加“一二九”革命运动，1937年“七七”芦沟桥事变后，参加抗日战争,在《晋察冀日报》(《人民日报》的前身)“游击办报”10年。他经历了抗日战争、解放战争的烽火考验，是创立新中国的红色新闻战士。没有想到的是，解放后生活条件逐渐好了，却还经历了三次癌症的折磨与考验。

1988年他72岁，因便血被诊为痔疮，治了一年后才确诊为直肠癌。他承受了先放疗，再手术，然后化疗的全过程治疗。治疗的副作用使他吃不下饭、大便失禁、不能平卧，治疗过程的痛苦他都经历了，但是他坚持挺过来了。出院后康复的不错，他习练书法、散步、练郭林气功，不但很好的活着，还很快恢复工作。他担任中国铁路文联主席的同时，还任“晋察冀日报史研究会”会长。

12年后，他84岁时又在左耳下发现了一个小鼓包，逐渐长到花生米大，被确诊为腮腺癌。因为靠面部神经过多，初诊时医生不同意手术，因会造成面瘫，影响生活质量，但他坚持手术。大夫终于同意，且手术十分成功。术后确实半边面瘫，

止不住流口水，睡觉闭不上眼睛。术后 30 次放疗，射线造成口腔溃烂、难以进食，喝水都困难，体重减了 20 多斤。但他咬着牙关，硬是坚持过来了。面侧部皮肤也烤黑了，但他不怕难看，坚持锻炼。半年后，面瘫竟神奇的康复了。

又时隔五年，癌症再三降临到他的头上。在鼻子左侧发现一个表皮破溃，总出血不愈合，血痂还不断的扩大，医院确诊为皮肤基底细胞癌。当时他已 90 岁高龄，鼻子动手术，要从大腿取皮补，大夫还在犹豫，他却坚定地做手术。这次手术也成功了，而且未补皮。经过半年的疗养与锻炼，健康又恢复了，现在面部已不大能看出手术痕迹。

今年已是他三次患癌的第 27 个年头了，虽然已 99 岁高龄，仍然精神矍铄，壮心不已。他没有被疾病吓倒，不但健康的生活着，还在继续工作。病后他一直没闲着，与老战友一起，在晋察冀日报史研究会主持编写、出版了 13 本书，还写了 10 多篇研究新闻史的文章，在报刊上发表。他人虽离休但心未休，一直把自己看成是工作者、志愿者，继续苦干，抢救报史。在他主持下，多次召开研讨会。他快乐的生活工作着，坚持不懈，忘记了自己是个癌症病人。

别人曾多次问他，三次患癌症仍能健康地生活和工作，有什么诀窍？他说：

一是坚强的信心——不怕癌症，积极配合治疗。癌症目前在世界上仍未被攻克，仍被称为绝症。我父亲常把大病比作魔鬼，把小病当成小鬼。他说：“我们中国共产党人，从来就不怕鬼、不信邪。过去抗战时对外国侵略者，就是敢打敢拼夺胜利，从未屈服过。癌症是可怕的病魔，但不要怕它！”有的人一被告知得了癌症，就精神崩溃，甚至被吓死了，那是对癌症缺乏认识。我父亲在三次癌证确诊后，都是坦然面对，不急不慌更不怕。他协同医生一起探讨治疗方案，他说“抗战时出生入死的年代都过来了，只要治疗方案对头，我不信斗不过癌细胞！”他三次手术，都是在70–90岁的高年龄段，大夫曾担心他手术后能否下手术台。他不但不怕，还鼓励大夫说：“你们放心，手术认真做，成功了大家都高兴。如果失败了，就算给你们练手吧，不必担心。”大夫听了实在感动。结果三次手术，都圆满成功。由于他有乐观的态度，术后放、化疗配合的好，度过了癌症治疗过程最痛苦的考验。大夫都夸他是“模范病号”。那么大年龄了，不叫苦不叫痛，坚持完成全程治疗，十分不易。

我父亲的乐观，还表现在他对待生活的态度上。他说：“人们一讲到癌症，往往会马上想到死。其实，二者不是必然的联系。病不及早治，或治的不得当，有可能死；如果治得及时，治得彻底，就会康复。对于人生来讲，生死是必然的规律。可以把人生比做太阳，清早的太阳，有朝霞，傍晚的夕阳，放光辉。人生一辈子，一路有光彩，但死是必然归途。这是自然规律，不必怕死。重要的是，生得要有价值。生命不在于长短，但活得有意义，就不会怕死。”把生死规律看透了，面对癌症就会坦然了。

二是科学的诊治——中西医结合，全面战胜癌症。

癌症发病时表现在身体某个部位，是局部的，但是癌细胞的侵犯会是全身的，因此癌症是全身性疾病。手术和放疗可以局部切除和控制癌细胞的发展，化疗可以深度治疗。同时在治疗和康复中，亦应重视依靠中医、中药，提高身体免疫力，减轻放、化疗的副作用。我父亲在三次癌症手术后，又坚持服中药多年。他体会到，中西医结合治疗是最有效的。他说治病要讲究科学，要去医院找专科大夫，不能随便听信游医。治癌症的第一步是确诊，这一步十分重要，否则将耽误治疗。我父亲三次癌症的治疗，都是中西医结合，27 年来卓有成效。

三是积极的康复——书法加气功，走出癌症阴影；

我父亲一直认为：癌症治疗后，康复保健是非常重要的阶段，是巩固疗效、防止癌细胞转移复发的重要时期，一点不可以马虎大意。他在康复阶段，没有消极的卧病在床，而是积极的参与锻炼。第一次手术后，他曾到北海公园学习郭林新气功，以后常年坚持郭林气功抗癌。每年春秋两季就到北京郊区郊游，第一次病后康复，去过云南、海南岛、黄山旅游。第二次病后康复，还去过妙峰山、慕田峪长城、五台山。87 岁高龄时，从香山“鬼见愁”用了 4 个小时步行下山，考验了体质。第三次康复后，已 94 岁高龄，还去上海参观了世博会，并到庐山旅游！游人看到一头白发的老人，能在高山上自行观光，都说“老人真不简单”，却不知他还是三次手术后的癌症病人呢！

他平时坚持每天出外散步，取牛奶，自己洗小件衣物、下楼拿报纸，还自养盆花。他如此高龄，大可不必自己去做这些生活琐事，但他乐观的看待生活，常说“我也是个小时工，锻炼一下。”他生活规律，注意饮食，粗茶淡饭，坚持锻炼。每天喝一小杯红葡萄酒，早晨一袋鲜牛奶，晚上一袋酸奶。吃的多是五谷杂粮、新鲜蔬菜、鸡鸭鱼肉，饭量不小。现在血压正常、体重不超、头脑清醒、牙齿一个不掉，精神饱满，全身没有大毛病。这些是与他乐观的生活态度，积极的康复活动密切相关的。

他是中国书法家协会会员，爱好书法，还时常习练，经常参加书法展览。他喜欢站着写大字，四尺、六尺宣纸，写起来就是 10 多张，连写一两个小时，兴致很大。96 岁生日时，还写了八尺宣纸的大字幅。书法是他一生的爱好，既丰富了他的晚年生活，也成为他锻炼与康复的一种好形式。

他除了生活多彩外，还有使他病后过得更充实的内容，就是继续工作。在担任中国铁路文联主席 10 多年间，他带头提倡并协助各铁路局组织基层文联。他去过全国铁路系统很多基层单位，与铁路职工一起参加文化活动。他还主持“晋察冀日报史研究会”的研究工作，编写革命战争时期游击办报的战斗史，已经出版了 10 几本书。他甚至在住院手术治疗期间，仍带着报史资料研究。他常说：“工作要无私奉献，为人民服务，已成为几十年来的习惯”。他离休后做的工作，从不要报酬，甚至交通费、活动费、资料费都自己出，体现了老同志的奉献精神。

他常说，工作起来精神集中，把什么癌症、这个病那个病都忘掉了，这是他康复过程中的又一体会。

我父亲谈到康复时，常讲要“居安思危”。他认为人身体里的癌细胞不可能全被扫荡光，治疗后不能轻敌。他把癌变的各种可能都估计到，防止它再捣乱。万一死灰复燃，就要再与病魔斗到底。他重视积极锻炼，增强免疫，强壮体质。相信癌症能防、能治、能好，对此有坚定的信念。他还打比方说：“对癌症，要像对待敌人那样，敢打持久战，才能争取最后胜利！”

四是家庭的支持——癌症康复的后勤保证。

我的家庭是一个革命的、和谐的家庭。父亲得了癌症，得到了我母亲和全家人的细心照料、全力支持。在他高龄作手术时，大夫都曾打过退堂鼓，怕老人下不了手术台，怕严重的后遗症，曾慎重地告诉家属，年纪太大不要作手术了。但我母亲与孩子们合计后，一致坚持手术方案。并多次找大夫，表明不怕手术的决心。大夫最终被感动了，同意手术。后来手术都成功了。我们全家在治癌、抗癌、病后康复锻炼的问题上，意见完全一致。

父亲康复期出游，孩子们轮流陪同。家庭支持确是抗癌胜利的一大保证。我父亲又有顽强的毅力，手术和康复都很好。他常说，家庭的支持才使我抗癌一次次获得胜利。

后来，我在1999年得了乳腺癌，当然对家里也是又一次重大的打击。但是有我父亲抗癌胜利的榜样，我也坚强的扛过来了。当时我手术后，曾并发下肢深静脉血栓，无法化疗，难以走路。在放疗后白血球降到2800，仍坚持完成30次放疗。病后一年就回单位上班，又工作五年后退休，现在康复12年了。父亲得知我患癌症后说："不要怕，你强它就弱，一定要战胜它！"坚定的信念、科学的治疗、认真的康复、全面的锻炼，也使我战胜了癌症。一直快乐忙碌的工作、生活着。

父亲讲，他要与癌症斗到底，争取长寿百年，多做些力所能及的工作。他还说"对于癌症要防、要抗、要治，要敢于打败它，还要善于战胜它，与它和平共处。"我祝父亲健康长寿，也祝愿癌症病友们更顽强。医患结合，共同抗癌，争取光辉灿烂的明天！

写于2012年"世界癌症日"

2015年6月本书编辑略作改动

后　记

本书是根据报名材料精心筛选，择优选用的，经过半年多时间的收集整理，反复审阅，编辑工作基本完成，这本册子终于结集出版。

“五评”人物是众多白衣战士和广大癌症患者及其亲人的杰出代表。一名癌症患者的抗癌经历就是一部感人的动人的故事，闪耀着光辉的抗癌精神，将激励更多的癌症患者自强不息，自救救人，最终降服癌魔，让患者活得健康、活得快乐、活得有尊严。

感谢北京抗癌乐园常务理事会和各位作者对本书出版的费心与支持。

感谢新基医药信息咨询(上海)有限公司对本书出版的资助，对北京抗癌乐园抗癌事业的关心和支持。

感谢中央文献出版社的编辑们，是他们耐心细致、精益求精的工作，才使本书排版工整、装帧精美，深受读者欢迎。

本书出版时间紧，工作量大，虽经数番校订，仍不免有挂一漏万之处，尚祈读者与专家批评指正。

首都市民学习品牌
抗癌学苑
北京市建设学习型城市工作领导小组
二〇一二年十月

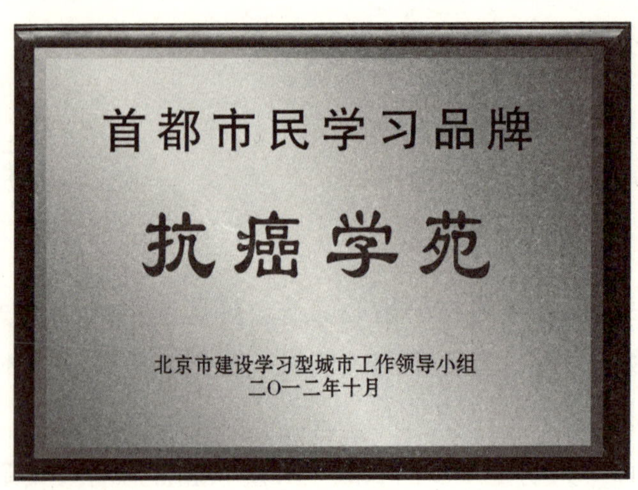

附：郭林自然医学抗癌学苑教学园地

园地	活动地址	授课时间	联系人	联系电话
玉渊潭公园	桥下西门向东200米生命绿洲	每周2、4、6、日 上午8:00—9:30	值班电话 续　梅 吴素琴	88613532 13691481236 13621143096
地坛公园	地坛公园西南角柏树林	每周3、6 上午8:30—10:00	万柔柔 袁秋芳	13240493400 13718205836
团结湖公园	公园西门过桥向右拐，湖边小广场	每周3、6 上午9:00—10:30	姜寅生 郭宝才	65013921 18515552634 13241858408
北海公园	东门向北100米，见厕所向西，湖边志愿者服务站	每周3、6 上午8:30—10:00	孙桂华 杨　华	15810180516 13552937516
陶然亭公园	湖心岛西岸	每周1、3、5 上午8:30—10:00	刘忠正 李世荣 黄庆桂 李秀芳	13693243976 13521273978 13621091509 13520379112

续表

园地	活动地址	授课时间	联系人	联系电话
颐和园公园	颐和园内德和园（大戏台）后厅上40阶台阶左侧	每周1、3、5 上午8:30—10:00	王玉萍 何其明	88871952 62989786
龙潭湖公园	北门左转，过白龙桥健身器械园西南（双星桥南）抗癌乐园活动站	每周1、3、5 上午8:30—10:00	杨和平 刘贵长	67139711 67766943
望京四得公园	公园北门左拐100m足球场东侧	每周3、6 上午9:00-10:30	王英梅 宋素蔚	13718870026 64722987 13701359736 15601236128
天坛公园	双环亭长廊西尽头向南10米处一圆形活动场地。	每周二、四上午[夏季]8点—9点半、[冬季]8点半—10点	巨小淑 舒晓云 刘卓丽	87610357 63397119 18600051713
红领巾公园	红领巾公园东门往西直行30米处，爱心石向北30米 蝴蝶石旁	每周三、五、六 上午9:00—10:30	熊美华 武跃进 付小敏	18911006705 13683324872 13610716200
双秀分园	土城遗址公园，沿河南面西行100米亭子处。	每周一、四 上午9:00—10:30	易静瑜 孙玉茹	82131851 13691391779 13718963003
石景山分园	北京国际雕塑公园内，进西门往东走200米，左手过木桥即到。	每周一、三、六 上午8点—9点半	姚桂芳 贾景山	68663189 18510632570 13511029829
紫竹院站	紫竹院公园北门	每周一、五 上午8:30—10:00	孟淑芳	010-88816360 13611103146
宣武分园	陶然亭湖心岛东岸	每周一、五 上午9:00—10:30	王瑞君 杨淑华 王广庆	13681237263 13691485584 13621203310

续表

园地	活动地址	授课时间	联系人	联系电话
丰台分园	天坛丹陛桥东南角小松林 丰台花园北门往南走荷花池旁	每周一、三 上午 8:30—10:00	张桂玲 刘　莉 李艾青	15001025594 13520701560 13439358454
奥林匹克森林公园（东门）	南园东门	每周三、六 上午 8:30—10:00	刘　冰 苏秀君	13693095621 15001393606
奥林匹克森林公园（西门）	南园西门奉献广场	每周二、四 上午 9:00—10:30	梁雪菊 李淑芳	15611474831 13240932599 82622768
航天一院站	万源西里中心花园老年活动中心		玉淑英 徐保民	68751239 13693543648
普祥医院站	普祥医院内		苏二玲	13641361651

北京抗癌乐园

地　　址：北京市海淀区翠微路 4 号院
颐源居 5 号楼 104 室

联系电话：（010）88613532　88616211

邮　　编：100036

网　　址：www.cn-kangai.cn